reinhardt

Hans-Joachim Motsch · Dana Gaigulo ·
Tanja Ulrich

Wortschatzsammler

Evidenzbasierte Strategietherapie lexikalischer Störungen im Kindesalter

4., überarbeitete Auflage

Mit 117 Abbildungen und 24 Tabellen

Mit Onlinematerial mit Therapiematerialien:
Über 100 Kopiervorlagen mit rund 300 Fotos

Ernst Reinhardt Verlag München

Prof. Dr. *Hans-Joachim Motsch* lehrte bis Oktober 2017 Sprachbehindertenpädagogik in schulischen und außerschulischen Bereichen an der Universität zu Köln.

PD Dr. *Tanja Ulrich*, Dipl.-Lehrlogopädin, ist am Lehrstuhl für Sprachbehindertenpädagogik in schulischen und außerschulischen Bereichen an der Universität Köln tätig.

Dr. *Dana Gaigulo* arbeitet als Akademische Rätin am Lehrstuhl für Sprachheilpädagogik an der Ludwig-Maximilians-Universität München.

Ebenfalls von Hans-Joachim Motsch im Ernst Reinhardt Verlag erschienen:

Kontextoptimierung (ISBN: 978-3-497-02702-6)
ESGRAF 4–8 (ISBN: 978-3-497-02632-6)
Diagnostikmaterial zu ESGRAF 4–8 (ISBN: 978-3-497-02844-3)
ESGRAF-MK (ISBN: 978-3-497-02236-6)

Bibliografische Information der Deutschen Nationalbibliothek

Die Deutsche Nationalbibliothek verzeichnet diese Publikation in der Deutschen Nationalbibliografie; detaillierte bibliografische Daten sind im Internet über <http://dnb.d-nb.de> abrufbar.

ISBN 978-3-497-03159-7 (Print)
ISBN 978-3-497-61675-6 (PDF-E-Book)
ISBN 978-3-497-61676-3 (EPUB)

Printed in EU
Cover unter Verwendung von Fotos von Dana Gaigulo
Satz: JÖRG KALIES – Satz, Layout, Grafik & Druck, Unterumbach

Ernst Reinhardt Verlag, Kemnatenstr. 46, D-80639 München
Net: www.reinhardt-verlag.de E-Mail: info@reinhardt-verlag.de

Inhalt

Übersicht über die Therapieeinheiten

Vorschulalter

Schulalter

Im passwortgeschützten Onlinematerial finden Sie folgenden Dateien:

- Inhaltsverzeichnis der einzelnen Therapieeinheiten
- Therapiematerialien für das Vorschulalter
- Therapiematerialien für das Schulalter
- Fotos aus dem Buch
- Mehrsprachige Elternbriefe

Das Passwort finden Sie auf S. 291 in diesem Buch.

Einleitung

Die Welt ist spannend. Kinder wollen sie erobern, begreifen und verstehen. Die Neugierde auf die Welt und das Vertrauen in wichtige Bezugspersonen, die ihnen die Welt verstehen helfen, sind die Triebfedern des sich (ungestört) entwickelnden Kindes. Formen des Fragens wie der neugierige Blick, das Zeigen auf etwas und später die vielen Was- und Warum-Fragen sind die ideale Strategie des Kleinkindes, sich Informationen über die Welt der Dinge und der Personen, über Eigenschaften, über Handlungen und über Zusammenhänge zu verschaffen. Dabei lernt das Vorschulkind wie nebenbei bereits bis zum Schuleintritt tausende Wörter und deren Bedeutung.

Doch was ist zu tun, wenn ein Kind nicht mehr fragt, nicht mehr neugierig ist und ihm im Vergleich zu Gleichaltrigen tausende Wörter fehlen? Dieses Phänomen wurde lange Zeit mit dem Etikett „Wortschatzarmut" bagatellisiert und als eigenständige Störung nicht oder wenig ernst genommen. Es schien vielmehr eine Begleiterscheinung sprachentwicklungsgestörter Kinder, bei denen sowohl in der Therapie als auch in der Forschung der Schwerpunkt mehr auf der gestörten Aussprache und der gestörten Grammatik lag als auf dem Fundament unserer Sprache, dem Reichtum der Wörter als Repräsentanten unseres Weltwissens.

Eigenständige Therapiekonzepte zur Überwindung der Wortschatzarmut ließen auf sich warten. Als das Interesse an dem nach der psycholinguistischen Wende als lexikalische Störung bezeichneten Phänomen wuchs und sich die Probleme dieser Kinder nun differenzierter als quantitative und qualitative Defizite, als Speicher- und/oder Abrufdefizite auf der phonologischen oder semantisch-konzeptuellen Ebene beschreiben ließen, führte dies kaum zu größeren Aktivitäten in der Therapieforschung. Nicht anders ist es zu erklären, dass sowohl im deutschen Sprachraum als auch international bis heute im Wesentlichen nur Variationen von Elaborationstherapien existieren, bei denen Kindern mit ausgewähltem Sprachmaterial ein exemplarischer Wortschatz vermittelt wird in der Hoffnung, dass sich das Wortlernen des lexikalisch gestörten Kindes auch auf die vielen, in der Therapiezeit nicht vermittelbaren Wörter ausweitet. Der Erfolg der Elaborationstherapien wurde selten forschungsmethodisch hochwertig überprüft und wenn, dann erwies er sich als eher gering.

Schon früh tauchten erste Zweifel auf, ob eine Elaborationstherapie die beste Antwort auf die Probleme lexikalisch gestörter Kinder sei. Verbunden mit dieser Skepsis wurde immer wieder als möglicherweise erfolgversprechenderes Ziel genannt, den Kindern nicht Wörter, sondern Strategien (z.B. Fragestrategien) in der Therapie zu vermitteln, sodass sie als eigenverantwortliche Wortlerner ihre lexikalischen Lücken füllen könnten. Eine ausgearbeitete Therapiemethode, um dieses Ziel zu erreichen, zeichnete sich aber weder in der nationalen noch in der internationalen Fachliteratur ab.

An diesem Punkt setzt die Entwicklung des Wortschatzsammlers ein, einer Strategietherapie sowohl für Vorschulkinder als auch für Schulkinder mit Schriftsprachkenntnissen. In den zwei international größten Interventionsprojekten (randomisierte und kontrollierte Studien) konnte die Effektivität und Effizienz der Strategietherapie belegt werden. Damit liegt mit dem Wortschatzsammler ein evidenzbasiertes Therapiekonzept vor, das in diesem Buch so konkret vorgestellt werden soll, dass es für alle Sprachtherapeutinnen und Sprachtherapeuten umsetzbar wird. Die Autoren haben sich bewusst für einen flexiblen Gebrauch auftauchender Berufsbezeichnungen entschieden. So werden weder immer beide Geschlechter genannt, noch erfolgt die Reduktion auf die Nennung nur eines Geschlechts.

In den letzten Jahren sind einige Publikationen zum Thema lexikalische und semantische Störungen erschienen (Rupp 2013; Kannengieser 2015; Hachul/Schönauer-Schneider 2019), die einen guten Überblick über die theoretischen Grundlagen semantisch-lexikalischer Störungen liefern und zum Teil lehrbuchartig existierende diagnostische und therapeutische Möglichkeiten beschreiben. Dies gibt uns die Freiheit, im Wortschatzsammler einerseits auf Vollständigkeit zu verzichten und andererseits ganz bewusst bestimmte Schwerpunkte zu setzen. Dabei wählen wir eine sehr konkrete Sprache mit vielen Beispielen, die uns selbst das Verständnis der zum Teil komplexen Zusammenhänge erleichtert hat. Bei allen Kapiteln haben wir als roten Faden stets den Blick auf die Wortschatzsammler-Therapie gerichtet – wenn wir den Erwerb lexikalischer Fähigkeiten im ersten Kapitel darstellen genauso wie auch im zweiten Kapitel, in dem wir Störungen dieses Erwerbsprozesses skizzieren. Beim kurzen Überblick über die Diagnosemöglichkeiten für lexikalische Störungen bleiben wir nicht nur deskriptiv, sondern lassen unsere Erfahrungen mit unterschiedlichen Instrumenten einfließen. Im vierten Kapitel stellen wir die wichtigsten, vorwiegend im deutschen Sprachraum zur Verwendung kommenden Elaborationsmethoden und gefundene Ansätze von Strategietherapien vor. Die Kenntnis einer guten Elaborationstherapie wird durch die Entwicklung der Strategietherapie nicht überflüssig, weil der Wortschatzsammler für lexikalisch gestörte Kinder, die nicht die erforderlichen Vorausläuferfähigkeiten besitzen, nicht geeignet ist. Auf diese Voraussetzungen wird im Kapitel 5.1 eingegangen. Ein unverzichtbarer therapeutischer Zugang bleibt die Elternbeteiligung, die Kooperation mit den Eltern (Kap. 4.3). Hier sind uns die wesentlichen Prinzipien und Inhalte wichtig, die in konkreten Konzepten aufgegriffen werden, ohne dass diese Konzepte detailliert beschrieben werden. Kapitel 4 schließt mit einem Überblick über die Effektivität bislang veröffentlichter Therapiemethoden. Der Hauptteil des Buches (Kap. 5) bleibt der Darstellung der neuen Strategietherapie Wortschatzsammler vorbehalten. Alle spezifisch für den Wortschatzsammler entwickelten Therapiematerialien (ca. 300 Fotos, viele Kopiervorlagen) befinden sich auf dem Online-Material des Buches. Das Kapitel endet mit der Darstellung der bisher erreichten Evidenz der Wortschatzsammler-Therapie. Als Ausblick verweisen wir auf offene Forschungsfragen.

Bereits die dritte Auflage des Buches wurde völlig überarbeitet und aktualisiert. Erweitert wurden die theoretischen Kapitel jeweils mit vertiefenden Ausführungen zur Situation lexikalisch gestörter Kinder im Schulalter und mit einem Exkurs zur Situation mehrsprachig aufwachsender Kinder. Der Hauptteil (Wortschatzsammler-Konzept) enthält ein Kapitel über den Einsatz des Wortschatzsammlers im Unterricht, sodass Prinzipien des Konzepts damit nun auch für Lehrer von Regel- und Förderschulen mit Gewinn umgesetzt werden können.

Für die vorliegende, vierte Auflage wurden umfassende Aktualisierungen vorgenommen. Die Transferbausteine aus den Konzepten für jüngere sowie ältere Kinder wurden in einem eigenen Kapitel zusammengefasst und durch Vorschläge zum Einbezug von Eltern mehrsprachiger Kinder ergänzt. In dem Zusammenhang wurden die Materialien zum Downloaden um Elternbriefe in weiteren Sprachen ergänzt.

Köln/München im Mai 2022
Hans-Joachim Motsch, Dana Gaigulo, Tanja Ulrich

1 Erwerb lexikalischer Fähigkeiten

1.1 Wort – Bedeutung – Konzept

Lange bevor Kinder die ersten Wörter verstehen, haben sie bereits Wissen über die Welt der Dinge und Personen gesammelt. Immer wiederkehrende Wahrnehmungen der Gegenstände in ihrer in den ersten Monaten recht überschaubaren Welt, Beobachtungen der Tätigkeiten der Personen, Beobachtungen der Eigenschaften der Gegenstände und Personen führen zu der Bildung von Konzepten. Ein Konzept repräsentiert dann das vorhandene nonverbale Wissen des Kindes über Dinge, Tätigkeiten, Personen und Eigenschaften. Diese Konzepte werden erst zu einem späteren Zeitpunkt mit Wortformen verknüpft. Der erste Schritt der lexikalischen Entwicklung besteht also in einem kognitiven Konstruktionsprozess, dessen Ergebnis die Verarbeitung wahrgenommener Informationen zu Wissenskonzepten ist (Schwarz/Chur 2014). Anstatt „Konzept" (Szagun 2016) wird synonym auch das ältere Wort „Begriff" oder im Wortproduktionsmodell von Levelt (1989) das Wort „Lemma" verwendet. Erst in der zweiten Hälfte des ersten Lebensjahres kommt zu diesem kognitiven Konstruktionsprozess Sprache hinzu. In diesem sprachlichen Konstruktionsprozess lernt das Kind Laut-Klanggebilde, die wir als Wörter bezeichnen, mit bereits vorhandenen Konzepten zu verbinden. Das zuvor bedeutungsleere „soziale Geräusch" erhält durch die Verknüpfung mit dem Konzept Bedeutung.

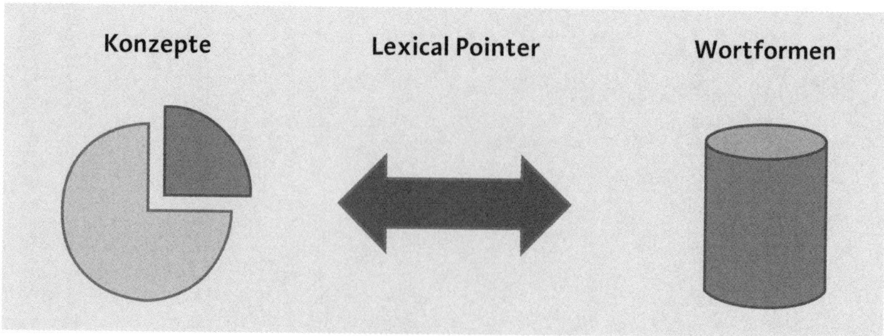

Abb. 1: Konzepte und Wortformen im mentalen Lexikon

In der Abbildung 1 visualisiert die Scheibe auf der linken Seite das gesamte Wissen eines Menschen. Nur der dunkel eingefärbte Teil dieser Wissensscheibe ist mit Wortformen verbunden. Er stellt das semantisch-konzeptuelle Wissen dieses Menschen dar.

Die mit Konzepten verbundenen Wortformen befinden sich im mentalen Lexikon, dem menschlichen Wortschatzspeicher. Der Vorgang, bei dem ein Konzept mit einem Wort verbunden wird, wird als Mapping-Prozess bezeichnet. Dabei wird dem Konzept eine phonologische Wortform zugeordnet. Mithilfe eines Zeigers, dem Lexical Pointer, zeigt das Konzept auf die mit ihm verbundene korrespondierende phonologische Form, und umgekehrt wird beim Hören eines Wortes durch diesen Lexical Pointer das mit der Wortform verbundene Konzept aktiviert.

Nach diesen einleitenden Begriffsklärungen stellen sich in Bezug auf den Erwerb lexikalischer Fähigkeiten im Kindesalter die drei zentralen Fragen nach

- der Einspeicherung der Wörter in das mentale Lexikon,
- der Strukturierung des Lexikons und
- dem Abruf von Wörtern für die Sprachproduktion aus dem Lexikon.

1.2 Wie kommen die Wörter in das mentale Lexikon?

Funktion der Formate: Jerome Bruner (2008) konnte durch seine Forschungsergebnisse belegen, dass die ersten Worte, die Kinder verstehen und später sprechen, in ähnlichen wiederkehrenden Interaktionssituationen („Formaten") des ersten Lebensjahres häufig gehört wurden. Derartige sich häufig in ähnlicher Weise wiederholende Formate können Situationen der täglichen Routine (Waschen, Wickeln, Nahrungsaufnahme), aber auch Spielsituationen oder ritualisierte Tätigkeiten sein.

Format „Spaziergang"

Eine junge Familie wunderte sich, dass ihr Sohn als erstes Wort im Alter von elf Monaten „Wawa" (Wauwau) sagte, obwohl die Familie keinen Hund besaß. Im Gespräch mit den Eltern stellte sich heraus, dass diese in einer Einfamilienhaussiedlung wohnten und fast an jedem Tag mit dem Kinderwagen einen Rundgang an der frischen Luft durch die Siedlung machten. An jedem zweiten bis dritten Haus gab es dabei Erlebnisse mit am Zaun hochspringenden und bellenden Hunden, und dadurch ausgelösten Kommentaren der Eltern: „Nicht erschrecken, das ist nur ein Wauwau. Der macht ‚wauwau'. Das ist ein ganz lieber Wauwau". Das Format des Spaziergangs, das sich im ersten Lebensjahr fast täglich ergab, führte zu Tausenden von („Wauwau") Kommentaren und macht nachvollziehbar, warum das Kleinkind als eines der ersten Worte „Wawa" sagte.

Die Entwicklung des Wortverstehens durchläuft bei den Kindern mehrere Phasen.

- *Situationsverständnis/sympraktisches Verstehen*

Bei vielen gehörten Wörtern stellt das Kleinkind zuerst einen Zusammenhang her mit der Situation, in der sie auftreten. Diese Laut-Klanggebilde versteht es als Teil dieser Situation oder auch als Teil einer bestimmten Spielhandlung. Die Wörter selbst haben noch keinesfalls eine feste Verbindung zu einem Konzept. So kann in dem zuvor genannten Beispiel das „Wawa“ des Kindes bedeuten: ‚Gehen wir nach draußen?‘/‚Gehen wir spazieren?‘

Sympraktisches Wortverstehen
Ein Spielformat, das bereits mit neun Monate alten Säuglingen gespielt werden kann, ist das „Guck-guck-da“-Spiel. Sobald das Kind, das dieses Spiel schon häufig mit seiner Mutter gespielt hat, das „Guck-guck“ hört, hält es die Hände vors Gesicht (es versteckt sich). Erst wenn nach dem mehrfachen suchenden „Wo ist er denn? Wo ist er denn?“ der Mutter das „Da ist er ja! Da!“ gehört wird, nimmt das Kind die Hände vom Gesicht und lacht. Es hat verstanden, dass diese Wörter wie „guck-guck“ und „da“ zu dieser Spielhandlung gehören (sympraktisches Verstehen), ohne dass es die Bedeutung des Wortes „gucken“ (= schauen) oder des Wortes „da“ versteht.

Triangulierung: Etwa im sechsten bis neunten Lebensmonat erwirbt der Säugling eine neue Fähigkeit. Jetzt kann er nicht nur eine gemeinsame Aufmerksamkeit („Joint Attention“) mit einer Bezugsperson herstellen, sodass beide das gleiche Objekt im Fokus ihrer (gemeinsamen geteilten) Wahrnehmung haben. Die neue Fähigkeit des Kindes besteht darin, dass sein Blick nun von dem Objekt zum Gesicht der Bezugsperson geht und wieder zum Objekt zurück, sodass eine trianguläre Verbindung zwischen Kind, Objekt und Bezugsperson entsteht. In dieser Situation besteht eine große Chance, dass das, was nun die Bezugsperson sagt, mit dem Objekt in der geteilten Aufmerksamkeit in Verbindung gebracht wird. Zollinger (2015) nennt diesen triangulären Blick den „Ursprung der Sprache“.

- *Synsemantisches Wortverstehen*

In dieser zweiten Phase der Bedeutungsentwicklung beziehen sich vom Kind verstandene und produzierte Wörter bereits auf Dinge, Personen oder Tätigkeiten in der Situation. Das mit dem Wort verbundene Konzept ist oft aber noch ein sehr subjektives, sodass hier von einem synsemantischen Verständnis gesprochen wird. Merkmale dieser Phase sind Überdiskriminationen und Übergeneralisierungen.

Überdiskrimination
Das Lieblingsspielzeug eines Kindes ist sein roter kleiner Ball. Als ihm eine Nachbarin bei sich zum Spielen einen Ball ihrer Kinder anbietet: „Schau, da ist ein Ball. Du darfst mit dem Ball spielen." fängt das Kind an zu schreien. Der blaue größere Ball des Nachbarkindes ist nicht „Ball".

Das Kind muss noch lernen, dass es Sammelbegriffe (Kollektiva) gibt, die eine unbestimmte Zahl gleichartiger Dinge bezeichnen.

Übergeneralisierung
Das Kind sagt nicht nur zu Hunden „Wawa", sondern auch zu einer Katze, einem Lamm, einem Kaninchen. Diese Übergeneralisierung deutet darauf hin, dass das Konzept aktuell nur wenige semantische Merkmale enthält, die auf alle genannten Tiere zutreffen (zum Beispiel: Fell, vier Füße, Kopf, Schwanz, Größe). Die differenzierenden semantischen Merkmale fehlen.

Erst die differenzierenden Merkmale würden es dem Kind erlauben, zwischen den unterschiedlichen Tierarten zu unterscheiden.

Semantisches Wortverstehen

Bei dem Weg in die dritte Phase der Bedeutungsentwicklung, des echten semantischen Verständnisses, spielen oft wichtige Bezugspersonen eine große Rolle. Diese liefern u. a. den Kindern die unterscheidenden semantischen Merkmale, die zur Begriffsdifferenzierung beitragen.

Begriffsdifferenzierung
Eine Mutter steht mit ihrer Tochter am Zaun einer Wiese, auf der ein Pferd weidet. Die Kleine sagt: „Mama, Muh" und zeigt auf das Pferd. Die Mutter antwortet: „Oh, das ist gar keine Kuh. Das ist ein Pferd. Das macht auch nicht ‚muh'." Sie nimmt die Tochter auf den Arm, zeigt auf das Pferd und sagt: „Schau, es hat auch keine Hörner wie die Kuh und kein Euter zwischen den Beinen. Das Pferd gibt auch keine Milch wie die Kuh. Das Pferd macht ‚hühühü'."

Im ersten Lebensjahr entdecken Kinder ausgehend von einem Situationsverständnis die Bedeutung erster Wörter, die bei vielen vorerst noch subjektiv oder unvollständig bleibt. Sie haben gelernt, Wortgestalten aus dem sozialen Geräusch der Umgebungssprache zu isolieren, indem sie die Wortgrenzen (Anfang/Ende) herausgefunden haben. Bei diesen Entdeckungen helfen ihnen unter Umständen prosodische Fähigkeiten, die ihnen ermöglichen, Wörter an ihrem Betonungsmuster zu identifizieren. Unterstützt werden sie dabei auch durch die veränderte Sprechweise („Babytalk") der Erwachsenen, die neue Wörter besonders betonen, häufig wiederholen und gelegentlich auch isolieren, d. h. nicht mit vorangehenden oder nachgehenden Wörtern koartikulieren (Clark 2016; Grimm 2012).

Ende des ersten Lebensjahres haben Kinder also bereits die ersten Wortformen im mentalen Lexikon gespeichert und entdeckt, dass diese Wörter ihnen nicht nur helfen, andere zu verstehen, sondern auch dazu benutzt werden können, das Verhalten anderer zu beeinflussen, wenn sie diese selbst aussprechen. Damit haben sie die kommunikative Funktion von Sprache entdeckt. Im Mittelpunkt des zweiten Lebensjahres steht nun das zunehmend beschleunigte Einspeichern neuer Worte. Das Kleinkind erlebt, dass alle Gegenstände, Personen, Tätigkeiten und Eigenschaften von Gegenständen und Personen mit neuen Wörtern verknüpft werden können. Wörter repräsentieren die Welt. Die beiden Entdeckungen der kommunikativen und repräsentativen Funktion der Sprache bedeuten für das Kind das Entstehen eines echten Sprachverständnisses (Zollinger 2015).

Vorausläuferfähigkeiten des Kindes im Umgang mit Personen sind dabei das Herstellen der gemeinsamen Aufmerksamkeit (Joint Attention) und der trianguläre Blickkontakt (Tomasello 2003; Zollinger 2015). Dieser Blick des Kindes vom Objekt zur Kontaktperson wird als nonverbale Form einer Frage verstanden. Der interessierte und fragende Blick könnte bedeuten: „Was ist das?“, „Was hältst du davon?“, „Was macht man damit?“ o. Ä. Diese Triangulierung wird das Kind erst einsetzen, wenn es sich in seiner Ich-Entwicklung zu einem „Du“ abgegrenzt hat. Es wird dieses „Du“ dann mit dem Blick fragen, weil es Interesse daran hat, was das Gegenüber tut und sagt. Ende des ersten und Anfang des zweiten Lebensjahres rücken Kinder nicht nur durch ihr Blickverhalten Dinge in den Fokus des gemeinsamen Interesses, sondern sie beginnen, auf Dinge zu zeigen und später dem Gegenüber Dinge zu geben. Ende des zweiten Lebensjahres werden diese präverbalen Formen des Frageverhaltens durch verbale Fragen ergänzt und ersetzt. Die Fragen stellen das wirksamste Mittel zur Wortschatzerweiterung des Kindes dar (Kauschke 2000; Rothweiler 2001).

Auch im Umgang mit Gegenständen hat das Kind bis zum 18. Lebensmonat Vorausläuferfähigkeiten entwickelt. Während es im ersten Lebensjahr Dinge mit allen Sinnen exploriert, steht in der ersten Hälfte des zweiten Lebensjahres das Ausprobieren der Funktionen alltäglicher Gegenstände im Mittelpunkt seiner Erkundung. In der zweiten Hälfte des zweiten Lebensjahres beginnt es nun, die bekannten Gegenstände als Instrumente zur Erreichung von Zielen zu verwenden: Es hat das Resultat von Handlungen entdeckt und verwendet nun gleichermaßen sprachliche Handlungen (Worte) zum Erreichen von Resultaten (Zollinger 2015).

Constraints: Bis heute unbeantwortet bleibt die Frage, ob dem heranwachsenden Kind Strategien zur Verfügung stehen, die ihm das Wortlernen erleichtern. Vertreter dieser Annahme gehen davon aus, dass die Kinder automatische Vorannahmen (Constraints) über die Bedeutung neuer Wörter besitzen. Beim Hören eines unbekannten Wortes ist das Kind auf eine Hypothesenbildung angewiesen, auf was sich dieses Wort bezieht. Ein thematisches Constraint wäre dann die Annahme, dass es sich auf etwas beziehen wird, was sich in der aktuell wahrnehmbaren Situation befindet. Bereits Markmann wies darauf hin, dass diese angenommene Form der Bedeutungszuordnung sehr instabil sein muss, da viele Objekte in unterschiedlichen Situationen auftauchen (Markmann 1993). Automatische Vorannahmen über die Bedeutung neuer Wörter, die durch syntaktisches und semantisches Wissen erklärt werden könnten, werden als taxonomische Constraints bezeichnet.

Syntaktisches Constraint
Das Kind hört ein unbekanntes Wort unmittelbar vor einem bekannten Nomen. Aufgrund seines syntaktischen Wissens nimmt es nun an, dass es sich bei diesem unbekannten Wort um ein Eigenschaftswort (Adjektiv) handeln könnte.

Semantisches Constraint
Das Kind hört von einer Bezugsperson ein unbekanntes Wort beim gemeinsamen Betrachten eines Gegenstandes. Da ihm das Wort für diesen Gegenstand bereits bekannt ist, nimmt es an, dass es sich um die Bezeichnung eines Teiles dieses Gegenstandes handeln könnte.

Derartige Constraints wären also hilfreiche Lernbarkeitsbeschränkungen beim Hören unbekannter Wörter (Meibauer/Rothweiler 1999). Nelson (1988) beschäftigte sich bereits mit der Frage, ob „constraints" angeborene Fähigkeiten des Kindes sind oder Strategien, die das Kind im Umgang mit der Welt entwickelt. Akhtar und Tomasello (2000) hingegen halten die Annahme dieses spezialisierten linguistischen Mechanismus für überflüssig. Sie gehen davon aus, dass bereits ein einjähriges Kind viel über Objekte, Ereignisse und Wirkungen in der Welt weiß, sodass der Prozess des Wörterlernens durch das generelle Verständnis des Kindes in sozialen Situationen, in denen es ein neues Wort hört, beschränkt wird. Das von Hirsh-Pasek et al. (2000) konzipierte Emergenzmodell des Wortlernens stellt einen Vermittlungsversuch zwischen diesen theoretischen Positionen dar, indem es angeborene sprachspezifische Erwerbsmechanismen und die Rolle sozialen Lernens entwicklungsperspektivisch zusammenbringt. Nach diesem Modell stehen dem Kind von Beginn an verschiedenste Hinweisreize („Cues") sozialer, perzeptueller, kognitiver und linguistischer Art für das Lernen neuer Wörter zur Verfügung. Die Bedeutung der verschiedenen Cues verändert sich im Laufe der frühen lexikalischen Entwicklung. Soziale Cues gewinnen auch im Emergenzmodell zunehmend an Bedeutung. Folgt man dem Emergenzmodell, ergibt sich die Orientierung an bestimmten lexikalischen Prinzipien erst aus den Wortlern-Erfahrungen und ist damit eher das Produkt der lexikalischen Entwicklung.

Bis zum 18. Lebensmonat speichert das Kind nur jeden zweiten Tag ein neues Wort ein. Ab dem 18. Lebensmonat beschleunigt sich die Einspeicherung neuer Wörter, sodass von einem Wortschatzspurt gesprochen wird. Pinker (1994) bezeichnet die Kinder in dieser Lebensphase als „lexikalische Staubsauger“, die in ihren Wachzeiten alle ein bis zwei Stunden ein neues Wort aufsaugen.

Eine Teilgruppe der Kinder zeigt über Monate die genannten Wortschatzspurts. Sie speichern in diesen Phasen gelegentlich mehr als zehn neue Wörter pro Tag ein. Oftmals ist es ausreichend, wenn das Kind das Wort nur ein- bis zweimal gehört hat, bevor es in sein mentales Lexikon aufgenommen wird (Fast Mapping). Das lexikalische Phänomen des Wortschatzspurtes ist nicht nur positiv zu bewerten. Es führt zwar zu einer schnellen Teilrepräsentation, d.h. aber, dass die Repräsentation unvollständig ist. Diese Unvollständigkeit bedeutet, dass das mit dem Wort verbundene Konzept noch sehr wenige semantische Merkmale enthält oder aber auch die Wortform nicht sicher und zielsprachlich korrekt abgespeichert wurde. Unsicher abgespeicherte Wortformen können dennoch beim wiederholten Hören verstanden werden, sind aber in der Regel ungeeignet zum Abruf des Wortes und der Wortproduktion. Diese erste partielle Repräsentation durch Fast Mapping muss also in einer zweiten Phase dadurch ergänzt werden, dass das Kind nun bei der wiederholten Konfrontation mit dem Wort und seinem Referenten Informationen ergänzt und vervollständigt. Erst dann kommt es zu einer Ausdifferenzierung der Bedeutung und einer sichereren Einspeicherung der Wortgestalt (Gray et al. 2020).

Wie im Spracherwerb generell wählen Kinder individuell unterschiedliche Wortlernwege. Eine Teilgruppe der Kinder zeigt in der Zeit zwischen anderthalb und drei Jahren keinen Wortschatzspurt; diese Kinder speichern eher linear und kontinuierlich Wörter ein (Kauschke 2000). Leonard (2014) weist darauf hin, dass es eine dritte Teilgruppe von Kindern gibt, die nach Phasen eines kurzen Wortschatzspurtes mehrere Monate erkennbar keine neuen Wörter einspeichert (Plateaubildung), um danach wieder zum lexikalischen Staubsauger zu werden. Die Varianz in dieser Phase der beschleunigten Worteinspeicherung unterstreicht nochmals die Individualität der Wortlernwege. Bei beginnendem viertem Lebensjahr treffen sich alle Kinder bei einem vergleichbar großen Wortschatz.

Mit steigendem Alter weiten und verändern sich die gerade skizzierten ‚Quellen‘ des Wortlernens (Dockrell/Messer 2004; Nippold 2016; Vadasy/Nelson 2012). Konkrete, soziale Interaktionen mit engeren Bezugspersonen bieten zwar nach wie vor Wortlernkontexte. Sie sind jedoch nicht mehr so stark vorstrukturiert und handlungsorientiert wie zu Beginn des Spracherwerbs. Das Vorschul- und Schulkind muss nicht unmittelbar in eine Handlung eingebunden sein, um eine Hypothese zu einer Wortbedeutung aufzustellen (Ahktar/Tomasello 2000; Tomasello 2003). Schriftsprachliche

Kontexte gewinnen nach der Einschulung an Relevanz und kommen als zusätzliche, bedeutsame Quelle zur Wortschatzerweiterung hinzu (für einen Überblick: Anglin 2005; Nippold 2016; Marks 2017).

Tomasello (2003) hält als Ergebnis seiner Forschungsarbeiten einen gebrauchsorientierten Ansatz für die beste Erklärung lexikalischen Lernens bei Kindern. In seiner Spracherwerbstheorie spielt soziales Lernen und die Fähigkeit des Kindes zur Imitation eine zentrale Rolle für den Spracherwerb, also auch für lexikalisches Lernen. Als bedeutsam erachtet er zwei Fähigkeiten des Kindes, einerseits die Fähigkeit zur Mustererkennung und andererseits die Fähigkeit des Intention Reading. Bei jedem neu gehörten Wort ist das Kind in der Lage, dieses sofort mit Einträgen in seinem mentalen Lexikon zu vergleichen (Mustererkennung): Ist das Wort auffindbar und mit einem Konzept verbunden, wird das Kind dieses Wort verstehen. Kann es keinen entsprechenden Eintrag finden, hat das Kind nun die Möglichkeit, diese neue Wortform ins mentale Lexikon einzuspeichern und mit den semantischen Merkmalen zu verknüpfen, die sich aus der erlebten Situation mit dem Wort heraus ergeben. Als Intention Reading bezeichnet Tomasello (2003) die Fähigkeit des Kindes, andere Menschen als intentionale Wesen zu erkennen, d.h. zu entdecken, dass diese auch mit ihren sprachlichen Äußerungen ein Ziel (Intention) verfolgen und beim Kind damit etwas erreichen wollen. Das Kind wiederum wird sich nach dieser Entdeckung bemühen, die Absichten der Bezugspersonen zu interpretieren und zu einem Verständnis der Intentionen zu gelangen. Diese Fähigkeit entwickelt sich bei Kindern im Alter von neun bis zwölf Monaten auf der Basis bereits genannter Vorausläuferfähigkeiten (Joint Attention, triangulärer Blickkontakt, Zeigen und Geben). Das Kind fordert somit aktiv lexikalisches Wissen ein, mit wachsenden sprachlichen Möglichkeiten kommen später die Fragen hinzu – das wirksamste Mittel des Kindes zur aktiven Wortschatzerweiterung. Diese Fähigkeiten ermöglichen dem Kind, die funktionale Dimension von Sprache zu entdecken und mit eigenen sprachlichen Mitteln nun im Rollentausch Einfluss auf Intention, Verhalten und mentale Zustände der Bezugspersonen zu nehmen (Zollinger 2015).

Auch für den späteren Lexikonerwerb bieten diese theoretischen Überlegungen plausible Erläuterungen (Dockrell/Messer 2004). Tomasellos gebrauchsbasierter Ansatz erklärt nachvollziehbar den Erwerb abstrakter, mehrdeutiger und metaphorischer Begriffe sowie die Verwendung mehrerer Bezeichnungen für einen Referenten (z.B. Synonyme). Stößt man in Kommunikationssituationen auf mehrdeutige Begriffe oder metaphorische Ausdrücke, werden Analogien zu bereits Bekanntem gezogen und die zur Verfügung stehenden Kontextinformationen (semantischer, syntaktischer und vor allem sozialer Art) für die Interpretation der Situation genutzt.

Exkurs: Mehrsprachiger Wortschatzerwerb

Die bisherigen Ausführungen konnten verdeutlichen, dass Wörter in der Sprache eingespeichert werden, in der sie erlebt, gehört und gebraucht werden. Erst ein Zugang zu neuen Konzepten und Bezeichnungen im mündlichen oder schriftlichen Input ermöglicht den Erwerb dieser. Der lexikalische Erwerbsprozess mehrsprachiger Kinder unterscheidet sich diesbezüglich nicht von dem einsprachiger Kinder. Aufgrund der Frequenzabhängigkeit und Kontextspezifität lexikalischen Lernens ergeben sich jedoch bei Kindern, die mehrsprachig aufwachsen, einige Besonderheiten (Genesee/Nicoladis 2009; Peña/Bedore 2009). Bei diesen Kindern ist die Kontaktzeit zu jeder einzelnen zu erwerbenden Sprache quantitativ geringer als bei Kindern, die nur mit einer Sprache aufwachsen (Oller et al. 2007). Sowohl für den Erwerb neuer Wörter als auch für deren Ausdifferenzierung steht mehrsprachigen Kindern demzufolge insgesamt weniger Zeit zur Verfügung. Zudem ist aufgrund der Kontextbezogenheit der kindliche Wortschatz bei mehrsprachigen Kindern in den jeweiligen gesprochenen Sprachen häufig nicht deckungsgleich (Chilla et al. 2022). Nicht jedes Konzept wird in beiden Sprachen thematisiert, sodass nicht zu jedem Konzept zwei Wortformen gelernt werden (Dubletten). Mit zunehmendem Alter kommen zwar mehr Dubletten im kindlichen Wortschatz hinzu, da sich die Kinder mit Bezugspersonen aus beiden Sprachkreisen über Erlebnisse aus dem jeweils anderen Kontext austauschen (Umbel et al. 1992). Eine gewisse themenspezifische Dominanz einer Sprache gegenüber der anderen scheint jedoch bestehen zu bleiben (Karasu 1995). Selbst der Erwerb von Dubletten umfasst eine höhere Leistung als lediglich neue Wortformen zu bereits bestehenden Konzepten hinzuzufügen (Rothweiler 2009). Auch hier müssen die lexikalischen Einträge ins bestehende Lexikon eingeordnet werden, was zu einer sukzessiven Überarbeitung, Spezifizierung und Vernetzung der bestehenden Einträge untereinander führt. Kulturspezifische Prägungen in den Wortbedeutungen müssen erkannt und mitgelernt werden (Scharff Rethfeldt 2013). Für diese Ausdifferenzierung der Wortbedeutungen werden unterschiedliche Kontexte benötigt, in denen alle Bedeutungsfacetten erworben werden können (Verhallen/Schoonen 1993). Häufig ist und bleibt jedoch die Variabilität der Kontexte, in denen Wörter der einen und der anderen Sprache gelernt werden, eingeschränkt und beispielsweise auf familiäre versus institutionelle Kontexte aufgeteilt (Karasu 1995).

Zwangsläufig geraten mehrsprachige Kinder gehäuft in Kommunikationssituationen, in denen sie auf Wortschatzlücken stoßen. Möglicherweise aufgrund jener Erwerbsumstände entwickeln mehrsprachige Kinder früh(er) ein großes Repertoire an Bewältigungsstrategien für derartige lexikalisch bedingte Kommunikationsprobleme. Dazu zählen gezieltes Nachfragen nach dem „richtigen" Wort, Einsatz von Passepartout-Wörtern, Umschreibungen, Neologismen, Gestik, Sprachalternationen/Code-Switching, Memorierungsstrategien (Hacısalıhoğlu 2009; Heimann-Bernoussi 2011). Hinweise, wie diese Besonderheiten der mehrsprachigen Erwerbssituation in der Beurteilung lexikalischer Fähigkeiten mehrsprachiger Kinder berücksichtigt werden können, finden sich in Kapitel 3 (vgl. auch Marks 2017).

1.3 Wie entwickelt und strukturiert sich das mentale Lexikon?

Vor der Beschreibung von Ordnungsprinzipien des mentalen Lexikons zeigt uns die Tabelle 1 den quantitativen Wortschatzerwerb des Kindes vom ersten Lebensjahr bis zum Erwachsenenalter. Die referierten Zahlen sind Forschungsergebnissen von Kauschke (2000) und Rothweiler (2001) entnommen.

Als Erstes ist festzustellen, dass die Anzahl der Wörter, die Kinder und Erwachsene verstehen, immer größer ist als die Anzahl der produzierten, d.h. zur Lebensbewältigung gebrauchten Wörter.

Qualitativ gesehen verwenden Kinder am Ende des ersten Lebensjahres häufig Nomen. Unter den ersten produktiv verwendeten Wörtern finden sich viele Silbenverdoppelungen (dada, Mama, Pipi, Papa), Lautmalereien (ai, hmmm), Interjektionen (aua), deiktisch relationale Wörter (da) und auch erste pragmatisch-soziale Wörter (hallo, danke, nein). Im zweiten Lebensjahr werden zunehmend auch Verben sowie Adjektive verstanden und produziert, sodass der Wortschatz Ende des zweiten Lebensjahres bereits alle Kategorien der Inhaltswörter sowie erste Funktionswörter (z.B. Artikel) enthält. Diese kritische Menge des rezeptiven und vor allem produktiven Wortschatzes ist eine der Voraussetzungen für den nun beginnenden Grammatikerwerb. Ab dem dritten Lebensjahr verstehen Kinder erste Abstraktionen (Spaß), zusammengesetzte Wörter (Postauto) oder Zeitbegriffe (Nacht).

Der Schulanfänger verfügt bereits über 9.000 bis 14.000 Wörter in seinem mentalen Lexikon, und in den ersten fünf bis sechs Schuljahren kommen jedes Jahr bis zu 3.000 neue Wörter hinzu (Anglin 1993, 2005; Clark 2016;

Tab. 1: Quantitative Wortschatzentwicklung (basierend auf den Forschungsergebnissen von Kauschke 2000 und Rothweiler 2001)

Lebensalter	Wortverständnis	Wortproduktion
10 Monate	67	
16 Monate	190	
18 Monate	400	50–65
2 Jahre	> 500	285 (+/-143)
2;6 Jahre		428 (+/-102)
3 Jahre	1.000–2.000	ca. 500
6 Jahre	9.000–14.000	3.000–6.000
Erwachsenenalter	50.000–200.000	ca. 15.000

Nippold 2007). Der verfügbare Wortschatz eines Erwachsenen ist stark abhängig von seiner Bildungsbiografie und schwankt zwischen 50.000 und 200.000 Wörtern, von denen produktiv etwa 15.000 verwendet werden.

Die Zusammensetzung (Komposition) des mentalen Lexikons im Erwachsenenalter besteht aus circa 60 % Nomen, 30 % Verben und 10 % Adjektiven/Adverbien. Zu diesen Inhaltswörtern kommen die Funktionswörter (etwa 200 Präpositionen, 100 Pronomen, Artikel, etwa 40 Konjunktionen, Zahlenwörter und Interjektionen) hinzu.

Versucht man herauszufinden, wie viele Wörter die deutsche Sprache kennt, so findet man Angaben, die zwischen 200.000 und 5.300.000 schwanken (Klein 2013). Diese Schwankungen sind davon abhängig, was als eigenständiges Wort definiert wird.

Wenn wir Wörter als Grundformen definieren würden, so kämen wir auf eine wesentlich geringere Zahl von vielleicht 20.000 Grundlexemen. Das Deutsche als kreative Sprache schafft es, mit verschiedenen sprachlichen Operationen aus dieser sehr geringen Anzahl von Grundformen eine vielfache Menge von eigenständigen Wörtern mit eigener Bedeutung zu kreieren. Wichtige Vervielfältigungsmechanismen sind:

- **Die Komposition:** Über die Wortklassen hinaus können Wörter zusammengefügt werden und ergeben damit neue Wörter. Beispiel: „Bär" und „stark" = „bärenstark"/„stark" und „Bier" = „Starkbier"/„Bier" und „Bauch" = „Bierbauch" bis hin zu monströsen Komposita wie „Eierschalensollbruchstellenverursacher" oder „Donaudampfschifffahrtsgesellschaftsdirektor".
- **Die Konstruktion:** Aus vielen Stammformen lassen sich mehrere Wortklassen ableiten. Beispiel: „lieb" (Adjektiv)/„Liebe" (Nomen)/„lieben" (Verb).
- **Die Derivation:** Indem kleine Wortbestandteile (Fixe) vor das Wort (Präfix), in das Wort (Infix) und hinter das Wort (Suffix) gesetzt werden, entstehen wiederum neue Wörter: „beliebt", „lieblich", „Lieblichkeit". Ein Verb wie „gehen" kann durch unterschiedliche Präfigierung mindestens 24 verschiedene Worte mit unterschiedlicher Bedeutung ergeben.
- **Negation:** Durch die Voranstellung des Präfixes „un" können wiederum viele Adjektive in ihr Gegenteil verkehrt werden: „unbeliebt", „unschön", „ungut".
- **Homonyme:** Viele Wörter verwenden wir dazu, unterschiedliche Konzepte auszudrücken, sodass wir, ohne neue Wörter generieren zu müssen, mehr Konzepte mit einer spezifischen Wortform verbinden können (z.B. Bank, Bock, Maus).

Beim Einspeichern von Wörtern wählen Kinder in vielen Bereichen zuerst sogenannte Basic Level-Wörter, die einen hohen Gebrauchswert besitzen. „Hund" („Wauwau") ist ein Beispiel für ein solches Basic-Level-Wort. Beim Spaziergang mit den Eltern kann das Kind unterschiedliche Hunderassen immer wieder korrekt mit „Wauwau" oder „Hund" bezeichnen.

Erst später wird es dann auch häufige Hunderassen mit ihren spezifischen Bezeichnungen (Pudel, Dackel, Schäferhund) benennen können. „Gehen“ ist ein Beispiel für ein Basic-Level-Wort, bevor spezifische Gangarten wie „Rennen“, „Joggen“, „Sprinten“, „Schlurfen“, „Tippeln“ erlernt werden.

Eine der wesentlichen Entwicklungsaufgaben, die sich aus dem Vorschulalter bis ins Schulalter fortsetzt, ist der kontinuierliche quantitative Ausbau des Wortschatzes. Zudem werden die vorhandenen lexikalischen Einträge qualitativ hinsichtlich Wortform und Wortbedeutung ausdifferenziert: Übergeneralisierungen (Kap. 1.2) werden überwunden und immer feinere Unterschiede werden durch spezifischere Bezeichnungen vorgenommen (wie zuvor für das Beispiel „gehen“ angedeutet). Zunehmend tauchen im kindlichen Lexikon Einträge verschiedener Wortarten und Hierarchieebenen auf, die in unterschiedlichen Relationen zueinander stehen. Auch abstrakte Wortbedeutungen stellen einen zunehmenden Anteil des Wortschatzes von Schulkindern dar, woraus sich als Schnittstelle zu pragmatischen Fähigkeiten auch die Konfrontation mit figurativer Sprache (Metaphern, Idiome und Redewendungen) ergibt. Wesentliche Entwicklungsschritte erfolgen diesbezüglich jedoch noch bis zur Sekundarstufe (z. B. Marks 2017 für einen Überblick).

Mit Schuleintritt kreieren und verstehen die Kinder wesentlich mehr abgeleitete und zusammengesetzte Wörter als vor dem Schuleintritt – mit zunehmendem Abstraktionsgrad und morphologisch komplexerem Gehalt (Anglin 1993, 2005). Gerade in schriftsprachlichen Kontexten tauchen diese auch gehäuft auf (Nippold 2016). Schulkinder beginnen im Sinne einer morphologischen Analyse, die Bedeutungen der einzelnen Bestandteile eines Wortes zu analysieren und diese zu nutzen, um sich die Bedeutung des Ganzen zu erschließen. Ein Wissen über die zur Verfügung stehenden Wortbildungsmittel ist für die Bewältigung alltäglicher Kommunikationsanforderungen relevant und für die eigene Sprachproduktion von kompensatorischem Wert. Durch ein ansteigendes Wissen über die Möglichkeiten legitimer Wortbildungsverfahren ist ein Schulkind immer besser in der Lage, seinen Wortschatz ausgehend von einem Basiswortschatz selbstständig zu erweitern.

Kinder werden durch die immer größer werdende Anzahl von Wörtern in ihrem mentalen Lexikon geradezu gezwungen, „Ordnung“ im Lexikon zu schaffen. Ein erstes nachweisbares Organisationsprinzip ist die Struktur nach semantischen Feldern (Sinnbezirke wie z. B. Bad, Markt, Hausputz). Bei dreijährigen Kindern können durch Sortieraufgaben schon circa 20 solcher Sinnbezirke nachgewiesen werden. Diese Strukturierung nach Sinnbezirken oder semantischen Feldern wird als **thematisch-assoziative** oder **syntagmatische Struktur** bezeichnet.

Neben dieser syntagmatischen Struktur ist als zweites relevantes Organisationsprinzip die Strukturierung nach (hierarchisch gegliederten) semantischen Relationen zu nennen, was auch als paradigmatische oder taxonomische Struktur des mentalen Lexikons bezeichnet wird. Beide Strukturierungsformen sind und bleiben für den Erwerb neuer Wortbedeutungen und deren Ausdifferenzierung wichtig und notwendig. Während syntagmatische Relationen also von Beginn an bis ins hohe Alter ein konstant relevantes Organisationsprinzip darstellen, wird auch bei Vorschulkindern bereits ein taxonomisch organisiertes System angenommen. Eine früh zugängliche semantische Relation und zentral für die Wortart Nomen sind Oberbegriffe (Hyperonymie) wie Spielzeug, Essen oder Möbel. So kann ein Zehnjähriger problemlos auf Über- und Unterordnungen zurückgreifen, um konkrete Nomen zu definieren (Anglin 1995). Weitere hinzukommende, relevante semantische Relationen sind die der Troponymie (verschiedene Spezifizierungen, etwas zu tun), Antonymie („Gegenteil-von"-Beziehungen, v. a. bei Adjektiven), Meronymie („Teil-von"-Beziehungen), Synonymie (Wörter mit gleicher Bedeutung) sowie Homonymie und Polysemie (Wörter mit mehreren Bedeutungen). Im ungestörten Erwerb ist demnach im Schulalter ein kompetenter Umgang mit Hyperonymen und Hyponymen, Meronymen, Antonymen, Synonymen (mit oder ohne Konnotation) sowie konkreten Homonymen und Polysemen zu erwarten.

Die Strukturierung des mentalen Lexikons stellen wir uns mittlerweile seit 40 Jahren wie ein Netzwerk vor (Collins/Loftus 1975; Dell/O'Seaghdha 1991; Foygel/Dell 2000; Martin et al. 1994; Rothweiler 2001; Schwartz et al. 2006). In dieses Netzwerk werden semantische Merkmale (Cues) als interagierende Knotenpunkte eingetragen und bei der Konzeptbildung miteinander verknüpft. Die Netzwerk-Theorie soll am Beispiel einer Zitrone (Abb. 2) konkretisiert werden.

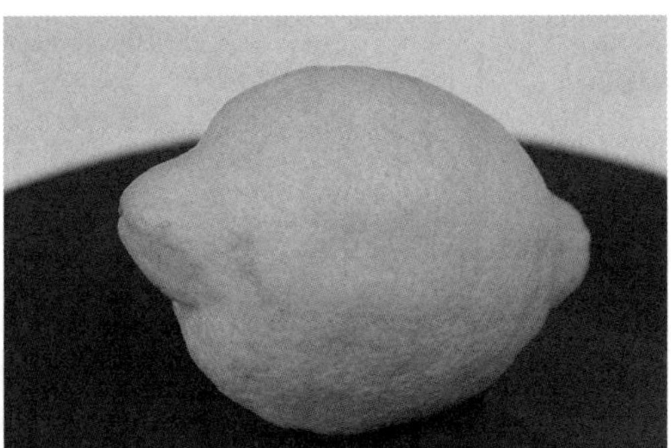

Abb. 2: Zitrone

Wahrnehmbare Merkmale: Durch vielfältige Erfahrungen des Kindes mit dieser Frucht könnten mehrere wahrnehmbare Merkmale miteinander verknüpft werden: gelb, oval, bitter, sauer, Fruchtfleisch, Kerne, Saft, Schale.

Funktionen: Zusätzlich zu diesen wahrnehmbaren Merkmalen werden auch erfahrene Funktionen in das Netzwerk eingefügt: Aufschneiden, Schälen, Ausdrücken, Pressen, Rollen.

Assoziationen: Hinzu kommen weitere assoziative Vernetzungen, die auch situationaler (episodischer) oder emotionaler Art sein können: Dadurch verknüpft das Kind mit seinem engeren Wissen über die Zitrone alle Erlebnisse, in denen es Teile der Zitrone in bestimmten Kontexten oder Bilder einer Zitrone auf bestimmten Produkten wahrgenommen hat: Fisch, Cola, Vitamin-Getränk, Spülmittel, Mallorca, Baum. Mit all diesen genannten Einträgen wäre das Konzept von „Zitrone“ differenziert ausgearbeitet (elaboriert).

Verknüpfung mit einem phonologischen Plan: Durch mehrfaches Hören des Wortes „Zitrone“ wird nun dieses Konzept mit der Wortform über den zuvor erwähnten Lexical Pointer verbunden. Wörter im mentalen Lexikon werden aber nicht als Ganzheiten gespeichert, sondern vielmehr als Verknüpfungsregel einer endlichen Zahl von Phonemen. Die deutsche Sprache umfasst circa 40 Phoneme. Um zum Wort „Zitrone“ zu gelangen, müssen nun alle in diesem Wort vorhandenen Phoneme aktiviert und in ihrer Reihenfolge als phonologischer Plan zusammengefügt werden.

Badewanneneffekt: Bei der Einspeicherung längerer Wörter (drei und mehr Silben) lässt sich der sogenannte „Badewannen-Effekt“ nachweisen (Abb. 3). Wenn wir uns einen Menschen in einer Badewanne vorstellen und ihn von der Seite betrachten, sehen wir gegebenenfalls den Kopf auf der einen Seite und die Füße auf der anderen Seite herausragen. Den mittleren Teil des Körpers sehen wir nicht.

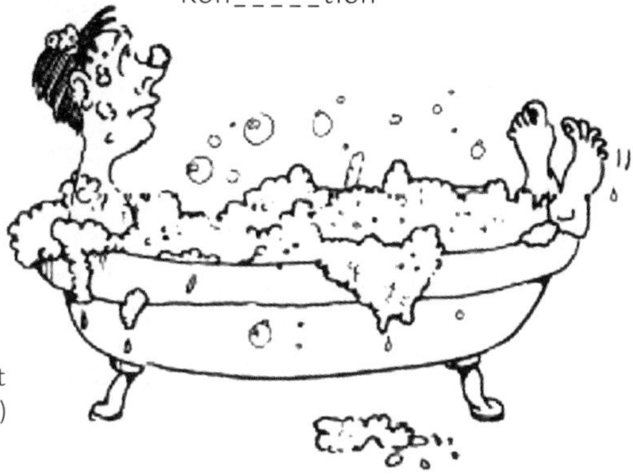

Abb. 3: Badewanneneffekt (Aitchison 1997, 175)

Übertragen auf die Einspeicherung von langen Wörtern bedeutet dies, dass besonders gut der Anfang und das Ende abgespeichert werden, wohingegen die Wortmitte schlechter abgespeichert ist (in Abb. 3 „Kon-fir-ma-tion"). Bei Wortabrufstörungen oder dem „Es-liegt-mir-auf-der-Zunge"-Phänomen („tip-of-the-tongue") kann immer wieder beobachtet werden, dass eben der Wortanfang und das Wortende, aber selten die Wortmitte noch erinnert werden können (Schwartz 1999). Bei mehrsilbigen Wörtern muss auch das Betonungsmuster mitabgespeichert werden.

Wie zuvor erwähnt werden vorhandene Wörter und Konzepte im mentalen Lexikon zunehmend untereinander in Beziehung gesetzt. Das frühe Ordnungsprinzip nach semantischen Feldern würde „Zitrone" gegebenenfalls in das semantische Feld „Küche" einordnen. Bei der späteren Vernetzung und Strukturierung nach semantischen Relationen wäre es in horizontal aufsteigender Linie mit Oberbegriffen (Hyperonymen) wie „Zitrusfrucht", „Obst" (= „Früchte"), Nahrungsmittel vernetzt und vertikal mit nebengeordneten Begriffen wie Apfelsine, Limone, Mandarine, Clementine (= Kohyponyme). Die hier skizzierte Organisation des mentalen Lexikons findet sich wieder in den aktuell in der Sprachtherapie rezipierten Wortabrufmodellen von Foygel und Dell (2000) oder auch von Levelt, Roelofs und Meyer (1999).

Exkurs: Weitere Wortschatzentwicklung und Modelle des mentalen Lexikons bei Mehrsprachigkeit

Die Wortschatzleistungen eines mehrsprachigen Kindes werden von vielen Faktoren beeinflusst und geben ein äußerst heterogenes Bild ab (z. B. aufgrund differierender Erwerbskonstellationen mit unterschiedlicher Kontaktzeit, -intensität und -qualität). Jede Sprache des mehrsprachigen Kindes weist im Vergleich zu einsprachigen Kindern einen geringeren Umfang und eine reduzierte Elaboriertheit der lexikalischen Repräsentationen auf. Der Wortschatzumfang beider Sprachen zusammen ist jedoch in der Regel mindestens gleich groß (Chilla et al. 2022; Marks 2017). Häufig entwickelt sich die Umgebungssprache (hier deutsch) zur dominanten Sprache der Kinder, was auch als „language shift" (Paradis 2009, 399) bezeichnet wird.

Hinsichtlich der Repräsentation lexikalischen Wissens bei Mehrsprachigkeit sprechen verschiedene Studien für ein gemeinsames mentales Lexikon (Heredia/Cieślicka 2018; Marks 2017). Je ähnlicher sich zwei Sprachen sind und je größer die Überschneidungen der Lebensbereiche, in denen diese gesprochen werden, desto engere Assoziationen bestehen zwischen lexikalischen Einträgen beider Sprachen auf Konzept- und Wortformebene.

1.4 Wie werden die Wörter aus dem Lexikon abgerufen?

Abbildung 4 zeigt uns das vereinfachte, aktivierte Konzept von Zitrone und die dadurch aktivierte Wortform [tsɪtʀonə].

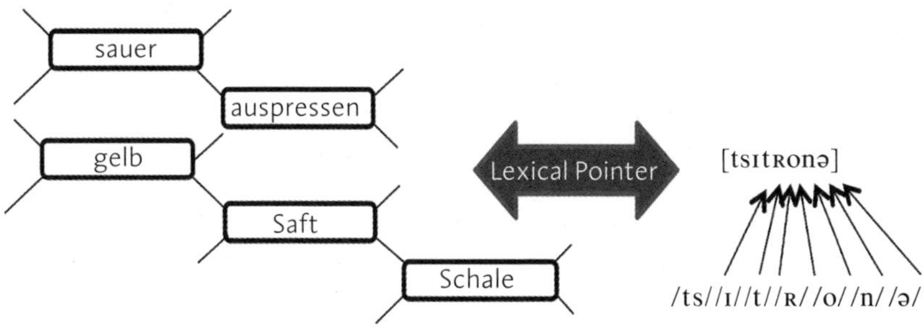

Abb. 4: Konzeptknoten und Phonemfolge

Grundsätzlich kann das Hören des Wortes das Konzept aktivieren, aber auch das Sehen einer Zitrone über die aktivierten Konzeptmerkmale das Wort. Viele Wortschatztests wählen die Präsentation von Fotos von Objekten oder Tätigkeiten und erwarten als Wortschatzleistung vom überprüften Probanden die Produktion des entsprechenden Zielwortes. Die Netzwerk-Theorie geht davon aus, dass es bei einem solchen Vorgang zu einer sich ausbreitenden Erregung im mentalen Lexikon kommt, die über die dort vorhandenen, miteinander verknüpften Knotenpunkte auf der Konzeptebene und Phoneme auf der Lexem-Ebene läuft (Foygel/ Dell 2000; Schwartz et al. 2006; Kap. 1.2). Unterschieden werden zwei Prozesse des Abrufes: die Auswahl eines Lemmas bzw. eines sogenannten Wortknotens und die Auswahl der dazu passenden Wortform. Diese Prozesse erfordern eine Selektion aktivierter und konkurrierender Knoten. Die Knoten, die innerhalb eines bestimmten Zeitfensters die höchste Aktivierung erhalten, werden ausgewählt (Schwartz et al. 2006; Marks 2017). Im positiven Fall wird als Ergebnis dieser Aktivierung (Priming) das Zielwort erreicht und kann ausgesprochen werden. Dabei ist es nötig, dass die Aktivierung über eine bestimmte Aktivierungsschwelle ansteigt. Bleibt die Erregung unter dieser Schwelle, kann der Testperson bewusst werden, dass sie das Wort kennt, es aber im Moment nicht abrufen kann. Dabei kommt es gegebenenfalls zu Erinnerungen an den Wortanfang, die Wortlänge (Silbenstruktur) wie auch das Betonungsmuster.

Das „Problem“ der sich ausbreitenden Erregung ist, dass nicht nur die semantischen Merkmale der Zitrone und der phonologische Plan für /Zitrone/ aktiviert werden: Alle Merkmale sind in diesem Netzwerk verknüpft mit anderen Konzepten, die das gleiche Merkmal enthalten, d.h. „gelb“ ist nicht nur mit „Zitrone“ verknüpft, sondern mit allen Gegenständen, die auch gelb sind, /auspressen/ mit allen Dingen, die ausgepresst werden können. Das bedeutet, dass über die Vernetzung mit anderen Konzepten auch diese Konzepte aktiviert werden, und wenn sie mit Worten verknüpft sind, auch diese phonologischen Pläne Aktivierung erhalten. Ähnliches geschieht auf der Wortebene, z.B. des Anfangsphonems /ts/. Es ist mit allen Wörtern im mentalen Lexikon verknüpft, die mit /ts/ anfangen, und auch diese Wörter werden aktiviert und leiten ihrerseits einen Teil der Erregung an weitere, assoziierte Knoten weiter, deren Relation zum eigentlichen Zielwort unter Umständen nicht mehr direkt erkennbar ist. Viele Wörter, die eine gewisse phonologische oder semantische Ähnlichkeit mit „Zitrone“ aufweisen, sind zum Abruf (Produktion) bereit. Die Aufgabe der Testperson ist es nun in einem, nur Sekundenbruchteile dauernden Auswahlprozess (Selektion) das angestrebte Zielwort /Zitrone/ „auszuwählen“ und alle anderen Wortkandidaten zu „unterdrücken“. Dies gelingt, wenn /Zitrone/ die höchste Aktivierung erhalten hat. Erhalten aber mehrere phonologische Wortpläne eine ähnlich hohe Aktivierung, besteht die Gefahr, dass sich anstatt /Zitrone/ nun diese semantisch-phonologisch ähnlichen Einträge vordrängen und ausgesprochen werden. Dieses Phänomen, bei dem es zu semantischen oder phonologischen Substitutionen kommt, wird in der Sprachpathologie als Paraphasie bezeichnet.

Exkurs: Wortabruf bei mehrsprachig aufwachsenden Personen

In den aktuellen Theorien bilingualer Sprachverarbeitung hat sich die Annahme verbreitet, dass der Zugriff auf lexikalisches Wissen „sprachlich unselektiert“ (language non-selective) verläuft. Das heißt, dass lexikalische Einheiten beider Sprachen während der Wortverarbeitung automatisch aktiviert werden und miteinander interagieren (Bialystok et al. 2008; Dijkstra/van Heuven 2002; Giezen/Emmorey 2016; Macizo 2016). Die simultane Aktivierung beider Sprachen führt je nach Relation zwischen den Einträgen zu einem abruferleichternden oder abrufhemmenden Effekt. Das heißt, es kommt zu einem sprachübergreifenden Wettbewerb zwischen orthografisch, phonologisch oder semantisch ähnlichen lexikalischen Einträgen beider Sprachen. In Abhängigkeit vom Grad der Sprachbeherrschung kann es beim mehrsprachigen Sprecher daher zu längeren Benennzeiten und häufigeren Erfahrungen mit „Tip-of-the-tongue“-Phänomenen kommen (Marks 2017).

Mit diesen Ausführungen sollte deutlich werden, dass der Erwerb lexikalischer Fähigkeiten von Kindern ein Bündel verschiedener Leistungen umfasst. Erfahrungen des Kindes werden in Wissensstrukturen, die wir „Konzepte“ genannt haben, elaboriert. Ein Teil dieser Konzepte wird im Laufe der Entwicklung mit Wortformen verbunden. Hört das Kind zukünftig das eingespeicherte Wort, das es über einen Lexical Pointer mit einem Konzept verbunden hat, wird es dieses Wort verstehen. Das Entstehen von immer neuen Konzepten und die Einspeicherung von bereits circa 25.000 Wörtern beim zehnjährigen Kind erfordert eine Strukturierung seines mentalen Lexikons nach unterschiedlichen Ordnungsprinzipien. Je vollständiger die Konzepte elaboriert sind, je exakter die Wortformen als eine Abfolge von Phonemen eingespeichert wurden, je besser Konzepte und Wörter im mentalen Lexikon miteinander vernetzt sind über semantische Felder und semantische Relationen, umso zuverlässiger wird es einem Kind gelingen, die Zielwörter abzurufen und zu sprechen, die es für seine geplante Sprachproduktion benötigt.

Wie werden diese theoretischen Grundlagen im Wortschatzsammler-Konzept berücksichtigt?

Tomasellos gebrauchsbasierter Ansatz sowie interaktive Netzwerkmodelle der Wortverarbeitung bei Ein- und Mehrsprachigkeit bilden die theoretischen Grundlagen des Wortschatzsammler-Konzepts. Demzufolge werden in der Therapie die im ungestörten lexikalischen Erwerb genutzten kindlichen Wortlernstrategien sowie Speicher- und Abrufbedingungen lexikalischer Einträge im bzw. aus dem mentalen Lexikon thematisiert. Dazu gehören die Analyse und Interpretation des aktuellen Kontextes, das Erfragen von Wortformen und -bedeutungen, die Segmentierungs- und Memorierungstechniken für die Wortform sowie die Verknüpfungen der Einträge untereinander als Speicher- und Abrufhilfen. Darüber hinaus erfolgt die Auswahl der Stundenthemen und Spielformate im Wortschatzsammler-Konzept auf der Grundlage der genannten Charakteristika früher und späterer Wortlernkontexte sowie der Entwicklungsaufgaben in der frühen und späteren lexikalischen Entwicklung.

2 Lexikalische Störungen

2.1 Begriffsklärung

Sabrina, 4;6 Jahre alt, malt ein Bild von einem Besuch im Schwimmbad
„/Das ist ein Wasserfall .../schwimmen kann .../das ist ein nicht
Wasser schwimmen/das ist nur nur eine ein/ich mal ein so ein/
Was ist das?/Ein Wasser stecke so/das ist .../das ist .../
das nur das ist ein/Warte mal .../Mama runter runter so
Wasser macht [Geste]“

Mehmet, 6 Jahre alt, spielt mit der Therapeutin ein Ratespiel
Therapeutin: „Meine Frucht ist gelb und süß. Sie hat eine Schale. Innen ist sie ganz weich.“
Mehmet: „Zi-krone!“
Therapeutin: „Ist die Zitrone denn süß?“
Mehmet schüttelt den Kopf.
Therapeutin: „Nein, die Zitrone ist ganz sauer, ne? Aber meine Frucht ist süß.“
Mehmet: „Tomate?“

Wie die obigen Beispiele deutlich machen, können Störungen des Wortschatzes auf unterschiedliche Art in Erscheinung treten. Einigen lexikalisch gestörten Kindern fehlt ein umfangreiches Inventar an Wörtern – sie haben bisher zu wenige Wörter gelernt und abgespeichert. Andere Kinder „kennen“ zwar viele Wörter, verfügen aber nur über grobe, undifferenzierte Informationen über die Bedeutung oder die Klanggestalt eines Wortes und haben zu wenige Verknüpfungen von Wörtern untereinander hergestellt. Während manchen Kindern das Verstehen von Wörtern schwerfällt, bereitet anderen Kindern besonders der aktive Gebrauch eines Wortes Schwierigkeiten. Dabei ersetzen Kinder entweder konstant die „richtigen“ durch „beinahe richtige“ Wörter oder sie können in einer Situation auf ein Wort zugreifen, in einer anderen Situation aber wieder nicht.

Lexikalische Störungen bei Kindern sind also ein sehr vielschichtiges Problem. Dies spiegelt sich auch in der Fachliteratur wider: Es gibt keine einheitliche Nomenklatur, mit der auf das Phänomen von Schwierigkeiten im Bereich des Wortschatzerwerbs referiert wird. In der deutschen Forschungsliteratur findet sich – wie in der folgenden Definition von Glück – die Bezeichnung semantisch-lexikalische Störung:

„Eine semantisch-lexikalische Störung äußert sich, aufgrund fehlenden, unzureichenden oder nicht abrufbaren, semantischen oder lexikalischen Wissens, als Sprachproduktionsstörung, bei der es dem Kind häufig und anhaltend nicht altersentsprechend gelingt, eine sprachliche Form zu bilden, die entsprechend der Äußerungsintention angemessen lexikalisch besetzt ist, sowie als Sprachverständnisstörung, bei der es dem Kind nicht oder nicht vollständig gelingt, eine sprachliche Äußerung lexikalisch zu interpretieren“ (Glück 2007, 152).

Gänzlich unproblematisch ist diese Definition allerdings nicht. Denn grundsätzlich sind die lexikalischen Störungen den semantischen Störungen untergeordnet. Semantik, also die Lehre von der Bedeutung der Sprache, ist dabei jedoch nicht beschränkt auf die lexikalische Ebene, da auch andere sprachliche Ebenen ihren Beitrag zur sprachlichen Bedeutung leisten, zum Beispiel die Satz- oder die Textsemantik (Crystal 1981).

Die lexikalische Semantik beschäftigt sich „mit den wörtlichen, kontextunabhängigen Bedeutungen von Wörtern, d. h. mit den im mentalen Lexikon gespeicherten Bedeutungen“ (Schwarz/Chur 2014, 19). Daher ist der Begriff semantisch-lexikalische Störung etwas irreführend, da er suggeriert, dass es sich hierbei nur um Störungen der Bedeutung im lexikalischen Sinne, also ausschließlich um Wortbedeutungsstörungen handele (Ulrich 2012). Störungen im Bereich des Wortschatzes können sich jedoch sowohl auf die Wortbedeutungen als auch auf die Wortformen, den Wortabruf und auch auf die Struktur der lexikalischen Einträge beziehen. Daher wird im Folgenden angelehnt an die englischsprachige Fachliteratur (Lexical Deficit) der Terminus lexikalische Störung verwendet. Damit sind sämtliche Formen von Störungen im Bereich des mentalen Lexikons – einschließlich der Störungen der Wortsemantik – gemeint:

„Lexikalische Störungen sind Störungen im Lexikoninventar (Wortschatz und Komposition des Wortschatzes), Störungen im semantischen Lexikon (Bedeutungsaufbau und Bedeutungsbeziehungen) und im Wortformlexikon (phonologische Repräsentation) sowie lexikalische Zugriffsstörungen (Wortfindung, Wortabruf und Worterkennung)“ (Rothweiler 2001, 97).

Störungen des Wortschatzes treten im Kindesalter häufig im Rahmen von umfassenden Entwicklungsstörungen auf, insbesondere im Rahmen von Sprachentwicklungsstörungen (Glück 2009). Auch Kinder mit kognitiven Einschränkungen haben häufig Schwierigkeiten beim Erwerb lexikalischer Fähigkeiten. Ebenso wurden lexikalische Störungen im Zusammenhang mit kindlichen Hörstörungen sowie frühkindlichem Autismus beobachtet (Glück 2011; McGregor 2017).

Bemerkenswert ist der offensichtlich starke Zusammenhang zwischen lexikalischen Störungen und Lese-Rechtschreibstörungen. Möglicherweise führen bei einigen Kindern Defizite in der phonologischen Informationsverarbeitung zunächst zur Ausbildung einer lexikalischen Störung, dann mit Schuleintritt zudem zu Schwierigkeiten im Erwerb der Schriftsprache (Beier/Siegmüller 2013).

Bezüglich der Prävalenz von lexikalischen Störungen gibt es bisher keine gesicherten Angaben. Nach German (1994) zeigen 40 % aller Kinder mit sprachlichen oder kognitiven Entwicklungsstörungen lexikalische Defizite. Dockrell et al. (1998) ermittelten anhand einer Befragung unter britischen Sprachtherapeuten einen Anteil von 23 % lexikalischer Auffälligkeiten im Rahmen von Sprachentwicklungsstörungen. Glück (2007) berichtet, dass an Regelgrundschulen jedes dritte Kind von den Lehrkräften als wortschatzschwach eingeschätzt wird. Im Rahmen unserer Interventionsstudie zum Wortschatzsammler-Konzept im Schulalter zeigte sich, dass der Anteil der lexikalisch gestörten Drittklässler an Förderschulen mit dem Förderschwerpunkt Sprache sogar knapp 90 % betrug (Motsch/Marks 2015 b).

Trotz des offensichtlich häufigen Vorkommens von Störungen im Bereich des Wortschatzes treten diese im Rahmen der komplexen sprachlichen Symptomatik spracherwerbsgestörter Kinder meist weniger offensichtlich zutage als Störungen der Aussprache oder der Grammatik; dies mag ein möglicher Grund dafür sein, weshalb ihnen lange Zeit in der Fachliteratur wenig Beachtung geschenkt wurde (Grohnfeldt 1991).

2.2 Quantitative und qualitative lexikalische Störungen

Während lange Zeit sämtliche lexikalisch gestörte Kinder pauschal mit dem Etikett „eingeschränkter Wortschatz“ beschrieben wurden, richtet sich seit etwa 20 Jahren das Interesse der (Sprachtherapie-)Forschung auf dieses lange Zeit vernachlässigte Störungsbild (Grohnfeldt 1991). Im Zuge dessen bemühen sich die Autoren aktueller Veröffentlichungen um eine differenzierte Beschreibung der unterschiedlichen Erscheinungs- und Ausprägungsformen von Defiziten im Bereich des Wortschatzerwerbs (Kauschke/Rothweiler 2007; Glück 2010; Rupp 2013).

Uneinheitliche Bezeichnungen für die verschiedenen Störungsschwerpunkte einer lexikalischen Störung führen jedoch auch hier zu einer oftmals verwirrenden Begriffsvielfalt. Ein guter Überblick über die unterschiedlichen Subgruppeneinteilungen findet sich bei Rupp (2013). An dieser Stelle wird hingegen der Versuch unternommen, die unterschiedlichen Einteilungen zusammenzubringen.

Grundsätzlich lassen sich lexikalische Störungen in quantitative und qualitative Störungen unterteilen (Kauschke/Rothweiler 2007; Rupp 2013).

Kinder mit einer **quantitativen Störung** haben bisher zu wenige Wörter „gelernt". Es liegt eine **Störung im Umfang der Lexikoneinträge** vor – der Wortschatz ist eingeschränkt.

Die Wissenslücken können dabei bereits auf der Ebene der Konzepte bestehen. Fehlen dem Kind konkrete Erfahrungen mit den Dingen, können auch keine umfassenden Konzepte dazu aufgebaut werden. Ohne konkreten Handlungs- und Erfahrungsbezug bleiben dann Worte leere Hüllen. Andere Kinder haben zwar eine Vielzahl von Konzepten aufgebaut. Ihnen fehlt jedoch die entsprechende Wortform, um dieses Konzept zu benennen. In der Diagnostik zeigen sich fehlende lexikalische Einträge in schlechten Leistungen sowohl beim Benennen als auch beim Verstehen von Wörtern. Ein Kind mit einer quantitativen Störung wird also vergleichbare, unterdurchschnittliche Leistungen in rezeptiven und expressiven Wortschatztests zeigen (Ulrich 2017a; 2017b; Rupp 2013).

Bei Kindern mit einer **qualitativen lexikalischen Störung** sind zwar lexikalische Einträge vorhanden, ihre Speicherqualität ist aber unzureichend. Betrifft die mangelnde Speicherqualität die Ebene der Wortbedeutungen, sind zu wenige oder unzureichend differenzierte semantische Merkmale zu einem Eintrag abgespeichert oder zu wenige semantische Verknüpfungen zu anderen Einträgen vorhanden (semantisch-konzeptuelle Speicherstörung, Glück 2011).

Semantisch-konzeptuelle Speicherstörung

Daniel hat zum Eintrag „Pfirsich" bisher nur die semantischen Merkmale „rund, süß, hat einen großen Stein in der Mitte" abgespeichert. Diese semantischen Merkmale passen jedoch ebenso auf den Eintrag „Nektarine", sodass diese beiden Wörter oftmals verwechselt werden. Um sicher zwischen einem Pfirsich und einer Nektarine unterscheiden zu können, fehlen Daniel die differenzierenden semantischen Merkmale – in diesem Falle, dass die Schale des Pfirsichs pelzig, die der Nektarine glatt ist.

Auf der Ebene der Wortformen können die Informationen über die Laut- bzw. Silbenstruktur des Wortes ungenau oder fehlerhaft sein (phonologische Speicherstörung, Glück 2011).

Phonologische Speicherstörung

Jonas benennt „Nektarine" als „Netakrine".

Die Wortform „Nektarine" wurde unzureichend analysiert und undifferenziert abgespeichert. Entsprechend des Badewanneneffekts (Kap. 1) konnten Wortanfang und -ende des viersilbigen Wortes deutlich besser erfasst werden als die Wortmitte. Im Wortform-Lexikon sind für die „Nektarine" Informationen über das Betonungsmuster sowie möglicherweise den An- und Auslaut gespeichert.

Diagnostisch zeigen sich **qualitative Störungen** eher in der produktiven als in der rezeptiven Modalität, da ein fragmentarischer oder undifferenzierter lexikalischer Eintrag für das Verstehen ausreichen kann, für die Produktion hingegen nicht (Nash/Donaldson 2005). Ob es sich dabei um ein Problem im Bereich der Wortbedeutungen oder der Wortformen handelt, kann oft nicht hinreichend sicher bestimmt werden. Einige Autoren (z. B. Kauschke/Rothweiler 2007) gehen davon aus, dass die häufige Verwendung von semantischen Substitutionen beim Benennen eher auf Wortbedeutungsdefizite, der Gebrauch von phonologischen Ersetzungen dagegen auf unsichere Wortformrepräsentationen hinweist. Dies berücksichtigt aber nicht, dass semantische Substitutionen grundsätzlich die häufigste Fehlbenennung lexikalisch gestörter Kinder darstellen und auch Defizite im Bereich der Wortformen zu semantischen Ersetzungen führen können (McGregor 1997).

Semantische Substitution

Anne benennt ein Bild von einer Libelle mit „Biene".

Die erste mögliche Erklärung dafür wäre, dass es sich um eine semantisch motivierte Ersetzung handelt: Anne hat bisher zu wenig differenzierte semantische Merkmale gelernt, um die Bedeutungen dieser beiden nebengeordneten Einträge voneinander abzugrenzen.

Alternativ könnte diese Fehlbenennung jedoch auch durch unzureichendes Wissen auf der Wortformebene entstanden sein: Die phonologische Wortform „Libelle" wurde phonologisch nur unzureichend analysiert und ist nur als grobes Klangfragment im Wortformlexikon gespeichert. Für die Produktion ist dieser Eintrag zu ungenau. Daher wird stattdessen ein Eintrag ausgewählt, der eine semantische Ähnlichkeit mit dem Zielwort hat (daher wurde auch bereits eine Vielzahl seiner semantischen Merkmale aktiviert), und dessen Wortform leichter zugänglich ist.

Möchte man den Störungsschwerpunkt des Kindes im Hinblick auf Defizite in der semantischen gegenüber der phonologischen Repräsentation näher bestimmen, kann die Analyse der wirksamen Abrufhilfen ein eindeutigerer Indikator sein: Kindern mit qualitativen Defiziten im Bereich der Wortbedeutungen helfen tendenziell eher semantische Informationen beim Abruf eines Zielwortes, Kinder mit qualitativen Defiziten im Bereich der Wortformen profitieren eher von phonologischen Abrufhilfen (Kolfenbach 2002; Glück 2011). Auch das vermehrte Zeigen von semantischen oder phonologischen Ablenkern in rezeptiven Wortschatztests liefert weitere Hinweise in dieser Frage (Rupp 2008; Glück 2011; Ulrich 2017a; 2017b; Kap. 3).

Defizite in der Speicherqualität der lexikalischen Einträge können sich als **Wortfindungs- oder Wortabrufstörungen** (im Folgenden synonym gebraucht, Beier/Siegmüller 2013) äußern.

Wortabrufstörungen betreffen die Aktivierung von vorhandenen lexikalischen Einträgen für die Sprachproduktion. Das Kind verfügt über einen lexikalischen Eintrag, kann diesen für die Sprachproduktion aber nicht, nur ungenau oder nach längerem Suchen (Pause) abrufen. Das Leitsymptom einer Wortabrufstörung ist daher die fluktuierende Benennleistung (Siegmüller 2005). Nach Rothweiler (2001, 119) stellen Wortfindungsstörungen ein „oberflächliches Symptom eines zugrundeliegenden repräsentationellen Defizits“ im Bereich der Wortbedeutungen und/oder der Wortformen dar, lagern sich also auf eine bestehende qualitative Störung der Wortform und/oder der Wortbedeutung als Oberflächensymptom auf.

Wortfindungsstörungen bei Kindern können also daraus resultieren, dass die Einträge im mentalen Lexikon wenig differenziert abgespeichert und miteinander vernetzt sind. Dies entspricht der sogenannten „Speicherhypothese“ (Kail/Leonard 1986; Rothweiler 2001; Dockrell et al. 2003; Sheng/McGregor 2010a; Kap. 2.5).

Vertreter der sogenannten Abrufhypothese gehen hingegen davon aus, dass wortfindungsgestörte Kinder sehr wohl qualitativ „hochwertige“ lexikalische Einträge gespeichert haben, der anschließende Zugriffsprozess jedoch die entscheidende Hürde für sie darstellt (Siegmüller 2005). Ob sich bei wortfindungsgestörten Kindern tatsächlich selektiv gestörte Abruf- oder Aktivierungsprozesse bei intakten und gut verankerten lexikalischen Repräsentationen finden lassen, konnte empirisch bisher nicht nachgewiesen werden. Dies ist auch aufgrund der engen Verwobenheit von Speicher- und Abrufprozessen extrem schwierig (Ulrich 2012).

Diagnostisch gibt es eine Reihe von Hinweisen, die auf eine Wortabrufstörung hindeuten können. Dazu gehören eine auffällig große Diskrepanz zwischen produktiven und rezeptiven Wortschatzfähigkeiten, eine fluktuierende Benennleistung, zeitliche Verzögerungen beim Benennen oder Auffälligkeiten bei Schnellbenennaufgaben (German 1989; Siegmüller 2005; Glück 2010; Beier/Siegmüller 2013).

2.3 Umgang mit lexikalischen Lücken

Ebenso vielfältig wie die Ausprägungsformen lexikalischer Erwerbsstörungen sind mögliche Kompensationsversuche der Kinder, mit ihren Wortschatzdefiziten umzugehen. Neben der Verwendung von bedeutungs- oder klangähnlichen Wörtern greifen Kinder auf unspezifische Wörter oder Umschreibungen zurück. Über Gestik und Mimik wird versucht, die unzureichenden verbalen Möglichkeiten konstruktiv zu bewältigen. Viele Kinder zeigen Rückzugs- und Vermeidungsstrategien oder brechen die Kommunikation ab.

Charakteristische Symptome, die auf eine lexikalische Störung hinweisen können, lassen sich beim Benennen (z. B. von Bildern innerhalb eines Wortschatztests) sowie in der Spontansprache von Kindern beobachten (Tab. 2).

Tab. 2: Auffälligkeiten lexikalisch gestörter Kinder (nach Ulrich 2012, 103 ff.)

Ersetzungen, die in einer Relation zum Zielwort stehen	
Semantische Substitution Es besteht eine Bedeutungsähnlichkeit zwischen Ziel- und Ersatzwort, z. B.:	
Nebenordnung (Kohyponymie)	„Ziege" > „Schaf" „Pfirsich" > „Apfel"
Überordnung (Hyperonymie)	„Ziege" > „Tier" „Pfirsich" > „Essen"
Teil-Ganzes (Meronymie)	„Mund" > „Lippe" „Dach" > „Haus"
Visuelle Ähnlichkeit	„Knoblauch" > „Zwiebel"
Funktions- oder Materialbezug	„Brett" > „Holz"
Situative-örtliche oder sonstige Assoziation	„Wüste" > „heiß" „Tor" > „Kirche"
Umschreibung der Funktion	„Topf" > „Darin kann man rühren"
Phonologische Substitution Die Lautstruktur des Zielwortes wird verändert, indem einzelne Phoneme oder Silben ausgelassen, vertauscht oder hinzugefügt werden, z. B.:	
	„Banane" > „Nane"
	„Luftballon" > „Luffabon"
Semantisch-phonologische Substitution	„Ampel" > „Lampe"
Neologismus	„Bügeleisen" > „Glattmacher" „fegen" > „besen" „Wasserkocher" > „Heißmacher" „Käse hobeln" > „käsen"
Ersetzungen ohne Relation zum Zielwort	
Nullreaktion beim Benennen	„Weiß ich nicht."
Unspezifische Wörter	„Das Ding da"
GAP (General All Purpose)-Verben	„machen, tun"
Seltenes Fragen nach unbekannten Wörtern	

▶

Kompensationsversuche	
Floskeln, Ausweichverhalten	
Einsatz von Mimik und Gestik	
Zeigen statt Benennen	
Antworten in Ganzheiten	„Was war in der Schule/im Urlaub besonders schön? – „Alles."
Stereotypes Antworten mit „ja"	
Umformulierung der Äußerung, Wiederholungen	„Gestern waren wir in dem, in dem, so einem, also gestern war's schön."
Themenwechsel	
Veränderungen der Zeitstruktur	
Längere Benennzeiten	
Pausen in der Äußerung	
Füllwörter, Floskeln als „Pausenfüller"	„Warte mal ...", „ähm"
Starter	„Also, ..."

In Benennaufgaben lassen sich häufig Ersetzungen des Zielwortes durch semantisch verwandte Wörter beobachten (semantische Substitution; McGregor 1997; Lahey/Edwards 1999). Einige Kinder umschreiben die Funktion eines Gegenstandes.

Phonologische Substitutionen entstehen, wenn das Kind die lautliche Struktur eines Zielwortes verändert, indem es einzelne Phoneme oder Silben auslässt, hinzufügt oder vertauscht. Man geht davon aus, dass das häufige Auftreten phonologischer Ersetzungen einen Hinweis auf Defizite in der Speicherung bzw. dem Abruf der Wortforminformation liefern kann (qualitatives Defizit auf Wortformebene; Kap. 2.2; McGregor 1997).

Neologismen, also Wortneuschöpfungen, werden auch von sprachunauffälligen Kindern als kreatives Mittel eingesetzt, um lexikalische Lücken zu überbrücken. Das Kind wendet morphologische Regeln zur Komposition und Derivation an, um neue Wörter auf der Basis von bereits vorhandenen zu generieren (Kap. 1.3). Der gehäufte Gebrauch von neologistischen Ausdrücken kann jedoch einen Hinweis darauf geben, dass dem Kind an dieser Stelle die von der Sprachgemeinschaft gebräuchlichen, tatsächlichen Wortformen zum Ausdruck eines Konzepts fehlen.

Im Umgang mit lexikalisch gestörten Kindern machen Therapeuten und Lehrer vielfach die Beobachtung, dass diese beim Benennen auf unspezifische Äußerungen ausweichen, aus denen keine Relation zum Zielwort mehr erkennbar ist (z. B. „Kenn ich nicht.“, „Weiß ich nicht.“, McGregor 1997).

Der Gebrauch von unspezifischen Passe-partout-Wörtern wie„Dings“, „so was“ sowie allgemeinen, unspezifischen Verben (General All Purpose, GAP-Verben) wie „machen, tun“ stellt einen Versuch dar, die vorhandenen lexikalischen Lücken zu kompensieren (Conti-Ramsden/Jones 1997; Ulrich 2012).

In der Spontansprache der Kinder lassen sich als weitere Hinweise auf lexikalische Defizite unter anderem der gehäufte Gebrauch von Floskeln oder Stereotypien sowie Umformulierungen von Äußerungen finden. Als Kompensationsversuch der unzureichenden verbalen Ausdrucksmöglichkeiten kann der vermehrte Einsatz von nonverbalen Kommunikationsmitteln wie Mimik und Gestik verstanden werden. Einige lexikalisch gestörte Kinder weichen dem Benennen aus, indem sie auf die Dinge zeigen, über die sie sprechen möchten.

Innerhalb eines Gesprächs erweist sich der Rückgriff auf nonverbale Kommunikationsmittel jedoch als nicht zielführend. Hier wird vom Kind eine irgendwie geartete Reaktion auf die Kommunikationsimpulse des Gesprächspartners erwartet. Lexikalisch gestörte Kinder kaschieren Verständnisprobleme oftmals durch das Antworten in Ganzheiten (z. B. „Was war im Urlaub besonders schön?“ – „Alles.“) oder ein stereotypes Antworten mit „ja“ auf sämtliche Fragen (Amorosa/Noterdaeme 2003).

Gerade Kinder mit Wortabrufstörungen kommentieren ihre Schwierigkeiten unmittelbar anhand von Metakommentaren (z. B. „Jetzt fällt mir das schon wieder nicht ein.“, Glück 2010). Zudem zeigen Kinder mit Schwierigkeiten im Zugriff auf lexikalische Einträge oftmals artikulatorische Suchbewegungen, wenn sie versuchen, die kritische Wortform abzurufen. Auf dem Weg zum Abruf des „richtigen“ Wortes nähern sie sich teilweise über semantisch oder phonologisch ähnliche Wörter an („eine Apfelsine…, nein, Zitrone“). Die charakteristischen Einschränkungen wortfindungsgestörter Kinder in der Abrufgeschwindigkeit schlagen sich unter anderem in längeren Benennzeiten in Bildbenennaufgaben nieder. Zudem sind die spontansprachlichen Äußerungen durch viele Pausen und einen stockenden Sprechfluss gekennzeichnet. Häufig werden Floskeln oder Füllwörter als „Pausenfüller“ verwendet (z. B. „Warte mal.“, „ähm“; Leonard et al. 1983; Lahey/Edwards 1996; Dockrell et al. 2001; Glück 2010).

Lexikalisch gestörte Kinder fragen seltener als sprachlich unauffällige Kinder nach der Bedeutung von unbekannten Dingen oder der Bezeichnung für bestimmte Gegenstände, Handlungen oder Eigenschaften. Damit machen lexikalisch gestörte Kinder von einem der wichtigsten Antriebsmotoren für die Wortschatzentwicklung nur unzureichend Gebrauch. Insbesondere Kinder mit eingeschränktem Wortverständnis haben oft gar kein Bewusstsein dafür, dass ihnen bestimmte Wörter unbekannt sind und sie nach der Bedeutung dieser Wörter fragen können (Hargrove et al. 1988; Amorosa/Noterdaeme 2003; Kannnengieser 2015; Ulrich 2012; Hachul/Schönauer-Schneider 2019).

Die Kompensationsstrategien, die lexikalisch gestörte Kinder nutzen, sind meist unzureichend und führen zu kommunikativem Misserfolg. Dies zeigt sich vor allem, wenn die Anforderungen an den Wortschatz mit Eintritt in die Schule steigen und der Wortschatzgebrauch zunehmend abstrakter und flexibler wird. Gespräche über Dinge oder Handlungen, die nicht in der Situation vorhanden sind, nehmen zu, die Verwendung spezifischer Fachwörter im Unterricht oder in Klassenarbeiten wird zwingender, sodass beispielsweise der Einsatz von Mimik und Gestik oder Umschreibungen nicht mehr zielführend sind. Lexikalische Unsicherheiten treten dann oftmals verstärkt in den Vordergrund.

2.4 Verlauf des gestörten Erwerbs lexikalischer Fähigkeiten

Bei vielen lexikalisch gestörten Kindern lassen sich erste Auffälligkeiten ihrer Entwicklung bereits zu einem sehr frühen Zeitpunkt beobachten. Sie beginnen deutlich später als sprachunauffällige Kinder damit, die ersten Wörter zu sprechen (im Mittel mit 23 Monaten, Bishop 2014; Trauner et al. 2000). In der Folge wächst ihr Wortschatz nur langsam an; der Wortschatzspurt setzt verspätet ein bzw. findet nur in eingeschränktem Maße statt (Hachul 2015).

Als „Late Talker“ werden Kinder mit einem verspäteten Sprechbeginn bezeichnet. Traditionell wird die Diagnose Late Talker gestellt, sobald ein Kind mit 24 Monaten weniger als 50 verschiedene Wörter aktiv verwendet oder noch keine Zweiwortkombinationen benutzt (Leonard 2014; Ellis Weismer 2000; Schlesiger 2009). Neben den aktiv verwendeten Wörtern sollten jedoch immer auch sprachrezeptive Fähigkeiten der Kinder erfasst werden, da sich diese Einschränkungen prognostisch ungünstig auswirken. Late Talkers mit zusätzlichen Defiziten im rezeptiven Bereich sind offenbar deutlich stärker gefährdet, in der Folge eine spezifische Sprachentwicklungsstörung auszubilden (Schlesiger 2009; Hachul 2015).

Im Vorschulalter zeigt sich die Symptomatik lexikalisch gestörter Kinder individuell unterschiedlich als quantitatives Defizit in Form eines eingeschränkten aktiven und/oder passiven Wortschatzes oder eines qualitativen Defizites der Wortform- bzw. Wortbedeutungseinträge (Kap. 2.2).

Für einige spracherwerbsgestörte Kinder scheint eine spezifische Schwierigkeit im Erwerb und der Ausdifferenzierung des Verblexikons zu bestehen (Kauschke 2005; Siegmüller/Kauschke 2013). Sie verfügen insgesamt über ein weniger umfangreiches Verbrepertoire und verwenden stattdessen viele semantisch unspezifische Verben wie „machen, tun" (GAP-Verben; Kap. 2.3). Verben stehen an der Schnittstelle zwischen Lexikon und Grammatik, weshalb ihnen eine besondere Rolle für den Spracherwerb zukommt. Ihr Erwerb scheint jedoch durch ihre größere kognitive und syntaktische Komplexität eine besonders anspruchsvolle Aufgabe darzustellen (Rothweiler 2001; Childers/Tomasello 2002; Kauschke 2005; Sheng/McGregor 2010b; Kannengieser 2019). Eine Reihe von Studien zeigt jedoch, dass dies nicht nur für spracherwerbsgestörte Kinder gilt: So entspricht der Verbanteil von sprachentwicklungsgestörten Kindern dem von jüngeren Kindern mit vergleichbar großem Lexikon (Hick et al. 2002); in Benennaufgaben können offensichtlich sowohl sprachunauffällige als auch sprachentwicklungsgestörte Kinder Nomen insgesamt besser benennen als Verben. Eine allgemeine Schwierigkeit beim Erwerb des Verblexikons lässt sich somit nicht für alle spracherwerbsgestörten Kinder nachweisen (Dockrell et al. 2001; Kauschke 2005; Sheng/McGregor 2010b; Ulrich 2012).

Zusätzlich zu den Schwierigkeiten bei der Aufnahme und Einspeicherung von Einträgen im mentalen Lexikon ist bei lexikalisch gestörten Kindern im Vorschul- und frühen Schulalter oft auch die Vernetzung, Strukturierung und Organisation der Lexikoneinträge beeinträchtigt. So fällt es einigen Kindern besonders schwer, sich von der thematischen Organisation der Einträge zu lösen und Einträge stärker unter Einbezug paradigmatischer Beziehungen zu sortieren und zu vernetzen (Sheng/McGregor 2010a; Siegmüller/Kauschke 2013). So gelingt es ihnen z.B. weniger gut, Hyperonym-Hyponym-Beziehungen oder Synonymbeziehungen zu erkennen und zu lernen (Marks 2017). Durch zunehmende Kommunikationsanforderungen treten derartige qualitative Defizite der semantischen Repräsentationen nun deutlicher zutage. Sie äußern sich z.B. in Form von weniger fortgeschrittenen Assoziationen und schlechteren, aber im Unterricht geforderten, Definitionen selbst vertrauter Nomen, oberflächlich wirkenden Unterrichtsbeiträgen ohne die Verwendung adäquater und differenzierender (Fach-)Termini. Semantische Störungen wie Schwierigkeiten beim Verstehen abstrakter, mehrdeutiger und metaphorischer Wortbedeutungen in Satz- und Textkontexten sind häufig zu beobachten (McGregor 2017; Siegmüller/Kauschke 2013; Marks 2017). Im späten Vorschulalter sowie im Schulalter zeigt sich das Störungsbild damit zunehmend sowohl in der Quantität als auch in der Qualität der aufgebauten lexikalischen Repräsentationen. Die vorhandenen lexikalischen Repräsentationen des ohnehin schon geringeren Wortschatzes sind häufig auf Lemma- und Lexemebene lückenhaft und in geringerem Maße mit anderen Einträgen in Beziehung gesetzt und damit im mentalen Lexikon verankert. So treten die lexikalischen Defizite nun gehäuft in Form von Wortfindungsstörungen in Erscheinung (Glück 2010). Diese Schwierigkeiten des schnellen und gezielten Zugriffs auf Wörter gehören zu den häufigsten Sprachstörungen im Grundschulalter und können die Kommunikationsfähigkeit eines Kindes massiv beeinträchtigen. Sie persistieren oft bis ins Jugendalter (German 1992; Glück 2010; Beier/Siegmüller 2013).

Entschlüsseln einer metaphorischen Bedeutung
Das Verb „übergehen" wird thematisiert. Die Therapeutin fragt nach der Bedeutung. Katharina antwortet: „So über gehen. Also über einen Berg. Da drüber gehen." Katharina hält an der Bedeutung des Stammverbs „gehen" fest. Das Verb erhält jedoch durch die Präfigierung eine völlig neue Bedeutung, die nichts mehr mit der ursprünglichen gemeinsam hat und nun eher abstrakt im Sinne von „jemanden links liegen lassen, ignorieren" gebraucht wird. Ähnliches gilt für das Verständnis von Homonymen, sogenannten Teekesselchen, oder auch für das Verstehen von Redewendungen (z.B. „jemandem einen Bären aufbinden").

Im Schulalter werden auch Schwierigkeiten im Bereich der Schriftsprache – insbesondere Störungen der automatisierten Worterkennung (und damit der Lesegeschwindigkeit) und des Leseverständnisses – beobachtet. Diese erschweren lexikalisch gestörten Kindern zusätzlich die Aneignung von schulischem Wissen, fachspezifischem oder fremdsprachlichem Vokabular und tragen dazu bei, dass sich der Abstand im Wortschatzumfang zu sprachunauffälligen Kindern und Jugendlichen weiter vergrößert (White et al. 1990; Glück 2009; Stothard et al. 1998).

Exkurs: Lexikalische Störungen bei mehrsprachig aufwachsenden Kindern
Mehrsprachige Kinder sind keinesfalls häufiger von einer SSES betroffen als einsprachige Kinder (Paradis et al. 2003; Rothweiler 2007; Berg 2014; Grimm/Schulz 2014). Das Störungsbild der lexikalischen Störung als Teilsymptomatik einer SSES zeigt sich bei mehrsprachigen Kindern grundsätzlich in vergleichbaren Defiziten wie bei monolingual Deutsch aufwachsenden spracherwerbsgestörten Kindern (Peña/Bedore 2009; Klassert/Kauschke 2014). Die durch die lexikalische Störung hervorgerufenen Beeinträchtigungen betreffen immer zwingend beide bzw. alle Sprachen des Kindes (Bishop et al. 2017; Paradis et al. 2021), wobei die Störung durchaus je nach Kontaktzeit und -qualität in der einen Sprache stärker zum Ausdruck kommen kann als in der anderen Sprache (Armon-Lotem 2012).

2.5 Wie entsteht eine lexikalische Störung – Verursachungshypothesen

Die Frage nach den Ursachen für das Entstehen einer lexikalischen Störung lässt sich nicht pauschal beantworten. In der aktuellen Literatur existiert eine ganze Reihe von Hypothesen über mögliche Risiko- oder Verursachungsfaktoren lexikalischer Störungen; zu den meisten von ihnen gibt es wissenschaftliche Studien, die ihre Plausibilität empirisch untermauern (Ulrich 2012). Für den Praktiker bleibt das Fazit dieser Untersuchungen, dass die lexikalische Störung eines einzelnen Kindes vermutlich aus einem individuellen Muster an unterschiedlichen Verursachungs- bzw. Risikofaktoren hervorgerufen wird. Dennoch ist die Beschäftigung mit den möglichen Faktoren, die lexikalisch gestörten Kindern den Wortschatzerwerb erschweren, für die Planung von Therapie- und Fördermaßnahmen zentral – gilt es doch, mögliche aufrechterhaltende sowie verstärkende Faktoren zu identifizieren und dazu mögliche Lösungs- bzw. Kompensationsansätze bereitzustellen.

Vorausläuferfähigkeiten und nichtsprachliche Entwicklungsfaktoren

Die sprachliche Entwicklung ist eingebettet in die Gesamtentwicklung des Kindes. Störungen in der frühkindlichen Entwicklung können sich daher auch auf der sprachlichen Ebene manifestieren. Für die lexikalische Entwicklung sind dabei frühe kognitive Entwicklungsschritte, wie der Erwerb der Objektpermanenz sowie die Fähigkeit zur Triangulierung, von entscheidender Bedeutung (Kap. 1). Ein verzögerter Erwerb dieser „Vorausläuferfähigkeiten“ kann zu einem verspäteten Einstieg in den Wortschatzerwerb führen, da Kinder die Symbolfunktion von Sprache so nicht hinreichend erfassen können (Zollinger 2015).

Schon lange bevor sie die ersten Wörter sprechen, machen Kinder vielfältige konkrete Erfahrungen mit ihrer Umwelt. Diese Erfahrungen werden in vorsprachlichen Konzepten zusammengefasst. Um facettenreiche Wortbedeutungen aufbauen zu können, benötigen Kinder also vielfältige, konkrete Erfahrungen mit allen Sinnen. Können diese nicht oder nicht in ausreichendem Maße gemacht werden, bleiben Worte für Kinder bedeutungsleere Hülsen.

Semantische Entwicklungsstörungen können zudem auf der Grundlage von unzureichenden vorsprachlichen Interaktionen zwischen Kind und Bezugspersonen entstehen. Fehlen die festen Routinesituationen oder „Formate“, in denen das Kind erfährt, dass es durch seine Äußerungen eine kommunikative Absicht erreichen, also Realität verändern kann, entdeckt es unter Umständen nur schwer die „kommunikative Funktion“ von Sprache (Bruner 2008; Tomasello 2003; Zollinger 2015). An dieser Stelle spielt auch die Fähigkeit der Bezugspersonen, dem Interesse des Kindes zu folgen und Situationen der gemeinsamen Aufmerksamkeit herzustellen, eine entscheidende Rolle. Untersuchungen konnten zeigen, dass Kinder, deren Mütter viele Situationen der gemeinsamen Aufmerksamkeit herstellten, ein signifikant höheres Wortschatzwachstum zeigten. Umgekehrt wirkt das direktive Lenken der kindlichen Aufmerksamkeit durch die Mutter hemmend auf die Wortschatzentwicklung (Akhtar et al. 1991).

Im ungestörten Lexikonerwerb sind Kinder stets bestrebt, vorhandene Lücken in ihrem Lexikoninventar zu schließen. Dazu bedienen sie sich einer Reihe von Strategien. An erster Stelle ist hier das Nachfragen zu nennen (Kap. 1), mit dessen Hilfe sie sich den Ausschnitt des lexikalischen Wissens erschließen, der ihnen aktuell fehlt. Zudem bilden sie kreative Wortneuschöpfungen (Neologismen) durch Kompositions- und Ableitungsprozesse und den zunehmenden Einsatz von metasprachlichen Fähigkeiten.

Doch Kindern mit lexikalischen Störungen

„fehlt meist auch der aktive und kreative Umgang mit Sprache. Sie fragen kaum nach, sie äußern weder Korrekturen noch bilden sie neue Wortformen. Die Kinder vermitteln sogar oft den Eindruck, als falle ihnen gar nicht auf, dass sie vieles nicht benennen können […]. Sie wundern sich gar nicht oder nur selten über sprachliche Äußerungen und sie entwickeln kaum metasprachliche Fähigkeiten. Dies hat zur Folge, dass sie ihre Erfahrungen im Alltag nicht ausreichend strukturieren und ihren vorhandenen Fähigkeiten und ihrem Wissen nicht zuordnen“ (Füssenich 2002, 86).

Empirisch belegt wurde diese häufige Beobachtung aus der therapeutischen Praxis zum Beispiel durch die Untersuchungen von McGregor (1997). Hier wurde das Benennen von sprachunauffälligen und wortschatzauffälligen Kindern qualitativ analysiert und gegenübergestellt. Konnten die lexikalisch gestörten Kinder ein bestimmtes Wort nicht benennen, zeigten sie besonders häufig ein sprachliches Vermeideverhalten in Form von „I-don’t-know“-Antworten. Wurden sie später gebeten, die entsprechenden Bilder aus einer Auswahlmenge herauszusuchen, konnten sie das in der Regel sehr gut tun, sodass davon auszugehen ist, dass zumindest einige semantische Informationen, die für das Wiedererkennen des Wortes ausreichen, gespeichert waren. Die Autorin interpretiert dies als einen Hinweis darauf, dass lexikalisch gestörte Kinder sich seltener trauen, ein Wort mittels der verfügbaren semantischen Informationen zu umschreiben, um das unzureichende Wissen über die Wortform zu kompensieren bzw. sich dieses mithilfe des Gesprächspartners zu erschließen (Ulrich 2012).

In Gesprächen mit Gleichaltrigen verwenden spracherwerbsgestörte Kinder darüber hinaus erheblich weniger Nachfragen zur Verständnissicherung als sprachunauffällige Kinder. Sie zeigen zudem ihr Nicht-Verstehen von Äußerungen eher über unspezifische Verhaltensweisen (z. B. den Blick abwenden, Wiederholen der Äußerung) als durch gezieltes Nachfragen (Brinton/Fujiki 1982; Hargrove et al. 1988).

Wie wird dies im Wortschatzsammler-Konzept berücksichtigt?
Das (Re-)Aktivieren der kindlichen Fragestrategien als wichtigster Motor für die lexikalische Entwicklung ist zentrales Prinzip der Wortschatzsammler-Methode.

Aufnahme und Einspeicherung in das mentale Lexikon

Eine Untersuchung von Rothweiler (2001) zeigte, dass die gesamte Gruppe der sprachentwicklungsgestörten Kinder Constraints (Kap. 1) ebenso gut nutzen konnte wie die Gruppe der sprachunauffälligen Kinder. Auch wenn es also einzelne Kinder geben mag, die Constraints weniger gut nutzen können, „lässt sich ein verminderter Zugang zu Erwerbsmechanismen als hauptsächliche oder gar alleinige Ursache für lexikalische Defizite nicht bestätigen“ (Kauschke/Rothweiler 2007, 241). Dies legen auch die Ergebnisse einer aktuelleren Studie von Kapa und Erikson (2020) nahe.

Eine ganze Reihe von Untersuchungen konnte hingegen belegen, dass spracherwerbsgestörte Kinder spezifische Schwierigkeiten bei der Aufnahme neuer Wörter in das mentale Lexikon haben (Mapping, Kap. 1). Dabei wurde untersucht, wie gut Kinder dazu in der Lage sind, im Rahmen eines kontrollierten Experiments neue Wörter (in der Regel Pseudowörter) für bisher unbekannte Objekte zu lernen.

Zusammenfassend gibt es breite empirische Evidenz dafür, dass sprachentwicklungsgestörte Kinder neue Wörter schlechter lernen als sprachunauffällige Kinder. Dies betrifft das Lernen sowohl von semantischem als auch von phonologischem Wortwissen. Eine häufigere Präsentation der Zielwörter im Sprachinput erleichtert SES-Kindern das Wortlernen, reicht aber nicht aus, damit diese an das Wortlernen sprachunauffälliger Kinder Anschluss finden. Offenbar muss ein Zielwort mindestens zehnmal wiederholt werden, damit sprachentwicklungsgestörte Kinder einen ersten lexikalischen Eintrag dazu aufbauen können, das Wort also wiedererkennen bzw. verstehen können. Diese erhöhte Präsentationshäufigkeit reicht jedoch oft immer noch nicht aus, um eine stabile lexikalische Repräsentation für die Produktion dieses Wortes aufzubauen. Eine spezifische Schwierigkeit der sprachentwicklungsgestörten Kinder scheint das Abspeichern der phonologischen Wortform sowie das Benennen der neu erworbenen Wörter zu sein (Dollaghan 1987; Rice et al. 1994; Kiernan/Gray 1998; Gray 2003; Nash/Donaldson 2005; Kapa/Erikson 2020).

Immer stärker kristallisiert sich die Relevanz der sogenannten Exekutivfunktionen für das Wortlernen heraus (Kapa/Erikson 2020). Darunter werden eine Reihe von kognitiven Funktionen zusammengefasst, die insbesondere die Aufmerksamkeitssteuerung, das Arbeitsgedächtnis sowie Reaktionshemmung betreffen.

Einige Autoren vermuten in dem Zusammenhang eine zu geringe Aufmerksamkeit der Kinder für sprachliche Reize (Ritterfeld 2003). Nur wenn das Kind seine Aufmerksamkeit auf ein neues Wort im Sprachstrom seiner Umgebung richtet, kann dieses im sogenannten Arbeitsgedächtnis „bearbeitet“ und anschließend im Langzeitgedächtnis abgelegt werden.

Der phonologischen Schleife des Arbeitsgedächtnisses kommt eine Schlüsselrolle für das Lernen von neuen und das Verstehen von bereits bekannten Wörtern zu. Ein gehörtes Wort muss so lange in der phonologischen Schleife gehalten werden, bis die phonologische Struktur des Wortes hinreichend genau analysiert ist, um im Langzeitgedächtnis abgespeichert werden zu können bzw. mit einem bereits bestehenden Eintrag im Langzeitgedächtnis verglichen werden zu können. Einschränkungen in der Funktion der phonologischen Schleife können demnach die Analyse und die Speicherung der phonologischen Wortformen beeinträchtigen (Baddeley et al. 1998).

Das Nachsprechen von Nichtwörtern wird diagnostisch als Maß für die Kapazität der phonologischen Schleife des Arbeitsgedächtnisses herangezogen. Empirisch gut belegt ist, dass sprachentwicklungsgestörte Kinder signifikant schlechtere Leistungen beim Nachsprechen von Pseudowörtern zeigen als sprachunauffällige Kinder (Gathercole/Baddeley 1990, 2003; Henry/Botting 2017; Adlof/Patten 2017).

Daher liegt die Vermutung nahe, dass Defizite in diesem Bereich zum Aufbau von ungenauen und undifferenzierten phonologischen Repräsentationen beitragen und damit eine mögliche Ursache für lexikalische Störungen darstellen können. In jedem Fall stellen Einschränkungen des phonologischen Arbeitsgedächtnisses einen Faktor dar, der sprachentwicklungsgestörten Kindern die Einspeicherung neuer Wörter erschweren kann (Archibald 2017). Bemerkbar machen würde sich dies insbesondere beim Lernen von längeren Wörtern mit drei oder mehr Silben (Ulrich 2012).

Auch Defizite in der auditiven bzw. phonologischen Analyse der Wortformen können es Kindern erschweren, neue Wortformen so zu segmentieren und zu analysieren, dass die einzelnen Phoneme im Wortform-Lexikon abgelegt werden können. Hier können auch Unsicherheiten bei der Wahrnehmung von zeitlichen Abfolgen eine Rolle spielen – schließlich müssen nicht nur alle Phoneme des Wortes erkannt, sondern auch noch in der richtigen Reihenfolge abgespeichert werden. Gelingt dies nicht, sind Silben- oder Lautvertauschungen zu erwarten (z. B. „Autoanwaschlage").

Wie wird dies im Wortschatzsammler-Konzept berücksichtigt?
Um das Kind bei der verbesserten Aufnahme und Einspeicherung von neuen lexikalischen Einträgen zu unterstützen, werden ihm verschiedene Speicherstrategien an die Hand gegeben. Dazu zählt zum einen der „Zaubertrick", mit dem die Kinder spielerisch zum mehrfachen Memorieren des neuen Wortes angeregt werden. So kann die phonologische Wortform länger in der phonologischen Schleife gehalten werden, was die Analyse der Lautstruktur und das Einspeichern im mentalen Lexikon erleichtert. Zum anderen werden den Kindern Strategien zur Segmentierung der phonologischen Wortformen angeboten. Durch das Klopfen, Klatschen oder Hüpfen zu den Silben des Wortes werden insbesondere längere Wörter in wenige kleine Einheiten segmentiert und können so ebenfalls besser phonologisch diskriminiert und gespeichert werden.

Speicherqualität und Vernetzung der Lexikoneinträge

Aus den obigen Ausführungen wird deutlich, dass es sprachentwicklungsgestörten Kindern schwerfällt, sich die semantischen sowie in besonderem Maße die phonologischen Informationen für den Aufbau eines neuen lexikalischen Eintrags zu erschließen. Vor diesem Hintergrund liegt die Annahme nahe, dass lexikalisch gestörte Kinder über weniger sowie über weniger gut differenzierte lexikalische Einträge verfügen.

Bezüglich der Qualität der semantischen Repräsentationen konnten Untersuchungen zeigen, dass sprachentwicklungsgestörte Kinder insgesamt über weniger semantisches Wissen zu ihren Lexikoneinträgen verfügen und dieses Wissen zudem unzureichend mit anderen Einträgen vernetzt ist. Dies zeigte sich unter anderem beim Umschreiben von Wörtern oder auch daran, dass Zeichnungen, die die Kinder zu den Zielwörtern anfertigten, weniger Facetten und Details enthielten. Eine mögliche Folge von unzureichend differenziertem semantischem Wissen ist, dass beim Abruf eines Wortes mehrere semantisch ähnliche Einträge aktiviert werden, die aufgrund der Unschärfe ihrer semantischen Merkmale nicht eindeutig voneinander abgegrenzt werden können. Dieser „Wettstreit" zwischen mehreren Lexikoneinträgen kann sich in Form von Abrufschwierigkeiten äußern (Kail/Leonard 1986; McGregor/Waxman 1998; McGregor et al. 2002; Dockrell et al. 2003).

Die Annahme von qualitativ schlecht gespeicherten bzw. unzureichend vernetzten semantischen Repräsentationen erscheint besonders einleuchtend für die Gruppe lexikalisch gestörter Kinder, die neben Schwierigkeiten beim Benennen auch Defizite im Wortverständnis zeigt. Für die Untergruppe von Kindern mit unauffälligen Leistungen im passiven Wortschatz und massiven

Problemen in der produktiven Modalität – wie es für die im klassischen Sinne wortfindungsgestörten Kinder gilt – werden hingegen neben den oben beschriebenen Faktoren noch weitere Erklärungsansätze diskutiert.

Aktuelle Studien untermauern die Vermutung, dass insbesondere Wortabrufstörungen aus defizitär gespeicherten phonologischen Repräsentationen resultieren können. Die Schwierigkeit liegt dann darin, dass die Klanggestalt des Wortes so ungenau gespeichert ist, dass diese Information nicht für eine produktive Verwendung des Wortes ausreicht. Auch hier könnte aufgrund der Ungenauigkeit, mit der die Information gespeichert ist, ein Aktivierungswettstreit zwischen mehreren phonologisch ähnlichen Formen entstehen. Erste Studien verweisen auf ein spezifisches Defizit wortfindungsgestörter Kinder, hierbei eine Auswahl aus mehreren phonologisch ähnlichen Wortformen zu treffen und die „falschen Kandidaten im Wettstreit" zu ignorieren (German/Newman 2004; Siegmüller 2005; Mainela-Arnold et al. 2008, 2010).

Zusammenfassend gibt es hinreichend empirische Studien, die zeigen, dass lexikalisch gestörte Kinder Defizite im Bereich der Speicherung, Differenzierung und Elaboration der semantischen und der phonologischen Repräsentation lexikalischer Einträge haben können. Diese unzureichenden Speicherbedingungen können auch Schwierigkeiten beim Zugriff auf die lexikalischen Einträge hervorrufen („Speicherhypothese", Kail/Leonard 1986). Ob darüber hinaus auch ein selektiv gestörter Abrufprozess bei ausreichender Speicherqualität denkbar ist, wird in der Literatur kontrovers diskutiert (Glück 2010; Ulrich 2012). Empirische Belege hierzu gibt es bisher nicht.

Wie wird dies im Wortschatzsammler-Konzept berücksichtigt?
Neue Wörter, Gegenstände und Handlungen werden im Wortschatzsammler-Konzept ausführlich erkundet und mit möglichst vielen Informationen zur Wortbedeutung sowie zur Wortform „angereichert", selbst elaboriert. So werden sowohl die Wortbedeutungen als auch die Wortformen ausdifferenziert und mit anderen Einträgen vernetzt. Im Gegensatz zur klassischen Elaborationstherapie wird dieses Wissen jedoch nicht per se durch den Input des Therapeuten bereitgestellt: Die Kinder erfragen sich aktiv das Wissen, das ihnen aktuell fehlt.

Allgemeine Verarbeitungsfaktoren

Das Modell der eingeschränkten Verarbeitungskapazität (Limited Processing Capacity Framework) geht von der Annahme aus, dass sprachentwicklungsgestörte Kinder spezifische Einschränkungen in ihren Verarbeitungs- und Speicherkapazitäten haben. Da die kognitiven Ressourcen für die Bewältigung verschiedener Aufgaben begrenzt sind, können sprachliche Informationen nur eingeschränkt verarbeitet und gespeichert werden, sobald die Anforderungen die verfügbaren Ressourcen überschreiten (Ellis Weismer 2000; Nation 2014).

In mehreren empirischen Studien wurden Faktoren identifiziert, die spracherwerbsgestörten Kindern die Verarbeitung sprachlicher Informationen erleichtern (Ulrich 2012):

- Reduktion des Sprechtempos
- Zielwörter durch Betonung hervorheben
- häufige Präsentation der Zielwörter
- häufige, zeitlich verteilte Wiederholung der Zielwörter (kontinuierliches Auffrischen der Informationen, um Vergessen vorzubeugen)
- sonstige sprachliche Anforderungen zunächst möglichst gering halten

Wie wird dies im Wortschatzsammler-Konzept berücksichtigt?
Selbstverständlich sollten die oben genannten Parameter im Sprachmodell des Therapeuten berücksichtigt werden. Neben der Reduktion des Sprechtempos und der Hervorhebung der relevanten Wörter durch Betonung sollten möglichst auch die syntaktischen und phonetisch-phonologischen Anforderungen zunächst reduziert werden. Zudem ist die Therapie in ein gleichbleibendes Format eingebettet und der Ablauf einer einzelnen Therapiestunde erfolgt nach einer ritualisierten Struktur mit vier Phasen. Potenzielle situative Ablenker werden so minimiert und die sprachlichen Ziele sind transparent und im Fokus der Aufmerksamkeit.

Das Erscheinungsbild lexikalischer Störungen ist nicht nur durch einen eingeschränkten Wortschatz gekennzeichnet. Vielmehr ist es ein sehr facettenreiches Phänomen mit unterschiedlichen Störungsschwerpunkten. Ebenso komplex ist die Ursachendiskussion. Lexikalische Störungen können auf einer Vielzahl von funktionalen Defiziten basieren. Vermutlich handelt es sich in der Regel um ein Bündel an verschiedenen Verursachungsfaktoren, die zu unterschiedlichen Zeitpunkten und in verschiedenem Maße auf die lexikalische Entwicklung der Kinder Einfluss nehmen können. Das Lernen von neuen Wörtern bereitet Kindern mit lexikalischen Störungen große Schwierigkeiten. Sie brauchen deutlich mehr Wiederholungen, um ein neues Wort im Lexikon abzuspeichern und neigen dazu, diese Wörter schnell wieder zu vergessen, brauchen also eine häufigere „Auffrischung". Zudem können sie die Klanggestalt der Wörter oft nur unzureichend analysieren und differenziert abspeichern.

Aus diesem Grund würden eigentlich gerade diese Kinder von einem wiederholten Nachfragen besonders profitieren. Dass sie stattdessen oftmals „resignieren" und auf ungünstige Bewältigungsversuche wie sprachliches Ausweich- oder Vermeidungsverhalten zurückgreifen, führt zu einer gegenseitigen Verstärkung der ungünstigen Entwicklungsbedingungen und einem immer größer werdenden Rückstand in der Wortschatzentwicklung verglichen mit sprachunauffälligen Kindern. In der Schule erschweren semantische und lexikalische Defizite den Kindern die Aneignung von laut- und schriftsprachlich vemitteltem Wissen. Störungen des Wortschatzes haben also nachhaltige Folgen sowohl für die Sprachentwicklung als auch für den allgemeinen Schulerfolg eines Kindes (Dannenbauer 2001).

Um diesem ungünstigen Entwicklungsverlauf entgegenzuwirken, kommt daher einer möglichst frühzeitigen Intervention eine entscheidende Rolle zu. Diese sollte die relevanten verstärkenden oder aufrechterhaltenden Faktoren berücksichtigen und dem Kind gezielte Strategien zur erfolgreichen Kompensation zur Verfügung stellen.

3 Diagnose lexikalischer Störungen

3.1 Ziele und Methoden der Diagnostik

Ein wesentliches Ziel einer Sprachentwicklungsdiagnostik sollte die Abklärung der Therapiebedürftigkeit sein: Liegen die Leistungen im Vergleich zu gleichaltrigen Kindern auf einem durchschnittlichen Niveau oder haben sie bereits Störungscharakter, sodass eine therapeutische Behandlung indiziert ist?

Bei der Beantwortung dieser Frage begegnet man in der Diagnostik **lexikalischer Störungen** aufgrund der Beschaffenheit des zu untersuchenden Gegenstandes einigen Besonderheiten, die es zu berücksichtigen gilt.

Einen ersten Eindruck der lexikalischen Fähigkeiten eines Kindes erhält man meist in einer natürlichen Kommunikationssituation über den aktiv gebrauchten Wortschatz. Dieser repräsentiert jedoch lediglich einen kleinen Ausschnitt aus den tatsächlich vorhandenen Einträgen und Strukturen des mentalen Lexikons und kann in einigen Bereichen sehr umfangreich und ausdifferenziert wirken, in Bezug auf andere Themen aber auch sehr lückenhaft und undifferenziert bleiben. Da die Wortschatzentwicklung stark durch unterschiedliche Erfahrungsräume und Interessenslagen geprägt wird, ist mit steigendem Alter eine größere interindividuelle, oft themenspezifische Varianz des Wortschatzes vorzufinden. Dies macht es unmöglich, über Spontansprachanalysen ein genaues Bild der lexikalischen Fähigkeiten zu erhalten.

Wie können die lexikalischen Leistungen objektiv und zuverlässig beurteilt werden? Legt man die bei Grundschülern geschätzte Anzahl von 6.000 aktiv gebrauchten Wörtern zugrunde, wird die Unmöglichkeit deutlich, alle vorhandenen lexikalischen Einträge erfassen zu wollen. Anders als bei phonetisch-phonologischen und morphologisch-syntaktischen Fähigkeiten, deren Erfassung auf die Überprüfung des vorhandenen Phoneminventars und die zu erlernenden grammatischen Regeln begrenzt werden kann, muss man sich also bei diesem Untersuchungsgegenstand mit der Erfassung eines kleinen Ausschnittes aus dem kindlichen Wortschatz begnügen. Dieser Ausschnitt muss demnach aber vom Umfang und Inhalt so gewählt sein, dass er repräsentativen Charakter erhält und einen Vergleich mit gleichaltrigen Kindern trotz der interessensbedingten interindividuellen Varianz ermöglicht (Glück 2011). Dies leisten standardisierte und qualitativ hochwertig normierte Testverfahren, die auf einer großen Datengrundlage durchschnittliche von unterdurchschnittlichen Leistungen differenzieren können.

Tab. 3: Diagnostikbereiche und Methoden in der Erfassung lexikalischer Störungen

Was?	**Wie? (Methode)**
Expressiver Wortschatz	Befragen der Eltern, Benennen von Bildern
Rezeptiver Wortschatz	Wort-Bild-Zuordnung, Auswahl aus vorgegebenen Antwortmöglichkeiten (Bilder) über Zeigen
Organisation des mentalen Lexikons	Bildkarten oder Realgegenstände sortieren (ggf. nach Vorgabe eines Oberbegriffs: „Gib mir alle Tiere.") Oberbegriffe benennen („Wie nennt man das alles zusammen?") **Assoziationsaufgaben:** Vorgabe des Gegenteils („Was ist das Gegenteil von langsam?"), Satzergänzung („Blusen haben Knöpfe, Schuhe haben …?"), Ergänzung semantischer Reihen („Apfel, Birne, Pfirsich. Was passt noch dazu?"), Benennen aufgrund eines semantischen Merkmals („Ich denke an etwas, das hat Flossen. Was könnte das sein?")
Benennkonsistenz, Wirksamkeit von Abrufhilfen	Zweite Durchführung expressiver Wortschatztests (unter Anwendung von semantischen/phonologischen Abrufhilfen)
Schnellbenennen	Wortflüssigkeitsaufgaben (z. B. „Nenn mir alle Wörter, die mit einem „A-" beginnen!") Schnellbenennaufgaben (mehrfaches, schnelles Benennen vertrauter Bilder)
	Qualitative Analyse von Falschantworten in expressiven Wortschatztests (z. B. Fehlbenennung als semantische oder phonologische Substitution zum Zielwort klassifizieren)

Ausgehend von den in den vorangegangenen Kapiteln beschriebenen Modellvorstellungen lexikalischer Störungen sollte eine umfassende Diagnostik jedoch mehr als die normorientierte Einschätzung des expressiven Wortschatzumfangs beinhalten. Zentrale Diagnostikbereiche bei lexikalischen Störungen sind:

- **Bereich „Wortproduktion und Wortverständnis“:** Quantitative Erhebung des expressiven und des rezeptiven Wortschatzes und ein Vergleich der beiden Bereiche; Erhebung der relevanten Wortarten (Nomen, Verben, Adjektive).
- **Bereich „Organisation des mentalen Lexikons“:** Erhebung der Strukturierung und Vernetzung der Lexikoneinträge nach semantischen Feldern und semantischen Relationen. In diesem Zusammenhang kann die Qualität der Netzwerkstruktur, die einen schnellen assoziativen Zugriff auf Konzepte und damit verbundene Wortformen ermöglicht, durch die Aktivierung eines semantischen Knotenpunktes (Kap. 1.4) überprüft werden (z.B. „Ich denke an etwas, das hat Flossen.“).

Neben der Abklärung der Therapiebedürftigkeit kann ein weiteres Ziel der Diagnostik die Bestimmung des lexikalischen Störungsschwerpunktes sein. Mögliche Bereiche hierfür sind:

- **Erhebung der Benennkonsistenz, des Schnellbenennens und der Wirksamkeit von Abrufhilfen als mögliche Indikatoren für eine Wortabrufstörung,**
- **qualitative Analyse von Falschantworten.**

Konkrete Vorschläge zum methodischen Vorgehen finden sich bei Kiese-Himmel 2005; Glück 2011; Barwitzki et al. 2008; Mayer 2016; Ulrich 2017 a, 2017 b.

Im Sinne eines ICF-orientierten Vorgehens sollte auch der Umgang des Kindes mit seinen lexikalischen Lücken und Abrufproblemen in der Diagnostik und Therapiezielformulierung nicht unberücksichtigt bleiben und evaluiert werden, inwiefern konstruktive oder weniger hilfreiche Bewältigungsstrategien angewandt werden (Glück 2011; Marks 2015; Berg 2017).

Exkurs: Feststellung einer lexikalischen Störung bei Mehrsprachigkeit

Die Feststellung einer spezifischen Spracherwerbsstörung bei bilingualen Kindern stellt die sprachtherapeutische Disziplin derzeit vor eine große Herausforderung (Gillam et al. 2013; Motsch 2013; Berg 2014; Chilla 2014; Thordardottir 2015). Aktuell existiert noch kein Messinstrument, das zuverlässig zwischen Kindern, die aufgrund der mehrsprachigen Erwerbskonstellation entwicklungsbedingte Sprachauffälligkeiten zeigen, und Kindern, die diese aufgrund einer zugrunde liegenden lexikalischen Störung im Rahmen einer SSES aufweisen, differenzieren könnte (Bedore/Peña 2008; Peña/Bedore 2009; Grimm/Schulz 2014). Die Gefahr der Fehldiagnose und einer daraus resultierenden Unter- oder Überversorgung besteht. Auch wenn bislang nur bedingt Diagnostikstandards gefunden wurden, finden sich in der Fachliteratur durchaus verschiedene Strategien, die verfolgt werden, um die Zuverlässigkeit einer Diagnose zu erhöhen. Dabei handelt es sich zusammengefasst um folgende Empfehlungen (Marks 2017):

- **Diagnostik in der Erst- und Zweitsprache:** Empfohlen wird die Erfassung des quantitativen Wortschatzes über ein Messinstrument, welches für beide Sprach- und Kulturkreise relevante Testitems sowie weiterführende semantische Kompetenzen, die einen Einblick in die Organisation lexikalischen Wissens liefern, überprüft. Quantitativ können das konzeptuelle oder das totale Vokabular erhoben werden: Beim konzeptuellen Vokabular werden alle mit Wortformen belegten Konzepte gezählt. Beim totalen Vokabular werden alle Wortformen gezählt, auch wenn sie auf das gleiche Konzept referieren. Da unter Berücksichtigung beider Sprachen von einem gleich großen konzeptuellen Vokabular ausgegangen wird (Kap. 1), wären Leistungen, die unter dem Durchschnitt einsprachiger Kinder liegen, ein erster Hinweis auf eine Spracherwerbsstörung. Noch deutlicher wäre es bei einem Unterschreiten der Normwerte unter Berücksichtigung des totalen Vokabulars.
- **Ausweitung des Toleranzbereiches in normierten Testverfahren in Abhängigkeit von der Dominanz der Sprache:** Aufgrund fehlender Diagnostikinstrumente ist oftmals nur die Testung in einer Sprache möglich. Die auf den Wortschatzleistungen einsprachiger Kinder basierenden Normwerte liefern für mehrsprachige Kinder keine geeigneten Orientierungswerte zur Feststellung einer lexikalischen Störung. Thordardottir (2015) schlägt vor, in Abhängigkeit von der Sprachdominanz Testleistungen von bis zu 2,5 Standardabweichungen unter dem Mittelwert zu tolerieren. Demzufolge gelten Testleistungen, die mehr als 2,5 Standardabweichungen unter dem Mittelwert liegen, auch bei mehrsprachigen Kindern, die in ihrer schwachen Sprache getestet wurden, als Therapieindikation. Die Spracherwerbshintergründe sollten dabei jedoch nicht unbeachtet bleiben.
- **Erstellen einer Sprachlernbiografie:** Damit soll festgestellt werden, ob eventuell ungünstige Spracherwerbsbedingungen zum aktuellen Sprachniveau geführt haben und welche Sprache aktuell die stärkere Sprache sein könnte. Beispielhaft sei auf die Mehrsprachenkontexte (Ritterfeld/Lüke 2013), das bilinguale Patientenprofil (Scharff-Rethfeldt 2013) und den PABIQ-Questionnaire (Tuller 2015) hingewiesen. Peña und Bedore (2009) zufolge sollten in jedem Fall Informationen über den Sprachinput und -gebrauch jeder Sprache pro Tag erfasst werden, die z. B. über einen informellen Fragebogen eingeholt werden können.
- **Betrachtung der zugrunde liegenden gestörten (sprachlichen) Informationsverarbeitung:** Die Erhebung dieser Leistung als ein klinischer Marker für Spracherwerbsstörungen scheint für die Abklärung eben jener Störung auch bei mehrsprachigen Kindern hilfreich. Jedoch ist das Bild etwas weniger konsistent als bei einsprachigen Kindern und weiterer Forschungsbedarf bezüglich dieser Zusammenhänge besteht (Thordardottir 2015).
- **Bewertung der Bewältigungsstrategien bei auftretenden lexikalischen Lücken:** Mehrsprachig aufwachsende Kinder geraten häufig in Situationen, in denen ihnen lexikalisches Wissen fehlt. Sie greifen dann auf ein enormes Repertoire an Bewältigungsstrategien zurück, das es ihnen ermöglicht, ihrem Kommunikationspartner die Äußerungsintention dennoch zu vermitteln (Hei-

mann-Bernoussi 2011). Kinder mit lexikalischen Störungen hingegen zeigen häufig ein weniger konstruktives Bewältigungsverhalten im Umgang mit lexikalischen Lücken, beispielsweise in Form von fehlendem Frageverhalten, nichtinformativen Umschreibungen oder Kommunikationsabbrüchen. Ein qualitativ orientierter Blick auf das vorhandene Strategierepertoire kann damit zusätzliche wertvolle Hinweise in der differenzialdiagnostischen Abklärung liefern.

- **Dynamische, prozessorientierte Diagnostik:** Werden die lexikalischen Fähigkeiten zu mehreren Messzeitpunkten erhoben, kann ein Eindruck der Wortlernfähigkeiten der Kinder ermittelt werden. Eine stagnierende Entwicklung bei potenziell ausreichend anregenden äußeren Erwerbsbedingungen kann demnach ebenfalls für das Vorliegen einer Spracherwerbsstörung sprechen (Gillam et al. 2013; Motsch 2013).

Die Annahme, dass unterschiedliche lexikalische Störungsschwerpunkte zu verschiedenen Therapiemethoden führen müssten, hat bisher wenig empirische Evidenz. Überraschenderweise zeigen unsere Forschungsergebnisse, dass Kinder mit quantitativen wie qualitativen lexikalischen Defiziten von der Strategietherapie „Wortschatzsammler" in gleicher Weise profitieren (Kap. 5.5).

In der Praxis existieren aktuell vielfältige Verfahren, die zur Feststellung lexikalischer Störungen eingesetzt werden können. Diese decken jeweils nur einige der genannten Teilbereiche ab, was eine schnelle und begründete Auswahl eines geeigneten Messinstruments erschwert.

Um einen Einstieg zu erleichtern, werden nachfolgend einige ab dem Jahr 2000 erschienene Testverfahren hinsichtlich ihres Anwendungsbereiches, ihrer Durchführung, der Art des verwendeten Testmaterials und der gewonnenen diagnostischen Erkenntnisse beschrieben und diskutiert. Ohne Anspruch auf Vollständigkeit handelt es sich dabei ausschließlich um spezifisch sprachdiagnostische Verfahren (standardisierte Einzeltestverfahren und Subtests aus standardisierten Verfahren), die den für die Wortschatzsammler-Therapie relevanten Bereich des Vorschul- und Schulalters abdecken. Aus diesem Grund werden Elternfragebögen sowie Sprachentwicklungstests, die sich für die Erfassung lexikalischer Fähigkeiten von Kleinkindern im zweiten bis vierten Lebensjahr eignen, ausschließlich überblicksartig in Tabelle 4 dargestellt, nicht aber ausführlich besprochen.

Diverse Untertests aus Intelligenzverfahren erfassen zwar ebenfalls semantisch-lexikalische Fähigkeiten (vgl. ex. WISC-IV, ehemals HAWIK – Hamburg-Wechsler-Intelligenztest für Kinder, Petermann/Petermann 2011). Sie bleiben an dieser Stelle jedoch bewusst unberücksichtigt, da sie in der Regel nicht zur Standardausstattung einer sprachtherapeutischen Praxis gehören.

Ebenfalls ausgeschlossen werden Testverfahren, die Fähigkeiten überprüfen, die im Zusammenhang mit lexikalischen Störungen stehen (wie die Kapazität des phonologischen Arbeitsgedächtnisses aufgrund des Einflusses auf die Wortverarbeitungs- und Speicherleistungen, z. B. Grimm et al.

2015: SETK 3–5; Erfassung des Satz- und Textverständnisses, z. B. Petermann 2018: SET 5–10; Erfassung des Comprehension Monitoring als strategische Fähigkeit im Worterwerb, z. B. Schmitz 2012: ASVK).

Die nachfolgende Tabelle gibt einen Überblick über die nach den gerade aufgeführten Kriterien ausgewählten Verfahren, welche im Anschluss im Detail besprochen werden.

Tab. 4: Übersicht über Diagnostikverfahren im Bereich Semantik/Lexikon

	Altersbereich	Was wird erfasst?	Art der Erfassung	Test-/Wortmaterial	Normierung
Elternfragebögen					
ELFRA 1 (Grimm/Doil 2019)	12 Monate	Expressiver und rezeptiver Wortschatz, Gebrauch von Gesten, feinmotorische Fähigkeiten	Wortliste und Fragen zum Ankreuzen für die Eltern	Lexikalische Fähigkeiten: Wortliste mit 160 Items	N = 140 Kritische Werte für Kinder im Alter von 12 Monaten
ELFRA 2 (Grimm/Doil 2019)	24 Monate	Umfang des expressiven Wortschatzes	Wortliste zum Ankreuzen für die Eltern	Lexikalische Fähigkeiten: Wortliste mit 260 Items	N = 140 Kritische Werte für Kinder im Alter von 24 Monaten
ELAN-R (Bockmann/Kiese-Himmel 2012)	18–26 Monate	Umfang des expressiven Wortschatzes	Wortliste zum Ankreuzen für die Eltern	Wortliste mit 319 Items	N = 512 Geschlechtsspezifische T-Werte und Prozentränge für die Altersgruppen 18–20, 21–23, 24–26 Monate
FRAKIS (Szagun et al. 2009)	18–30 Monate	Umfang des expressiven Wortschatzes	Wortliste zum Ankreuzen für die Eltern	Wortliste mit 600 Items, Kurzversion mit 102 Items	N = 1.240 In Monatsschritten, geschlechtsspezifisch, Prozentränge und T-Werte
SBE-2-KT (von Suchodoletz/Sachse 2011 a)	21–24 Monate	Umfang des expressiven Wortschatzes	Wortliste zum Ankreuzen für die Eltern	Wortliste mit 57 Items	N = 685 Kritische Werte sowie geschlechtsspezifische Prozentränge für die Altersgruppen 21–22 und 23–24 Monate

▼

SBE-3-KT (von Suchodoletz/Sachse 2011 b)	32–40 Monate	Umfang des expressiven Wortschatzes	Wortliste zum Ankreuzen für die Eltern	Wortliste mit 82 Items	N = 1.743 Kritische Werte sowie geschlechtsspezifische Prozentränge für die Altersgruppen 32–34, 35–37 und 38–40 Monate
Einzeltestverfahren					
AWST-R (Kiese-Himmel 2005)	3;0–5;5 Jahre	Umfang des expressiven Wortschatzes	Bildbenennen	75 Testitems: 51 Nomen, 24 Verben	N = 551 In Halbjahresschritten, geschlechtsspezifische Prozentränge und T-Werte
PDSS (Siegmüller/Kauschke 2010)	2;0–6;11 Jahre	a) Umfang des expressiven Wortschatzes („Wortproduktion“)	Bildbenennen	20 Nomen, 20 Verben, 10 Adjektive, 7 Farbadjektive	N = 950 In Halbjahres-, Jahres-, teilweise auch Zwei-Jahres-Schritten, Prozentränge und T-Werte, aufgrund von Deckeneffekten liegen nicht für alle Teile Normdaten für ältere Kinder vor
		b) Umfang des rezeptiven Wortschatzes („Wortverständnis“)	Bildauswahl nach auditiver Vorgabe	b) zusätzlich: Abbildungen von semantisch nahen und fernen Ablenkern	
		c) Organisation des mentalen Lexikons: Kategorisierung („Begriffsklassifikation“)	Bildkarten zuordnen	c) 54 Farbfotos von konkreten Objekten, 5 Fotos von Oberbegriffen	
WWT 6–10 (Glück 2011)	5;6–10;11 Jahre	a) Umfang des expressiven Wortschatzes („WWT expressiv“)	Bildbenennen	95 Testitems: 26 Nomen und je 23 Verben,	N = 880 In Halbjahresschritten (pro Alterskohorte n = 73–117), letzte Alterskohorte umfasst ein ganzes Jahr (10;0–10;11 Jahre, n = 161),

	Altersbereich	Was wird erfasst?	Art der Erfassung	Test-/Wortmaterial	Normierung
WWT 6–10	5;6–10;11 Jahre	b) Umfang des rezeptiven Wortschatzes („WWT rezeptiv“)	Bildauswahl nach auditiver Vorgabe	Adjektive und Kategorienomen zusätzlich zu b): pro Zielitem je 1 nicht-relationierter, 1 semantischer und 1 phonologischer Ablenker	Alters- und Klassenvergleichswerte in Prozenträngen, T-Wert für die Antwortgenauigkeit im expressiven Wortschatz, Deckeneffekte im Subtest „WWT rezeptiv“
		c) Benennkonsistenz („WWT expressiv-Wiederholung“)	erneutes Bildbenennen		
		d) Wirksamkeit von semantischen und phonologischen Abrufhilfen („WWT expressiv-Abrufhilfen“)	Bildbenennen mit verbalen Hilfen		
		+ drei altersspezifische Kurzformen			
PPVT 4 (Lenhard et al. 2015)	3;0–16;11 Jahre	Umfang des rezeptiven Wortschatzes	Bildauswahl nach auditiver Vorgabe	Insgesamt 228 Testitems, davon werden ca. 120 bearbeitet; je 3 Ablenkerbilder	N = 3555 In Jahreskohorten (n = 102–431 pro Alterskohorte), altersbezogene T-Werte und Prozentränge
GraWo (Seifert et al. 2017)	1.–3. Klassenstufe	Umfang des rezeptiven Wortschatzes	Bildauswahl durch Ankreuzen nach auditiver Vorgabe (Klassensetting)	30 Testitems: 15 Nomen (davon 5 Komposita und 5 Kategorienomen) und je 5 Verben, Adjektive und Präpositionen, pro Testitem je einen phonologischen, semantischen und unrelationierten Ablenker	N = 1415, in Schuljahreskohorten (n = 344–437 pro Kohorte), klassenstufenbezogene Prozentränge jeweils für Schuljahresbeginn und -ende, zusätzlich separate Normwerte für Kinder mit anderen Erstsprachen als Deutsch

Subtests aus standardisierten Verfahren					
SETK 2 (Grimm et al. 2016)	2;0–2;11 Jahre	a) Rezeptiver Wortschatz („Verstehen I Wörter“)	a) Bildauswahl nach auditiver Vorgabe	a) 9 Testitems: farbige Zeichnungen von konkreten Objekten	N = 283 Zwei Alterskohorten (24–29 Monate, 30–35 Monate) T-Werte und Prozentränge
		b) Expressiver Wortschatz („Produktion I Wörter“)	b) Bildbenennen	b) 30 Testitems: 6 Realgegenstände, 24 farbige Bildkarten von konkreten Objekten	
MSVK (Elben/Lohaus 2000)	Letztes Kindergartenjahr und erstes Schuljahr (5–7 Jahre)	a) Umfang des rezeptiven Wortschatzes („Passiver Wortschatz“)	a) Ankreuzen des Zielwortes nach auditiver Vorgabe	a) 24 Testitems mit je 3 Ablenkerbildern	N = 1.045 In zwei Altersgruppen (letztes Kindergartenjahr und erstes Schuljahr), geschlechtspezifische T-Werte und Prozentränge
		b) Organisation des mentalen Lexikons: Kategorisierung („Wortbedeutung“)	b) Ankreuzen der zugehörigen Zielitems zu einer Kategorie	b) 10 Testitems mit je 4 möglichen Kategorievertretern	
				jeweils dargestellt anhand von kleinen Schwarz-Weiß-Zeichnungen im Testheft	

	Altersbereich	Was wird erfasst?	Art der Erfassung	Test-/Wortmaterial	Normierung
SET 3–5 (Grimm et al. 2015)	3;0–5;11 Jahre	a) Rezeptiver Wortschatz („Bildersuche“)	Bildauswahl nach auditiver Vorgabe	22 Testitems in Form von farbigen Abbildungen; 2 bis 5 Ablenkerbilder	N= 1095 In Halbjahresschritten (n = 156–234 pro Halbjahreskohorte), altersbezogene Prozentränge und T-Werte
		b) Expressiver Wortschatz („Bildbenennung“)	Bildbenennen	56 Testitems: 44 Nomen, 12 Verben	
		c) Organisation des mentalen Lexikons: Kategorisierung („Kategorienerkennung“)	Auswahl aller Bilder zu einem Oberbegriff	12 Testitems (Nomen)	
		d) Organisation des mentalen Lexikons: Oberbegriffe benennen („Kategorienbildung“)	zu 4 vorgegebenen Bildkarten einen Oberbegriff nennen	11 Testitems (Kategorienomen)	
SET 5–10 (Petermann 2018)	5;0–10;11 Jahre	a) Umfang des expressiven Wortschatzes („Bildbenennung“)	Bildbenennen	40 Testitems: 28 Nomen, 12 Verben	N = 1.052 In Jahresschritten (n = 87–241), erste Kohorte in Halbjahresschritten (n = 83–88), altersbezogene Prozentränge und T-Werte
		b) Organisation des mentalen Lexikons: Kategorisierung („Kategorienbildung“)	zu 4 vorgegebenen Bildkarten einen Oberbegriff nennen	15 Testitems: Kategorienomen	

▼

P-ITPA (Esser et al. 2010)	4;0–11;5 Jahre	a) Organisation des mentalen Lexikons: Bildung von Analogien („Analogien“)	Satzergänzung	Bis zu 52 Testitems (je nach Einstieg und Abbruch): 24 Nomen, 4 Verben, 22 Adjektive, 2 Kategorienomen	N = 3.349 In Halbjahresschritten (pro Alterskohorte n = 102–298), alters- und klassennormbezogene T-Werte
		b) Organisation des mentalen Lexikons: Assoziieren („Wortschatz“)	Assoziationsaufgabe	bis zu 51 Testitems (je nach Einstieg und Abbruch): ausschließlich Nomen	

3.2 Standardisierte Einzeltestverfahren

Aktiver Wortschatztest für 3- bis 5-jährige Kinder – Revision (AWST-R)

Der AWST-R (Kiese-Himmel 2005) ist ein normiertes und standardisiertes Testverfahren, mit dem der Umfang des aktiven Wortschatzes bei Vorschulkindern im Alter von 3;0 bis 5;5 Jahren bestimmt werden kann. Der Test beinhaltet insgesamt 75 Bilder – 51 Nomen und 24 Verben –, die von den Kindern benannt werden müssen. Die Durchführungszeit beträgt etwa 20 Minuten pro Kind. Die erzielten Rohwerte der korrekt benannten Bilder können in einen Prozentrang sowie einen standardisierten T-Wert umgewandelt werden. Zusätzlich zu dieser quantitativen Auswertung gibt es die Möglichkeit, die Antworten des Kindes nach qualitativen Kriterien zu beurteilen (z.B. Klassifikation von Fehlbenennungen als thematische oder taxonomische semantische Ersetzungen).

Die Vorzüge des Verfahrens bestehen unter anderem in der sehr sorgfältigen und empirisch begründeten Auswahl des Wortmaterials. Die Normwerte wurden zudem an einer recht großen Normierungsstichprobe von N = 551 Kindern erhoben; die Einteilung in Alterskohorten von einem halben Jahr trägt den starken entwicklungsmäßigen Veränderungen im Bereich des Wortschatzes in diesem Altersbereich Rechnung. Die Durchführungs-, Auswertungs- und Interpretationsobjektivität sind aufgrund der Standardisierung der Durchführung und der eindeutigen Richtlinien zur Auswertung sehr hoch. Kritisch angemerkt werden muss, dass nicht alle relevanten Wortarten – insbesondere keine Adjektive – berücksichtigt werden. Zudem stehen nur Normwerte für Kinder bis zu einem Alter von 5;5 Jahren zur Verfügung, sodass für ältere Vorschulkinder keine standardisierten T-Werte mehr berechnet werden können.

Wortschatz- und Wortfindungstest für 6- bis 10-Jährige (WWT 6–10)

Der WWT 6–10 (Glück 2011) ist ein standardisierter und normierter Test, mit dem die lexikalischen Fähigkeiten von Kindern im Alter von 5;6 bis 10;11 Jahren erhoben werden können, wodurch sowohl die Gruppe der älteren Vorschulkinder als auch das gesamte Grundschulalter abgedeckt wird. Der WWT 6–10 beinhaltet Subtests zur Erfassung des expressiven sowie des rezeptiven Wortschatzumfangs und ermöglicht es, über zwei weitere Subtests den Schwerpunkt der lexikalischen Störung differenzierter zu bestimmen.

Der **Subtest „WWT expressiv“** umfasst 95 bildlich dargestellte Testitems, die von den Kindern benannt werden müssen. Dabei werden in etwa gleichem Umfang Nomen, Verben, Adjektive/Adverbien und Oberbegriffe berücksichtigt (jeweils 23–26 Items).

Da sich Adjektive und Adverbien dem Autor zufolge bildhaft nicht eindeutig darstellen lassen, wird bei der Erfassung dieser Wortarten darauf zurückgegriffen, die Kinder nach dem Gegenteil des Zielitems zu fragen (z.B. Zielitem: „stumpf": „Was ist das Gegenteil von ‚spitz'?").

Der „WWT expressiv" ist der einzige obligatorische Subtest, für den auch T-Werte vorliegen. Standardmäßig soll der Subtest „WWT expressiv" zuerst durchgeführt und mit der Erfassung des passiven Wortschatzumfangs ergänzt werden.

Der passive Wortschatztest **„WWT rezeptiv"** enthält die gleichen 95 Testitems. Wird dieser im Anschluss an den Subtest „WWT expressiv" durchgeführt, so ist ein zeitökonomisches, adaptives Testen vorgesehen, indem nur noch die Items überprüft werden, die im WWT expressiv nicht oder nicht korrekt benannt wurden: Die Wortform des zu überprüfenden Items wird vorgegeben und das damit korrespondierende Bild soll aus einer Auswahl von vier Bildern gezeigt werden. Die vier vorgegebenen Antwortmöglichkeiten setzen sich dabei aus dem Zielitem (z.B. Hocker) und je einem semantischen Ablenker (Stuhl), einem phonologischen (Hockey) und einem nicht relationierten Ablenker (Geschirr) zusammen.

Über eine erneute Durchführung des aktiven Wortschatztests **(„WWT expressiv-Wiederholung")** kann darüber hinaus die Benennkonsistenz sowie die Wirksamkeit von semantischen und phonologischen Abrufhilfen **(„WWT expressiv-Abrufhilfen")** ermittelt werden.

Da die Durchführung aller Subtests des WWT insgesamt sehr viel Zeit in Anspruch nimmt, stehen drei altersgruppenspezifische Kurzversionen zur Verfügung. Alle Tests sind sowohl als Papierversion als auch am PC durchführbar. Die PC-Version vereinfacht die Auswertung erheblich und liefert neben quantitativen Vergleichsdaten (nach Alterskohorten und Klassenstufen differenzierte Prozentränge und für den WWT expressiv einen T-Wert) auch differenzialdiagnostisch interessante, qualitative Erkenntnisse: So können sowohl die expressiven und rezeptiven Leistungen für die verschiedenen Wortarten (Roh- und Prozentrangwerte) abgelesen als auch eine Analyse der Falschantworten im aktiven Teil und der gewählten Ablenker im rezeptiven Teil vorgenommen werden. Zudem liegen Orientierungswerte für die Benennzeiten beim Bildbenennen vor, sodass auch verlängerte Benennlatenzen als Indiz für eine Wortabrufstörung diagnostisch erfasst werden können. Ob das Stoppen der benötigten Antwortzeit jedoch tatsächlich diese Funktion erfüllt oder verlängerte Benennzeiten nicht durch andere Faktoren wesentlich beeinflusst werden, bleibt fraglich (wie z.B. durch den kindlichen Wunsch, falsche Antworten zu vermeiden und deshalb länger zu überlegen).

Bezüglich der Testkonstruktion liefert das Handbuch ausführliche Informationen. Die Normierung erfolgte an einer Stichprobe von N = 880 ausschließlich monolingual deutschsprachigen Kindern, die in Halbjahreskohorten eingeteilt wurden (ausgenommen: Kohorte der 10;0–10;11-Jährigen im Ganzjahresschritt, Tab. 4). Die Testgütekriterien der Objektivität und der Validität sind ausreichend erfüllt und belegt.

Lediglich hinsichtlich der Reliabilität sind zwei deutliche Schwächen anzuführen: Die Kurzformen weisen etwas geringere, aber noch mittlere Reliabilitätswerte im Vergleich zur Langform auf. Dies hat zur Konsequenz, dass die Auswertung zu deutlich unterschiedlichen Ergebnissen führen kann, je nachdem ob die Lang- oder Kurzform eingesetzt wird. Insbesondere für die höheren Altersstufen wird deshalb die Verwendung der Langformen empfohlen (Glück 2011).

Durch die Konstruktion des Subtests WWT rezeptiv als Ergänzung des aktiven Wortschatztests kommt es zu Deckeneffekten im WWT rezeptiv (Reliabilitätskennwerte: $\alpha > .75$ in den Altersgruppen, $\alpha > .58$ in den Klassenstufen). Auf diese wird im Manual klar hingewiesen und sie werden zugunsten des adaptiven Testens bewusst in Kauf genommen, dennoch ist damit der Schwierigkeitsgrad des rezeptiven Teils für die älteren Kohorten zu gering, sodass kaum noch differenzierende Vergleichswerte angegeben werden können. In den höheren Altersgruppen müssen auch im WWT expressiv die Rohwertpunkte stark differieren, um Leistungsunterschiede in der T-Wert-Skala feststellen zu können. Dazu werden jedoch keinerlei Hinweise im Handbuch gegeben. Abgesehen von diesen Ausnahmen präsentiert sich der WWT 6–10 expressiv und rezeptiv in den verschiedenen Normierungsgruppen als hoch reliables Verfahren (Cronbachs $\alpha = .90$) und bietet mit der deutschen Version ein modellorientiertes, differenzialdiagnostisches Vorgehen mit überwiegend sehr aussagekräftigen Auswertungsmöglichkeiten. Vor allem mit der PC-Version ist hinsichtlich der Durchführung und Auswertung eine anwenderfreundliche Version geschaffen worden, der für diese Altersgruppe keine Alternative in gleichem Umfang und in gleicher Qualität gegenübersteht.

Mit der zweiten Auflage des Testverfahrens wird darüber hinaus die Testvariante **„WWT türkisch“** bereitgestellt, mit der man „Anhaltspunkte für die Einschätzung des Wortschatzes bei Mehrsprachigkeit“ erhalten soll (Glück 2011, 21). Bislang gibt es diese PC-basierte Testversion ausschließlich für das Türkische mit den Subtests „WWT expressiv türkisch“ und „WWT rezeptiv türkisch“, die sich dem gleichen Vorgehen und der Items aus der deutschen Fassung bedienen. Die türkische Version kann separat und in vollem Umfang durchgeführt werden. Alternativ dazu besteht die Möglichkeit des adaptiven Testens beider Sprachen nacheinander, sodass das konzeptuelle Vokabular unter Berücksichtigung des Deutschen und Türkischen abgebildet werden kann (im Türkischen werden nur die Items abgefragt, die im Deutschen nicht oder falsch benannt/gezeigt wurden). Zudem ist vorgesehen, die Ergebnisse im Deutschen in Bezug zum Erwerbsalter der deutschen Sprache zu setzen. Darüber hinaus kann auch das totale Vokabular über die Addition der Rohwerte in der türkischen und der deutschen Version ermittelt werden (Marks 2017). Der Autor formuliert seinen Anspruch an die Aussagekraft des neuen Teiltests zu Recht sehr vorsichtig und ist sich der methodischen Schwächen bewusst, die zweifellos gegeben sind: Die Notwendigkeit einer kultur- und sprachspezifischen Itemanalyse wird durchaus erkannt und findet zumindest im Untertest „WWT rezeptiv“ in Form einer Veränderung der Distraktoren Berücksichtigung. Inwiefern jedoch das Testmaterial des aktiven Wortschatztests bzw. die Bewertung der Antwortmöglichkeiten dahingehend adaptiert wurden, kann anhand der Beschreibungen des Autors nicht eindeutig geklärt werden. Die retrospektive Feststellung des Erwerbsalters als alleinige Grundlage zur Einschätzung der Leistungen erscheint angesichts der komplexen Erwerbskonstellationen als nicht ausreichend. Die für die Vergleichswerte der Leistungen im Türkischen zugrunde gelegte Stichprobe ist mit 38 Grundschülern sehr gering (genaue Angaben zur Verteilung in den jeweiligen Alterskohorten sind nicht zu finden) und kann damit tatsächlich nur Anhaltspunkte für einen Vergleich liefern (Kap. 3.1).

Peabody Picture Vocabulary Test (PPVT)

Der PPVT liegt seit 2015 erstmals in Form einer deutschen Übersetzung des amerikanischen „Klassikers“ der Sprachdiagnostik vor. Die Autoren der deutschen Übertragung (Lenhard et al. 2015) nutzten die aktuellste, vierte Auflage des amerikanischen Tests, um diesen ins Deutsche zu übertragen und eine umfangreiche deutschsprachige Normierung bereitzustellen.

Ziel des PPVT ist die Erfassung des rezeptiven Wortschatzumfangs bei Kindern zwischen 3;0 und 16;11 Jahren. Um eine so große Altersspanne abdecken zu können, enthält der Test insgesamt 228 Testitems unterschiedlicher Schwierigkeit. Jedes Kind bearbeitet individuell unterschiedlich viele Items, die durch seine Boden- und seine Deckenleistung (also die obere und untere Leistungsgrenze) bestimmt werden. Nach Angaben der Autoren beträgt die durchschnittliche Itemanzahl pro Kind zwischen 96 und 120 Items, was einer Durchführungsdauer von 10 bis 20 Minuten entspräche. Eigenen Erfahrungen zufolge erweist sich die tatsächliche Durchführungszeit oftmals als etwas länger.

Aufgabe des Kindes ist das Zeigen des korrekten Bildes zu einem vom Diagnostiker genannten Zielwort. Pro Item gibt es drei Ablenkerbilder, die in den meisten Fällen in einer semantischen Relation zum Zielwort stehen.

In die Auswertung fließen alle korrekt gezeigten Items sowie alle potenziell leichteren, nicht-bearbeiteten Items ein. Der Vergleich des so erreichten Punktwertes mit einer Normierungsstichprobe ist möglich. Dazu stehen Werte von N=3.555 Kindern zur Verfügung, die sich auf 14 Jahreskohorten verteilen. Teilweise werden die Kohorten kleinschrittiger in Spannen weniger Monate aufgeteilt. Die Autoren berichten eine hohe bis sehr hohe interne

Konsistenz (Cronbachs α von .87 bis .97) sowie gute Retest-Reliabilität (r=.74) für ihr Verfahren. Angaben zur Validität stammen in erster Linie aus den Untersuchungen des amerikanischen Originaltests. Überhaupt haben die Autoren mit ihrem Ziel, die deutsche Version möglichst nah am amerikanischen Original zu belassen (Lenhard et al. 2015, 62), das Bildmaterial komplett unverändert übernommen und nur bei 20 der 228 Zielitems eine Anpassung vorgenommen. Dass auf diese Weise kulturspezifische Unterschiede zu wenig berücksichtigt wurden, und somit nicht das ganze Bildmaterial unbedingt repräsentativ zur Erfassung des rezeptiven Wortschatzes deutschsprachiger Kinder ist, stellt sicherlich einen zentralen Nachteil des Verfahrens dar.

Grazer Wortschatztest (GraWo)

Der Grazer Wortschatztest (Seifert et al. 2017) ist ein standardisiertes und normiertes Wort-Bild-Zuordnungsverfahren (ein Zielitem und jeweils drei Distraktoren), welches von den Autoren als geeignetes Screeninginstrument zur Identifizierung von wahrscheinlichen rezeptiven Wortschatzdefiziten im Deutschen bei ein- und mehrsprachigen Kindern der ersten bis dritten Grundschulklasse beschrieben wird. Anhand von 30 Items aus sechs Itemkategorien (monomorphematische Nomen, Komposita, Kategorienomen, Verben, Adjektive, Präpositionen) unterschiedlicher Wortlänge (1–5-Silber) und thematischer Felder werden auf der Grundlage von einer repräsentativen Stichprobe von N=1415 Kindern jahrgangsspezifische Prozentränge (für Schuljahresbeginn und -ende) ermittelt. Dabei bietet das Verfahren zusätzlich gesonderte Normwerte für Kinder mit Deutsch als Zweitsprache an. Neben einer quantitativen Auswertung erlaubt der Test auch eine qualitative Auswertung nach korrekt gelösten Wortarten und nach fälschlicherweise gewählten Ablenkern (phonologische, semantische oder unrelationierte Ablenker), um so erste Anhaltspunkte auf mögliche Störungsschwerpunkte zu erhalten.

Dass der Test auch im Klassensetting durchgeführt werden kann, ist sicherlich ein großer Vorteil und trägt mit einer Durchführungsdauer von 15–30 Minuten zur Ökonomie des Verfahrens bei, was ein zentrales Anliegen der Testentwickler war. Auch die Bandbreite der betrachteten Wortarten scheint von Vorteil, auch wenn dies zu Lasten der Itemanzahl pro Kategorie geht. Vor diesem Hintergrund scheinen die Autoren zurecht beim GraWo von einem Screeninginstrument zu sprechen. Ähnliches gilt auch für die Auswertung der qualitativen Analyse und der Ableitung etwaiger Störungsschwerpunkte sowie der Betrachtung der separaten Normwerte für zweisprachige Kinder, die nur mit Vorsicht und in Ergänzung zu interpretieren sind. Die Autoren berichten insgesamt von zufriedenstellenden Reliabilitätswerten (Chronbachs α von 79–.88, r>70) und u.a. von mittleren bis hohen Korrelationen mit dem WWT 6–10 (Glück 2011) zur Überprüfung der konvergenten Validität.

3.3 Subtests aus standardisierten (Sprach-)Entwicklungstests

Patholinguistische Diagnostik bei Sprachentwicklungsstörungen (PDSS)

Die PDSS (Kauschke/Siegmüller 2010) ist ein teilstandardisierter Sprachentwicklungstest für Kinder im Alter von zwei bis sechs Jahren und umfasst die Bereiche „Phonologie", „Grammatik" und „Lexikon/Semantik". Im Jahre 2010 wurde die zweite Auflage veröffentlicht, die im Gegensatz zur ersten Auflage erstmals eine Normierung enthält. Der Bereich „Lexikon/Semantik" der PDSS beinhaltet mehrere Untertests, die den aktiven und den passiven Wortschatzumfang sowie die Fähigkeit zur semantischen Kategorisierung überprüfen.

Untertests zur Wortproduktion: Die Überprüfung des aktiven Wortschatzes umfasst 20 Nomen, 20 Verben, 10 Adjektive und 7 Farbadjektive. Die entsprechenden Bilder sollen vom Kind benannt werden; die Anzahl der korrekt benannten Bilder (Rohwert) kann für jede Wortart einzeln in einen altersabhängigen T-Wert sowie einen Prozentrang umgewandelt werden. Die Durchführungsdauer des produktiven Teils beträgt circa 15 Minuten.

Positiv hervorzuheben ist, dass alle relevanten Wortarten (einschließlich Adjektive) berücksichtigt werden. Zudem liegt für Kinder bis zum Alter von 6;11 Jahren eine Normierung vor, sodass sich das Verfahren auch für ältere Vorschulkinder sowie Kinder in der Schuleingangsphase eignet. Allerdings sind nicht alle Teile für ältere Kinder geeignet. So liegen beispielsweise für die „Wortproduktion Adjektive" nur T-Werte bis zum Alter von 4;5 Jahren vor. Der Grund dafür sind die „Deckeneffekte", die sich hier ergeben haben: Die Aufgaben waren also für ältere Kinder insgesamt zu leicht, was eine sinnvolle Normierung für diese Altersgruppe ausschließt.

Ein weiterer Kritikpunkt betrifft die Testitems selbst. So erfolgte die Auswahl der Testitems nicht nach empirisch begründeten Erwerbskriterien. Vielmehr werden beispielsweise für den Bereich der Nomen einige Bilder aus dem Diagnostikband zur Überprüfung der Aussprache herausgegriffen und als Testitems für den aktiven Wortschatzumfang verwendet. Für den Diagnostiker ist es dabei etwas umständlich, dass er sich diese Items durch Lesezeichen o. Ä. selbst im Diagnostikteil „Aussprache" markieren muss.

Insgesamt ist die Normierung dieses Untertests als qualitativ unzureichend zu bewerten. Für den Teil „Wortproduktion Nomen" umfasste die Normierungsstichprobe nur n = 186, für „Wortproduktion Verben" n = 254 Kinder. Pro Alterskohorte war die Anzahl der Kinder in der Normierungsstichprobe sehr unterschiedlich. In den meisten Alterskohorten (die hier immer ein ganzes Jahr umfassten) wurden die Normwerte auf der Basis von Stichprobenumfängen zwischen 30 und 60 Kindern berechnet. Führt man sich die große Variabilität des aktiven Wortschatzumfangs im Vorschulalter vor Augen, erscheint eine so kleine Stichprobe als unzureichende Basis für eine qualitativ hochwertige Normierung.

Untertests zum Wortverständnis: Die Überprüfung des passiven Wortschatzes umfasst 20 Nomen, 20 Verben, 12 Adjektive und 7 Farbadjektive. Für Verben und Nomen gibt es jeweils eine farbige Abbildung des Zielitems sowie eines semantisch fernen und eines semantisch nahen Ablenkers. Das Kind soll die korrespondierende Abbildung des vom Testleiter benannten Zielwortes zeigen. Die zwölf Adjektive und die sieben Farbadjektive sind jeweils gemeinsam auf einer Seite abgebildet und sollen nach Benennung durch den Testleiter gezeigt werden. Für die Durchführung aller Teile dieses Untertests müssen etwa 20 Minuten veranschlagt werden. Der Rohwert aus der Anzahl korrekt gezeigter Bilder kann für jede Wortart einzeln in einen Prozentrang und einen T-Wert umgewandelt werden.

Die Normwerte, anhand derer diese T-Werte gewonnen wurden, wurden an einer Stichprobe von N = 950 sprachunauffälligen Kindern erhoben. Kritisch sollte die Normierung in Hinblick auf die Einteilung der Alterskohorten gesehen werden: Im Untertest „Wortverstehen Nomen“ werden alle Kinder im Alter von 4;0 bis 6;11 Jahren zu einer einzigen Alterskohorte zusammengefasst. Im Gegensatz dazu werden im „Wortverstehen Verben“ jeweils separate Normwerte für die Gruppe der 4;0–4;11-Jährigen und für die Gruppe der 5;0–6;11-Jährigen angegeben. Gerade vor dem Hintergrund der – auch von den Testautorinnen beschriebenen – starken altersabhängigen Entwicklungen im Bereich des Lexikons ist ein so grobes Normierungsraster kritisch zu betrachten. Zudem wird die Vergleichbarkeit der Testergebnisse aus dem Wortverstehen für Nomen und dem Wortverstehen für Verben durch die ungleiche Normierung erschwert. Trotz der methodischen Schwächen in der Normierung stellt die PDSS zurzeit das einzige deutschsprachige Verfahren dar, mit dem der rezeptive Wortschatz für unterschiedliche Wortarten bei Vorschulkindern differenziert erfasst werden kann.

Begriffsklassifikation: Der Untertest „Begriffsklassifikation“ überprüft die Fähigkeit des Kindes, visuell dargestellte Objekte einer semantischen Kategorie zuzuordnen. Dabei interessiert besonders, ob das Kind noch nach assoziativ-thematischen Gesichtspunkten sortiert oder ob es bereits dazu in der Lage ist, kategoriale Gliederungsprinzipien anzuwenden. Das Material besteht aus insgesamt 54 Farbfotos mit Abbildungen konkreter Objekte sowie fünf ebenfalls auf Fotokarten dargestellten Oberbegriffen. Zu jeder Kategorie (z. B. „Tiere“) gibt es einige hochfrequente Vertreter (z. B. „Kuh“) sowie einige niedrigfrequente Exemplare (z. B. „Heuschrecke“). Entscheidend ist die Zusammenstellung der Ablenkerwörter: Zu jeder Kategorie gibt es Ablenker aus einer anderen semantischen Kategorie (z. B. „Schaukelpferd“) sowie Ablenker, die in einer thematischen Relation zu den Zielwörtern der Kategorie stehen (z. B. „Futternapf“).

Die Aufgabe des Kindes ist es, alle passenden Bildkarten einem Oberbegriff zuzuordnen und alle Ablenkerkarten auszusortieren (Anweisung z. B. „Gib mir alle Tiere.“). Kinder, die noch stark nach thematischen Gesichtspunkten sortieren, werden hier vermutlich den Futternapf noch der Kategorie „Tiere“ zuordnen; Kinder, die bereits stärker kategoriale Gliederungsprinzipien beachten, werden diesen aussortieren, da er nicht zur Kategorie der Tiere gehört. Die diagnostische Anordnung ermöglicht also einen Blick auf die Qualität der Organisationsstruktur des kindlichen Lexikons.

Für die quantitative Auswertung werden zum einen die Anzahl korrekt zugeordneter Kategorievertreter (Auswertung „Begriffsklassifikation“), zum anderen die Anzahl korrekt aussortierter Ablenkerkarten (Auswertung „Ablenker aussortieren“) gezählt. Jeder dieser beiden Rohwerte kann anschließend in einen Prozentrang oder T-Wert umgewandelt werden. Die Durchführungszeit beträgt etwa zehn Minuten.

Neben der oben beschriebenen grundsätzlichen Bedenken bezüglich der Qualität der Normierung der PDSS zeigt sich für diesen Untertest noch eine weitere methodische Schwierigkeit: Lösen die Kinder die Aufgabe, indem sie sämtliche Bildkarten dem entsprechenden Oberbegriff zuordnen (also einfach keinen einzigen Ablenker aussortierten), erreichen sie im Bereich „Begriffsklassifikation“ die höchstmögliche Punktzahl. Hohe Werte im Bereich „Begriffsklassifikation“ lassen also nicht sicher darauf schließen, dass das Kind tatsächlich semantisch passend sortiert hat. Hier liefert der Wert zu „Ablenker aussortieren“ eine genauere Aussage.

Marburger Sprachverständnistest für Kinder (MSVK)

Der MSVK (Elben/Lohaus 2000) ist ein standardisierter und normierter Test für die rezeptiven Sprachleistungen 5- bis 7-jähriger Kinder. Zwei Subtests beschäftigen sich mit dem Verstehen auf Wortebene.

Der **Subtest „Passiver Wortschatz“** überprüft das Verstehen von Nomen, Verben und Adjektiven. Aus einer Auswahl von vier Items müssen die Kinder das richtige Bild ankreuzen; dabei gibt es je einen semantischen, einen phonologischen und einen unrelationierten Ablenker. Der Subtest besteht aus insgesamt 24 Testitems. Davon sind 16 Items Nomen, zudem werden sechs Verben und zwei Adjektive überprüft.

Im **Subtest „Wortbedeutung"** wird die Fähigkeit zur semantischen Kategorisierung überprüft. Dazu sollen die Kinder aus einer Auswahl von vier Bildern diejenigen ankreuzen, die zu einem vorgegebenen Oberbegriff gehören. Der Subtest umfasst insgesamt zehn Testitems.

Alle Zielitems sowie die Ablenker sind als kleine Schwarz-Weiß-Zeichnungen dargestellt. Die beiden Untertests können sowohl als Individualtests als auch im Gruppen- oder Klassenverband durchgeführt werden. Pro Untertest sind für die Durchführung etwa zehn Minuten zu veranschlagen. Die Rohwerte der Subtests können einzeln in Normwerte (T-Werte oder Prozentränge) für Kindergartenkinder oder Kinder der ersten Schulklasse umgewandelt werden.

Die Normdaten wurden an einer Stichprobe von N = 1.045 Kindern erhoben und liegen als geschlechts- und altersspezifische (getrennte Normwerte für Kinder im letzten Kindergartenjahr und im ersten Schuljahr) Normen vor.

Während die Reliabilität des Untertests „Passiver Wortschatz" (Cronbachs $\alpha = .82$, Retest-Reliabilität von .81, nach 2 Wochen, und .88, nach drei Monaten) als gut einzuschätzen ist, muss die diagnostische Zuverlässigkeit für den Untertest „Wortbedeutung" als unzureichend bewertet werden (Cronbachs $\alpha = .51$, Retest-Reliabilität von .47 bzw. .54). Entsprechend wird dieser Untertest von den Autoren auch eher als orientierende Einschätzung mit Screening-Charakter eingestuft.

Positiv ist hervorzuheben, dass für die Konzeption des Untertests „Passiver Wortschatz" die Repräsentativität der ausgewählten Zielwörter eine Rolle spielen sollte. Allerdings wurden sie dazu aus den bereits 30 Jahre alten Sprachkorpora von Augst (1985) und Pregel/Rickheit (1987) entnommen. Es ist fraglich, inwiefern Zielwörter wie „Brosche", „Haube" oder „Kapelle" (im Sinne der Musik-Kapelle) für den rezeptiven Wortschatz eines heutigen Schulanfängers als repräsentativ gelten können. Für den Untertest „Wortbedeutung" ist die eingeschränkte diagnostische Zuverlässigkeit sicherlich als zentraler Kritikpunkt zu nennen.

Sprachstandserhebungstest für Kinder im Alter zwischen 3 und 5 Jahren (SET 3–5)

Mit dem SET 3–5 stellt Petermann (2016) ein vergleichbares Verfahren zum SET 5–10 (Petermann 2018) bereit, welches sich an die jüngere Altersgruppe der Kinder im Alter zwischen 3;0 und 5;11 Jahren richtet. Das Verfahren basiert auf den gleichen modelltheoretischen Annahmen zum Spracherwerb und zur Sprachverarbeitung, das syntaktische und morphologische Fähigkeiten erstaunlicherweise dem Bereich der Semantik zuordnet. Für die Überprüfung lexikalischer Fähigkeiten im engeren Sinne stehen drei verschiedene Untertests zur Verfügung:

Der **Untertest „Bildersuche"** erfasst die rezeptiven Wortschatzleistungen eines Kindes. Aufgabe des Kindes ist das Zeigen des korrekten Bildes zu einem vom Diagnostiker vorgegebenen Zielwort. Für die 16 Nomen muss die Auswahl aus einer Menge von teils vier, teils sechs Bildern erfolgen, für die sechs Verb-Items erfolgt eine Auswahl aus drei unterschiedlichen Bildern. Bei den Ablenkerbildern handelt es sich teilweise um semantisch verwandte Begriffe, teilweise um visuell ähnliche Abbildungen. In einigen Fällen ist die Relation des Zielitems und der Ablenkerbilder nicht nachzuvollziehen. Für die Auswertung wird die Anzahl der korrekt gezeigten Bilder (max. N = 22) bestimmt.

Die aktiven Wortschatzleistungen werden im **Untertest „Bildbenennung"** erfasst. Hierzu werden dem Kind farbige Abbildungen von 44 Nomen und 12 Verben vorgelegt, die es benennen soll. Die Auswahl der 56 Items wird nicht begründet. Da es sich um andere Items als in der vorherigen rezeptiven Überprüfung handelt, ist zudem ein unmittelbarer Vergleich des Verständnisses und der Produktion für einzelne Items nicht möglich.

Mit dem **Untertest „Kategorienerkennung"** wird die Fähigkeit des Kindes zum semantischen Sortieren überprüft. Es soll aus einer Auswahl von sechs Bildern alle Vertreter einer bestimmten Kategorie heraussuchen (z. B. „Zeige mir alle Stifte."). Es werden N = 12 Items überprüft; die Bewertung erfolgt anhand einer dreistufigen Skala (0-1-2 Punkte).

Die Fähigkeit, Oberbegriffe zu benennen, wird innerhalb des **Untertests „Kategorienbildung"** überprüft. Das Kind soll jeweils einen Oberbegriff zu vier bildlich dargestellten Nomen finden (z. B. Menschen, Tiere, Schmuck). Es werden N = 11 Items überprüft.

Die in den einzelnen Untertests erreichten Rohpunktwerte können in altersabhängige Prozentränge sowie T-Werte umgewandelt werden. Die umfangreiche Normierungsstichprobe von N = 1095 Kindern verteilt sich auf sechs Halbjahreskohorten.

Die Objektivität des Verfahrens ist aufgrund standardisierter Durchführungs-, Auswertungs- und Interpretationsinstruktionen gegeben. Die Reliabilitätswerte schwanken sowohl für die interne Reliabilität (Cronbachs α zwischen .63 und .93) als auch für die Retest-Reliabiliät (r = .63 bis r = .82) im mittleren bis guten Bereich. Hinsichtlich der Validität ist sicherlich die fehlende Begründung der Item- sowie der Ablenkerauswahl als Kritikpunkt anzuführen.

Sprachstandserhebungstest für Kinder im Alter zwischen 5 und 10 Jahren (SET 5–10)

Der SET 5–10 (Petermann 2018), ein standardisierter und normierter Test für Kinder im Alter von 5;0 bis 10;11 Jahren, enthält zwei Subtests, die lexikalische Fähigkeiten erfassen.

Der **Untertest „Bildbenennung“** erfasst die aktiven Wortschatzleistungen. Die Kinder sollen insgesamt 40 Bildkarten benennen. Dargestellt sind Nomen sowie Handlungen, die sowohl die Benennung des Verbs als auch des Objekts erfordern (z. B. „Katze füttern, Klavier spielen“). Mit 28 Items überwiegen Nomen dabei deutlich, denen gerade einmal zwölf Items aus der Wortkategorie der Verben gegenüberstehen. Kritisch anzumerken ist, dass (bewusst) auf die Abfrage von Adjektiven verzichtet wurde. Laut Autor würden hier andere Entwicklungsbereiche zu großen Einfluss auf die Leistungen nehmen und über den Anspruch einer Wortschatzüberprüfung hinausgehen (Petermann 2018). Die Überprüfung des rezeptiven Wortschatzes bleibt in diesem Verfahren leider unberücksichtigt. Eine Auswertung nach Wortarten oder der Falschantworten wie im WWT 6–10 (Glück 2011) ist ebenfalls nicht vorgesehen. Positiv hervorzuheben ist, dass die Itemanzahl von N = 40 für ein Testverfahren, dessen Ziel die Erfassung sprachlicher Kompetenzen im Allgemeinen ist und nicht ausschließlich der lexikalischen Leistungen, durchaus als hoch und die Durchführungsdauer mit circa 15 Minuten als ökonomisch einzustufen ist.

Im **Subtest „Kategorienbildung“**, der dem Sprachbereich semantische Relationen zugeordnet wird, werden den Kindern jeweils vier Bildkarten mit Objekten gezeigt, zu denen sie den passenden Oberbegriff nennen sollen. Dabei wird ein dreistufiges Punktesystem (0-1-2) vorgegeben, das es ermöglicht, differenzierter vorzugehen und auch zutreffende Beschreibungen zur gesuchten Kategorie zu erfassen, die vor allem jüngere Kinder vornehmen, denen bestimmte Kategorienamen noch nicht bekannt sind (z. B. „zum Bauen“ für den Oberbegriff „Werkzeuge“). So können zumindest Hinweise auf das vorhandene konzeptuelle Wissen aufgenommen werden. Andere semantische Relationen werden nicht überprüft. Der Untertest besteht aus 15 Testitems und ist aufgrund der geringen Durchführungsdauer von circa fünf Minuten ebenfalls sehr anwenderfreundlich.

Die erreichten Rohwerte können für jeden Untertest einzeln und nach Alterskohorten differenziert in standardisierte T-Werte oder Prozentränge umgewandelt werden, sodass auch ein separater T-Wert für die Fähigkeit der Kategorienbildung abgelesen werden kann. Für den ersten Subtest steht leider nur ein Vergleichswert zur Verfügung, der die Wortschatzleistungen insgesamt widerspiegelt und nicht nach Wortarten differenziert.

Im Gegensatz zum ausführlichen Handbuch des WWT 6–10 (Glück 2011) enthält das Manual hier lediglich die zwingend anzuführenden Informationen zum Verfahren, das an einer Stichprobe von N = 1.052 Kindern normiert wurde. Die Alterskohorten umfassen jeweils ein Jahr. Eine Ausnahme stellt die Altersgruppe der 5;0 bis 5;11-Jährigen dar, die aufgrund zu großer Leistungsunterschiede erneut in zwei Untergruppen aufgeteilt wurde. Dies ist als positiv zu beurteilen – auch wenn die Größe der beiden Gruppen damit halbiert wird (n = 88 und n = 83). Eine gleiche quantitative Verteilung ist unter Einbezug der weiteren Kohorten zwar nicht immer gegeben und bewegt sich zwischen 87 (6;0- bis 6;11-Jährige) und 241 Kindern (9;0- bis 9;11-Jährige); die Größe der einzelnen Gruppen kann jedoch als ausreichend groß eingestuft werden. Das Testgütekriterium der Objektivität erscheint aufgrund der Standardisierung des Verfahrens ausreichend gegeben. In Bezug auf die Validität des Verfahrens findet der Leser außer einer Begründung der jeweiligen Untertests aus spracherwerbstheoretischer Sicht relativ wenige Angaben: So fehlt zum Beispiel eine Erklärung zur getroffenen Itemauswahl (bis auf den bereits angeführten Hinweis zur Auslassung der Wortklasse der Adjektive im ersten Untertest). Die Reliabilität der zwei ausgewählten Untertests ist mit $\alpha = .91$ und $\alpha = .74$ sehr gut bis zufriedenstellend.

P-ITPA (Potsdam-Illinois Test für Psycholinguistische Fähigkeiten)

Der P-ITPA wurde 2010 von Esser et al. entwickelt und stellt eine modifizierte deutsche Fassung des „Illinois Test of Psycholinguistic Abilities“ (ITPA-3 [Third Edition]; Hammill et al. 2001) dar. Der Test verfolgt das Ziel, die sprachlichen und schriftsprachlichen Fähigkeiten von Kindern im Alter von 4;0 bis 11;5 Jahren zu erfassen. Die laut- und schriftsprachlichen Fähigkeiten werden im Rahmen von neun Untertests betrachtet.

Die Erfassung semantisch-lexikalischer Kompetenzen erfolgt durch die Bildung von Analogien **(Untertest 1: „Analogien“)** sowie durch Aufgaben zur Wortkenntnis und zur Fähigkeit, Beziehungen zwischen Wörtern herzustellen **(Untertest 2: „Wortschatz“).**

Im **Untertest „Analogien“** werden die Kinder aufgefordert, einen Satz durch Analogiebildung zu ergänzen (z. B. „Ein Pferd ist schnell, eine Schildkröte ist …“).

Dabei werden bis zu 24 Nomen, zwei Kategorienomen, vier Verben und 22 Adjektive berücksichtigt (insgesamt bis zu 52 Testitems). Die Evozierung der Adjektive erfolgt ausschließlich über die beispielhaft aufgeführte

Aktivierung der semantischen Relation der Antonymie. Die Autoren führen richtigerweise an, dass dieser Untertest „über das bloße Wortverständnis hinausgeht“ und ebenfalls in gewissem Maße konzeptuelles Wissen und sprachlich-schlussfolgerndes Denken im Sinne verbaler Intelligenz erhebt (Esser et al. 2010, 30). Zweifellos spielen hier auch die verfügbaren semantisch-lexikalischen Strukturen des mentalen Lexikons eine entscheidende Rolle.

Der **Untertest „Wortschatz“** prüft, inwieweit ein Wort richtig erkannt wird, wenn nur ein einzelnes semantisches Bestimmungsmerkmal dieses Wortes genannt wird (z. B. „Ich denke an etwas, das hat Flossen. Was könnte das sein?“). Die vorgegebenen Merkmale und die erwarteten Antworten sind dabei ausschließlich aus der Wortgruppe der Nomen entnommen (zu wenigen Testitems können auch Kategorienomen assoziiert werden). Die Gesamtanzahl der Testitems liegt bei bis zu 51 Items. Deutlich wird, dass auch dieser Subtest nicht nur eine Benennleistung erfasst, sondern Hinweise auf die Organisation, Vernetzung und Ausdifferenzierung der vorhandenen Einträge im mentalen Lexikon liefert.

Die Variationsbreite in der Gesamtanzahl der überprüften Items ist durch zwei Faktoren bedingt: Zum einen erfolgt der Einstieg in beiden Untertests altersabhängig, sodass die über 7-Jährigen mit schwierigeren Items beginnen als die jüngeren Kinder. Zum anderen wird die Durchführung im ersten Subtest nach vier, im zweiten Untertest nach sechs aufeinander folgenden Fehlern abgebrochen. Bewertet werden die sprachlichen Äußerungen des Kindes im Untertest 1 nach dichotomen Kriterien (richtig – falsch), im Untertest 2 wird zwischen 0-, 1- und 2-Punkt-Antworten differenziert. Eine separate Überprüfung der rezeptiven Wortschatzleistungen wird nicht vorgenommen.

Die Durchführung des Testverfahrens nimmt nach Angaben der Autoren für die Testung im Vorschulalter (ohne die Überprüfung schriftsprachlicher Leistungen) zwischen 20 und 30 Minuten in Anspruch. Eigene Erfahrungen deuten auf eine Durchführungsdauer der beiden beschriebenen Untertests im Schulalter von circa 15 – 17 Minuten inklusive Auswertung hin. Zu der Dauer der gesamten Auswertung liegen keine Angaben vor.

Die Normierung erfolgte an einer ungesiebten „Klumpen-Stichprobe“ von N = 3.349 deutschsprachigen und mehrsprachigen Kindern aus Kindergärten und Schulen aus dem Großraum Potsdam. Für die ersten sechs Untertests wurde die Altersnormierung in Halbjahresschritten vorgenommen. Auch in diesem Testverfahren schwanken die einzelnen Alterskohorten bezüglich ihrer Verteilung beträchtlich (102 – 298), bleiben jedoch auf einem relativ hohen Niveau. Kritisch anzumerken ist die Ausklammerung des Themas der Mehrsprachigkeit bzw. das Fehlen von Hinweisen zum Einsatz des P-ITPA bei der Klientel mehrsprachiger Kinder. So finden sich weder Angaben zum Anteil mehrsprachiger Kinder in der Normierungsstichprobe noch erfolgt im Vorfeld eine theoretische Auseinandersetzung mit diesem Thema. Die Thematisierung der Testgütekriterien der Objektivität und Validität im Manual ist dagegen sehr ausführlich und kann als erfüllt eingestuft werden. Für den Anwender besonders interessant ist die zusätzliche Angabe häufiger richtiger und falscher Antworten, mit der die Auswertungsobjektivität ein hohes Niveau erreicht. Auch die internen Konsistenzen zur Beurteilung der Reliabilität können für die genannten Untertests als hoch eingeschätzt werden (Cronbachs α=.95 und α=.94), sodass der P-ITPA mit den hier vorgestellten Subtests zu einem hochwertig normierten und differenzialdiagnostisch interessanten Verfahren gezählt werden kann.

4 Therapiemethoden

4.1 Das Ziel lexikalischer Therapiemethoden: Generalisierung

Wie viele unbekannte Wörter kann ein Kind in einer Therapieeinheit semantisch und phonologisch gut elaboriert und abrufbar in seinem mentalen Lexikon abspeichern? Auf diese Frage antworten Sprachtherapeutinnen unter Berücksichtigung unterschiedlicher Kind-Kapazitäten selten mit einer Zahl oberhalb von fünf. Einem Schulkind mit lexikalischen Defiziten fehlen unter Umständen bereits 10.000 Wörter im Vergleich zu seinen gleichaltrigen Schulkameraden oder es kann ein Großteil der eingespeicherten Wörter nicht abrufen. Wäre es das Ziel der Sprachtherapie, dem Kind die fehlenden Wörter zu vermitteln, so würde bereits dieser Rückstand 2.000 Therapieeinheiten benötigen, wobei sprachnormale Kinder in diesem Zeitraum in jedem Schuljahr zusätzlich 3.000 Wörter neu einspeichern.

Dieses Rechenbeispiel macht deutlich, dass es nie Ziel der Sprachtherapeuten sein kann, dem Kind fehlende Wörter zu vermitteln. Damit das Kind eine Chance hat, wieder Anschluss an die lexikalischen Fähigkeiten seiner Altersgruppe zu finden, muss sich eine Wortschatzerweiterung in allen Bereichen des täglichen Lebens (Familie, Kindergarten, Schule, Freunde u. a.) vollziehen. Das heißt, die Erweiterung des Wortschatzes erfolgt vielmehr als fortlaufender, lebenslanger Prozess und ist mitunter Aufgabe von allgemeinen Sprachfördermaßnahmen, die von Personen umgesetzt werden, die das Kind in seinem Alltag kontinuierlich begleiten (Glück 2007, Ulrich 2017).

Die Aufgabe der professionellen Sprachtherapie müsste sein, beim Kind wieder die Voraussetzungen zu schaffen, dass diese Wortschatzerweiterung auch außerhalb des Therapieraums erfolgreich verläuft. Ziel lexikalischer Therapiemethoden war es immer schon, die genau dafür notwendige Selbstlernfähigkeit des lexikalisch gestörten Kindes anzuregen. Dazu entwickelte man eine Therapiedidaktik lexikalischen Lernens, in der es zu einem „inszenierten Spracherwerb“ kommt (Braun 2002). Therapeutisch wählte man historisch gesehen den Weg des exemplarischen Lernens an wenigen ausgewählten Wortfeldern.

Füssenich (2002) berichtet von einer Therapie, in der mit einem Kind über einen längeren Zeitraum am Wortfeld „Bauernhof“ gearbeitet wurde. Als Prinzip dieser Arbeit galt es, die Situation für das Kind möglichst motivierend, also mit hohem Aufforderungscharakter zu gestalten. Dazu sollten die Dinge, über die in den Therapiestunden gesprochen wurde, sinnlich wahrnehmbar und in das gemeinsame Interaktionsgeschehen eingebunden werden. Neue Wörter für das Kind sollten sprachlich deutlich hervorgehoben (fokussiert) werden.

Grohnfeldt (1999) beschreibt die traditionelle lexikalische Therapie in drei Stufen:

a **Konkretionsstufe:** Handelnder Umgang mit den Objekten des neuen Wortmaterials mit dem Ziel der Konzeptbildung (semantische Elaboration) und Verbindung mit neuen Wortformen (phonologische Elaboration).

b **Abstraktionsstufe:** Vertiefende Beschäftigung mit den neu erworbenen Wörtern und den damit verbundenen Konzepten anhand von Bildmaterial und bei Schülern mit Unterstützung des Schriftbildes.

c **Anwendungsstufe:** Den Kindern sollten Möglichkeiten geschaffen werden, die neu erworbenen Wörter aktiv zu produzieren, beispielsweise im Rahmen von kleinen Rollenspielen oder anderen Sprachhandlungen, in denen sie die neu erworbenen Wortformen verwenden konnten (Wortabruf).

Ziel all dieser therapeutischen Bemühungen war nicht die Erweiterung des Wortschatzes, sodass dem Kind das Wortmaterial aus den ausgewählten Formaten am Ende der Therapie zur Verfügung stand, zum Beispiel das für den funktionalen Alltagsgebrauch eines Großstadtkindes nicht so relevante differenzierte Wortwissen im Bauernhof-Format. Mit diesem intensiven exemplarischen Arbeiten an wenigen Wortfeldern war die Hoffnung verknüpft, dass das Kind auch in allen anderen Erfahrungsräumen des Alltags vermehrt neue Worte einzuspeichern beginnt. So sollte aus „wenig“ (Therapieformat) „mehr“ (Generalisierung in allen Alltagsbereichen) entstehen.

Drei Säulen der Therapie lexikalischer Störungen

In den letzten Jahren haben sich auf dieser Grundlage eine Bandbreite unterschiedlicher Therapiekonzeptionen und -vorschläge entwickelt, die in drei Therapierichtungen, sogenannten Säulen einer lexikalischen Therapie, zusammengefasst werden können (siehe Abb. 5).

Die Mehrzahl aller existierenden Therapiemethoden setzt dabei auf die Säulen der „Elaborationstherapie“ und der „Abruftherapie“. Hierbei geht es um die Verbesserung der Speicherqualität eines exemplarisch ausgewählten Wortschatzes, für den die Wortbedeutungen und/oder Wortformen ausdifferenziert und vernetzt werden. In der von Glück (2003) vorgelegten Metaanalyse internationaler Interventionsstudien mit Elaborations- und Abruftherapien bei lexikalischen Störungen war der gemesse-

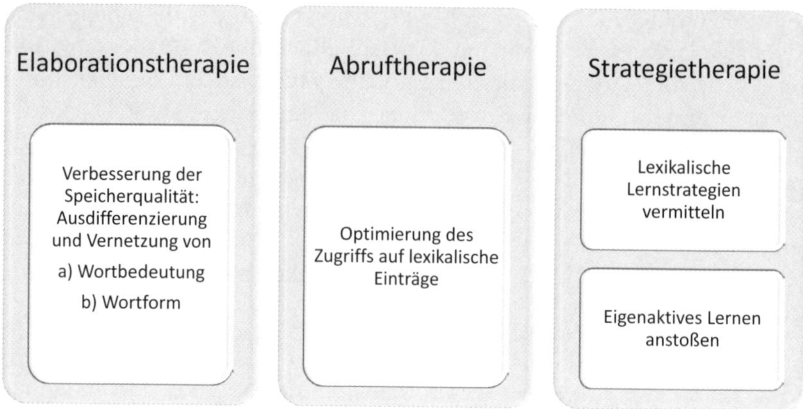

Abb. 5: Drei Säulen der Therapie lexikalischer Störungen (nach Glück/Elsing 2014, aus: Ulrich: 2017, 118)

ne Erfolg im Sinne der Generalisierung als gering einzuschätzen (Kap. 4.5). Mehrere Autoren (Kannengieser 2019; Glück 2007; Füssenich 2002) vermuten, dass es erfolgversprechender sein könnte, Interventionsmethoden, die auf Selbstmanagement und Strategievermittlung beruhen, stärker zu berücksichtigen. Unter Selbstmanagement wird dabei verstanden, dass die Therapiekinder befähigt werden, wieder selbst Verantwortung für ihr weiteres lexikalisches Lernen zu übernehmen. Ein erster Schritt dazu wäre, dass sie in Situationen, in denen sie ein Wort nicht verstehen oder ein gesuchtes Wort nicht abrufen können, andere Reaktionen zeigen. Für diese Situationen, in denen ihnen lexikalisches Wissen fehlt, müssen sie Strategien zur Verfügung haben und auch einsetzen können, um sich das fehlende lexikalische Wissen selbst anzueignen und kreativ-konstruktiv mit ihren lexikalischen Lücken umzugehen.

In der Metaanalyse von Glück (2003) gab es nur eine Studie, die mit vier Schülern im Alter von 12–14 Jahren einen derartigen Strategieansatz verfolgt hat (Easton et al. 1997). Diese Abstinenz wird weitgehend damit begründet, dass Selbstmanagement und Strategievermittlung beim Kind metalinguistische und metakognitive Voraussetzungen erforderten, die im Grundschulalter fraglich, im Vorschulalter aber geradezu ausgeschlossen seien. Die „Wortschatzsammler"-Therapie ist in dieser letzten Säule zu verordnen und zeigt, dass die erfolgreiche Vermittlung von Wortlernstrategien möglich ist, und zwar bereits ab dem Vorschulalter.

4.2 Elaborationstherapien

Im deutschsprachigen Raum finden sich für lexikalisch gestörte Kinder eine Reihe von Therapievorschlägen und Ideensammlungen, die sich zumeist auf die Zielgruppe der Vorschulkinder beziehen. Inhaltlich lassen sie sich mehrheitlich einer Elaborationstherapie zuordnen (z. B. die Themensammlung von Brügge/Mohs 2021). Vereinzelt finden sich in den nachfolgenden Ansätzen auch Elemente zur Verbesserung des Wortabrufs im Sinne eines Abruftrainings. Basierend auf den von Grohnfeldt (1999) und Füssenich (2002) beschriebenen Prinzipien (Kap. 4.1), zeichnet sich Wortschatzarbeit mit Vorschulkindern in der Regel dadurch aus, dass möglichst vielfältige Sinneserfahrungen durch konkretes Handeln mit realen Objekten innerhalb eines Themenbereichs ermöglicht werden sollen.

HOT – ein handlungsorientierter Therapieansatz

Konsequent umgesetzt wird dieses Prinzip des konkreten Handelns im Therapiekonzept HOT (Weigl/Reddemann-Tschaikner 2009). Grundidee der handlungsorientierten Therapie (HOT) ist die „ganzheitliche Förderung der interaktiven handlungsbezogenen Sprache“ (Weigl/Reddemann-Tschaikner 2009, 7). Ausgehend von der Annahme, dass Sprache in die Gesamtentwicklung des Kindes eingebunden ist, gehen die Autorinnen dieses ganzheitlichen Förderkonzepts davon aus, dass sprachliche Entwicklungsschritte optimal innerhalb von konkreten, speziell strukturierten Handlungssequenzen angestoßen werden können. Ziel ist es, dem Kind das Erreichen der Zone der nächsten Entwicklung (Wygotski 1986) – in sprachlichen sowie nicht-sprachlichen Entwicklungsbereichen – zu ermöglichen.

Konkret wird in jeder Therapiestunde mit dem HOT-Konzept eine bestimmte Alltagshandlung wie beispielsweise Schuhe putzen oder eine Apfelsine auspressen, durchgeführt. Die Stunde folgt dabei einem festen Aufbau aus fünf Therapiephasen (siehe Tab. 5).

Während HOT lexikalisch gestörten Kindern sicherlich ausreichend Möglichkeiten bietet, auf der Konkretionsstufe (Grohnfeldt 1999; Kap. 4.1) multisensorische Erfahrungen zu machen und so vielfältige Konzepte aufzubauen, erfolgt die anschließend zwingend notwendige Festigung neu erworbener Wörter im Rahmen des HOT-Konzepts eher unspezifisch. Zwar sind insbesondere in der abschließenden Reflexionsphase (Phase 5; Tab. 5) Elemente vorgesehen, die eine erneute, eher abstrakte Beschäftigung mit dem Thema und dem entsprechenden Material verlangen – eine gezielte Inputspezifizierung, also eine gezielte, hochfrequente und prägnante Präsentation des exemplarischen Therapiewortschatzes im Sprachinput der Therapeutin, findet jedoch nicht statt.

Tab. 5: Die fünf Therapiephasen im Handlungsorientierten Therapieansatz (Weigl/Reddemann-Tschaikner 2009)

Therapiephasen im HOT	
Phase 1: Vorstellen der Geräte und Zutaten	Die für die Handlung benötigten Geräte und Zutaten werden benannt und kategorisiert (z. B. Sortieren nach Geräten und Zutaten).
Phase 2: Übertragen der Begriffe auf Bildebene	Bildkarten von den verwendeten Gegenständen werden ins Therapieheft geklebt.
Phase 3: Erstellung eines Handlungsplans	Gemeinsam wird überlegt, in welcher Reihenfolge die Handlungsschritte durchgeführt werden müssen.
Phase 4: Durchführung der Handlungen	Die Handlungen werden sprachlich begleitet und so alle linguistischen Ebenen sowie „die kommunikative und die narrative" Dimension berücksichtigt (Weigl / Reddemann-Tschaikner 2009, 6).
Phase 5: Versprachlichen der Handlung auf Bildebene	Die durchgeführte Handlung wird noch einmal besprochen und zu den einzelnen Handlungsschritten werden Bildkarten in das Therapieheft eingeklebt.

Zudem orientiert sich sowohl die Auswahl der Themen als auch des verwendeten exemplarischen Therapiematerials eher an der praktischen Umsetzbarkeit als an sprachspezifischen Kriterien. HOT ist somit ein Therapiekonzept, das sich im Bereich der allgemeinen Wortschatzerweiterung verorten lässt. Es bietet Förderkräften in Kindergarten oder Schule gute Anregungen, wie alltagsnahe und handlungsbezogene Wortschatzerweiterung im Rahmen von allgemeiner Sprachförderung umgesetzt werden kann. Für die Therapie der lexikalischen Fähigkeiten eines spracherwerbsgestörten Kindes greift HOT alleine jedoch zu kurz. Die spezifischen Schwierigkeiten, die lexikalisch gestörten Kindern das Lernen neuer Wörter erschweren können, bleiben unberücksichtigt.

Das Kon-Lab-Programm

Ähnliches gilt für das Kon-Lab-Programm (Penner et al. 2006). Ausgehend von der Annahme, dass Defizite im Erwerb prosodischer Fähigkeiten zu einer Verzögerung in der Wortschatzentwicklung führen können, werden mit dem Materialpaket LexPack (www.kon-lab.com) Übungen bereitgestellt, die auf eine Förderung der prosodischen Fähigkeiten zielen, um letztendlich lexikalische Entwicklungsschritte anzustoßen. Diese allgemeine Förderung mag Kinder mit einem sogenannten Spracherfahrungsmangel (Glück 2007) in ihrem Wortschatzwachstum unterstützen, ist für die effektive Behandlung der spezifischen Defizite eines lexikalisch gestörten Kindes hingegen zu unspezifisch.

Patholinguistische Therapie bei Sprachentwicklungsstörungen (PLAN)

Aus der genauen Beobachtung lexikalischer Störungen abgeleitet ist hingegen das sprachsystematische Therapiekonzept PLAN (Siegmüller/Kauschke 2013). Dieses im deutschsprachigen Raum sehr verbreitete Therapiekonzept für spracherwerbsgestörte Kinder bringt bereits bestehende Prinzipien und Methoden (z.B. Grohnfeldt 1999; Füssenich 2002; Dannenbauer 2002) in einem Therapiekonzept nach dem Baukastensystem zusammen. Für den Praktiker bietet der hierarchische Aufbau der unterschiedlichen Therapiebausteine die Möglichkeit, den Einstieg in die Therapie nach den individuellen Fähigkeiten des Kindes auszurichten (Abb. 6).

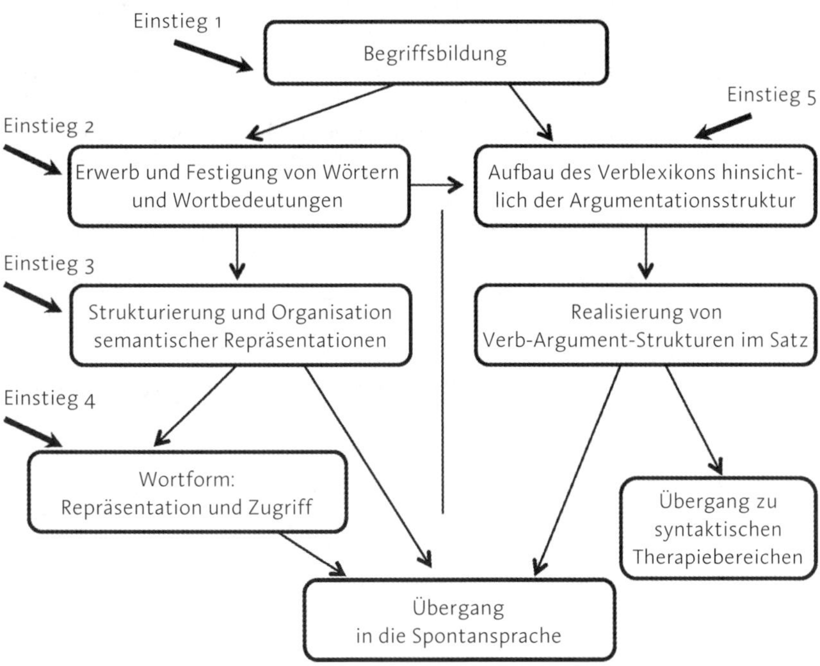

Abb. 6: Hierarchischer Aufbau der Therapiebereiche bei PLAN (nach Siegmüller/Kauschke 2013)

Unabhängig vom gewählten Therapiebereich kommt in der PLAN für die lexikalische Therapie eine Reihe von Methoden zum Einsatz (Siegmüller/Kauschke 2013):

- Bei der **Inputspezifizierung** werden neue Wörter hochfrequent und prägnant als Sprachinput durch den Therapeuten präsentiert.
- **Modellierung der kindlichen Äußerungen** z.B. durch korrektives Feedback oder andere Modellierungstechniken wie Alternativfragen bei Fehlbenennungen.
- **Übungen,** um die **phonologischen Wortformen** sowie die semantischen Repräsentationen neuer Wörter zu „festigen", also abzuspeichern und auszudifferenzieren.
- **Kontrastierungen,** um entwicklungsauslösende Konflikte herbeizuführen.
- **Metasprache,** um z.B. über semantische Relationen zu reflektieren.

Die Therapiebausteine selbst sind immer eingebettet in die themenbezogene, exemplarische Arbeit innerhalb eines semantischen Feldes. Ziel ist die Vermittlung eines exemplarischen Therapiewortschatzes (Siegmüller/Kauschke 2013).

Den tiefsten Einstieg in das Therapiekonzept empfehlen die Autorinnen für Kinder, deren lexikalischen Defiziten bereits unzureichende Erfahrungen auf der vorsprachlichen Ebene, also beim Aufbau von nonverbalen Konzepten, zugrunde liegen. Im Therapiebereich „Begriffsbildung" sollen konkrete Erfahrungen mit Realgegenständen ermöglicht und damit „Weltwissen" und vorsprachliche Konzepte aufgebaut werden. Erst nachdem die Kinder ausreichende Möglichkeiten hatten, reale Handlungen mit dem Material auszuführen, wird zu der eigentlichen lexikalischen Arbeit im nächsten Therapiebaustein übergegangen.

Innerhalb des nun folgenden Therapiebereichs „Erwerb und Festigung von Wörtern und Wortbedeutungen" wird zunächst der Fast-Mapping-Prozess angestoßen. Das Kind soll erkennen, dass eine bisher unbekannte Wortform einem unbekannten Objekt zugeordnet werden kann. Auf diese Art sollen möglicherweise blockierte Mapping-Prozesse beim Kind deblockiert und lexikalische Entwicklungsprozesse angestoßen werden. Schaut man sich genauer an, welcher Teil des Mapping-Prozesses bei lexikalisch gestörten Kindern defizitär ist (Kap. 2), wird deutlich, dass der Ertrag aus einem solchen methodischen Vorgehen vermutlich recht gering ist. Schwierigkeiten bereitet lexikalisch gestörten Kindern nicht die Einsicht, dass sie neue Wörter auf neue Objekte abbilden können, sondern vielmehr die Frage danach, wie sie dies effektiv umsetzen können. Dies bleibt jedoch in diesen Übungen vollkommen unberücksichtigt. Zudem findet in dem vorgeschlagenen, rein rezeptiven Vorgehen auch keine Reflexion über die gemachte „Entdeckung" statt („Es gibt Dinge, für die ich noch keine Wörter kenne."), sodass fraglich ist, ob eine solche Übung überhaupt allgemeine Lerneffekte anstoßen kann.

Im weiteren Verlauf steht in diesem Therapiebereich dann die Erweiterung des rezeptiven und expressiven Wortschatzes, also die Vermittlung eines exemplarischen Therapiewortschatzes, im Vordergrund. Neue Wörter sollen vom Kind zunächst sicher verstanden und anschließend produktiv verwendet werden. Dieser Therapiebereich entspricht der semantischen und phonologischen Elaboration im oben vorgestellten Interventionsfeld.

Kinder, deren Lexikon weniger durch quantitative als vielmehr durch qualitative Defizite gekennzeichnet ist, profitieren von einem Einstieg im nun folgenden Therapiebereich „Strukturierung und Organisation semantischer Repräsentationen". Hier steht die Elaboration und Vernetzung der semantischen Informationen im Vordergrund. Insbesondere werden semantische Kategorisierungs- und Sortieraufgaben durchgeführt, um die zunehmende Vernetzung der Einträge nach kategorialen Gliederungsprinzipien zu unterstützen (z. B. Zuordnen von Bildkarten zu den Oberbegriffen „Kleidungsstücke" vs. „Körperteile", Siegmüller/Kauschke 2013, 107).

Der vierte Therapiebereich schließlich, „Wortform: Repräsentation und Zugriff", wird insbesondere für die Therapie von Kindern mit Wortabrufstörungen empfohlen. In diesem Bereich wird das Ziel verfolgt, die Speicherqualität und Durchgliederung der phonologischen Wortformen sowie den Zugriff auf diese zu verbessern (Siegmüller/Kauschke 2013). Der Therapiebereich beinhaltet je drei rezeptive und drei produktive Übungsbereiche, die auf eine Unterstützung der eingeschränkten Sprachverarbeitungsfähigkeiten des Kindes abzielen (Beier/Siegmüller 2013; Siegmüller/Kauschke 2016). Dazu werden die drei Komponenten „Training des phonologischen Kurzzeitgedächtnisses", „Ausdifferenzierung phonologischer Repräsentationen" und „Förderung der phonologischen Bewusstheit" in den Blick genommen. Die rezeptiven Übungsbereiche gehen den produktiven Bereichen voraus. Methodisch werden den Kindern Wörter vorgegeben, mit denen diese bestimmte Manipulationen durchführen sollen (z. B. Gleich-/Nicht-gleich-Entscheidungen, kurzzeitiges Merken und Wiedergeben von Wortfolgen, rezeptive Reimentscheidungen, produktive Reimübungen, Anlaute bestimmen etc., Siegmüller/Kauschke 2016). Im letzten Übungsbereich steht der hochfrequente Abruf von Einzelwörtern im Vordergrund. Die Autorinnen empfehlen die Durchführung dieses Therapiebereichs für Kinder ab dem Alter von 5 Jahren (Siegmüller/Kauschke 2016).

Vor allem für Kinder mit hohem Störungsbewusstsein empfehlen die Autorinnen den Einsatz eines „Abrufzeichens" (Siegmüller/Kauschke 2016; Ulrich 2017 a). Mithilfe des Abrufzeichens kann das Kind der Therapeutin eine akute Schwierigkeit beim Abruf eines Wortes signalisieren; die Therapeutin unterstützt das Kind im Anschluss, indem sie die für das Kind größtmögliche Hilfestellung anbietet. Ziel dieses Abrufzeichens ist also die unmittelbare Entlastung des Kindes, nicht die Anleitung zum Generieren eigener Abrufhinweise.

Einstieg 5 bietet schließlich noch Inhalte zur Erweiterung des Verblexikons und der Realisierung der Verb-Argument-Struktur im Satz an und erfüllt somit eine Schnittstellenfunktion zu syntaktischen Therapiebereichen.

Insgesamt handelt es sich bei PLAN um ein Therapiekonzept, in dem sich sowohl die allgemeine Wortschatzerweiterung als auch die spezifischen therapeutischen Interventionsfelder der Elaborations- und Abruftherapie wiederfinden. Der hierarchische Aufbau des Konzepts und die Möglichkeit des abgestuften Einstiegs in die Therapiebereiche in Abhängigkeit von den lexikalischen Kompetenzen der Kinder ermöglichen dem Praktiker ein individuelleres und störungsspezifischeres therapeutisches Vorgehen als es in den zuvor beschriebenen Konzepten der Fall ist. Seit 2016 steht ein Materialpaket für die Therapie nach PLAN zur Verfügung (Siegmüller/Kauschke 2016). Es enthält zu jedem Therapiebereich Bilderbücher mit Inputsequenzen sowie einige Anregungen für Übungen und Spiele zu den einzelnen Bereichen. Positiv hervorzuheben ist, dass bei der Zusammenstellung des exemplarischen Therapiewortschatzes linguistische Kriterien wie Frequenz oder phonologische Komplexität berücksichtigt wurden. Dies führt auf der anderen Seite jedoch dazu, dass die Inputgeschichten teilweise wenig kindgemäß und motivierend erscheinen und auch die Alltagsrelevanz der fokussierten Zielwörter nicht immer deutlich wird. Für den Therapiebereich „Wortform: Repräsentation und Zugriff" (s.o.) finden sich innerhalb des Materialpakets ausführliche Wortlisten. Diese sind ausschließlich nach linguistischen Parametern kontrolliert und haben keine Anbindung an semantische Felder oder Themen.

Weitere Therapievorschläge und Ideensammlungen

Neben den beschriebenen Konzepten finden sich in der Literatur weitere Ideen und Vorschläge zur Behandlung lexikalischer Störungen. Dabei handelt es sich jedoch nicht um ausgearbeitete Therapiekonzeptionen, bei denen der Praktiker erfährt, wie eine jeweilige Therapiestunde aufgebaut ist, was zu tun ist und wie der nächstfolgende Schritt aussieht.

Glück (2010) stellt beispielsweise zu den von ihm dargelegten Interventionsfeldern in detaillierter Form verschiedene Aufgabentypen vor, die sowohl für das Schulalter als auch mit Einschränkungen bereits für das Vorschulalter geeignet sein sollen. Insbesondere für den Bereich der Elaboration und des Abruftrainings beschreibt er für die verschiedenen, in der Literatur diskutierten Störungsprofile entsprechende Übungsformate zur Verbesserung der Speicherung und des Abrufs auf der Ebene der Wortform und der Konzepte (vgl. dazu Übungen aus dem Therapieformat „Wortschatzfinder" Motsch/Ulrich 2012a; Kap. 4.2). Auch für das Interventionsfeld „Strategieanwendung" führt Glück (2010) Ideen an, die sich unter anderem auf den englischsprachigen Therapieansatz von German

(1992) stützen (Kap. 4.3). Die unterschiedlichen Interventionsfelder der lexikalischen Therapie (vgl. Abb. 5) bringen Glück und Elsing im Therapiekonzept EAST zusammen. Ziel ist „die Optimierung der Speicherorganisation (Elaboration, E), die Verbesserung des Abrufs (A) und die Förderung von Metawissen und des Selbstmanagements anhand ausgewählter Strategien (S) in der Therapie (T)" (Glück/Elsing 2014, 181). Ein strukturierter Behandlungsplan mit Hinweisen auf den genauen Ablauf einer oder aufeinanderfolgender Therapiestunden existiert bisher jedoch nicht, sodass für den Praktiker die Frage nach der konkreten Umsetzung offen bleibt.

Der Wortschatzfinder

Der „Wortschatzfinder" (Motsch/Ulrich 2012 a) ist einer der wenigen Therapieansätze, der auf breiter empirischer Basis evaluiert wurde. Bei der Entwicklung dieser Elaborations- und Abruftherapie erfolgte ein Rückgriff auf bereits bekannte und als erfolgreich bewertete Therapieelemente. Einer der Ideengeber war Glück (2010), der wie bereits erwähnt zu den in der Vierfelder-Tafel (Abb. 7) übersichtlich dargestellten Therapiebereichen in detaillierter Form Aufgabentypen zusammengestellt hat. Insbesondere für den Bereich der phonologischen und semantischen Elaboration und des Abruftrainings von Wortformen und Konzepten beschreibt er Übungsformate.

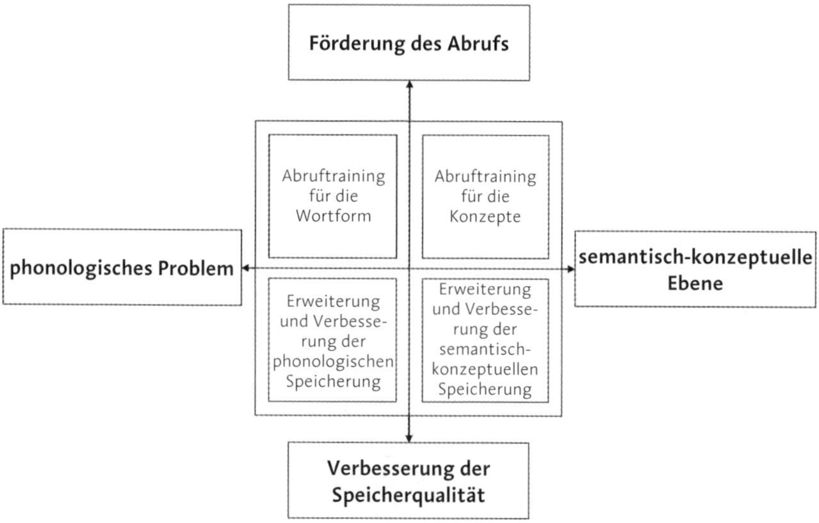

Abb. 7: Elaborations- und Abrufmatrix (nach Glück 2010)

Aus dieser Ideen- und Übungssammlung wurde das Therapieformat „Wortschatzfinder" erarbeitet, das in der Erprobung mit 28 Vorschulkindern signifikante Effekte erzielte.

Als Therapiematerial fanden die in Kapitel 5.3 (Wortschatzsammler im Vorschulalter) beschriebenen Materialien Verwendung. Dies erklärt sich dadurch, dass der Wortschatzfinder als Kontroll-Methode in der Evaluationsstudie der Strategietherapie „Wortschatzsammler" vergleichend gegenübergestellt wurde (Motsch/Ulrich 2012a).

Dabei wird pro Therapieeinheit Sprachmaterial (i. d. R. vier Nomen und zwei Verben) aus einem semantischen Feld oder einem einfachen Oberbegriff fokussiert und das Ziel verfolgt, den exemplarischen Wortschatz konzeptuell und phonologisch im mentalen Lexikon zu verankern.

Semantisches Feld: Im Schwimmbad
Realgegenstände: *Schnorchel, Flossen, Schwimmflügel, Taucherbrille*
Verbkarten: *eincremen, tauchen*
Mögliche *Aktivitäten: sich eincremen, schwimmen gehen, tauchen*

Oberbegriff: Werkzeug
Realgegenstände: *Zange, Schraubenzieher, Hammer, Nagel*
Verbkarten: *sägen, schrauben*
Mögliche Aktivitäten: *Nägel und Schrauben in Holz hämmern/eindrehen und rausziehen/rausdrehen, am Holzklotz sägen*

Die Realgegenstände und die Verbkarten für die entsprechende Stunde sind stets in einer Schatzkiste versteckt.

Die Therapieeinheiten haben eine Dauer von 25–30 Minuten und gliedern sich in vier Phasen, die schwerpunktmäßig den unterschiedlichen Therapiebereichen (Abb. 7) zugeordnet werden können. Diese Rahmenstruktur bleibt in jeder Stunde gleich und ist den Kindern bald bekannt.

Phase 1 Einstieg in die Stunde (ca. 5 Minuten)

Therapiebereich: Verbesserte phonologische Speicherung

In der ersten und dritten Phase wird die Sprachwahrnehmung neuer und schwieriger Wörter durch den flexiblen Einsatz von zwei Handpuppen erleichtert:

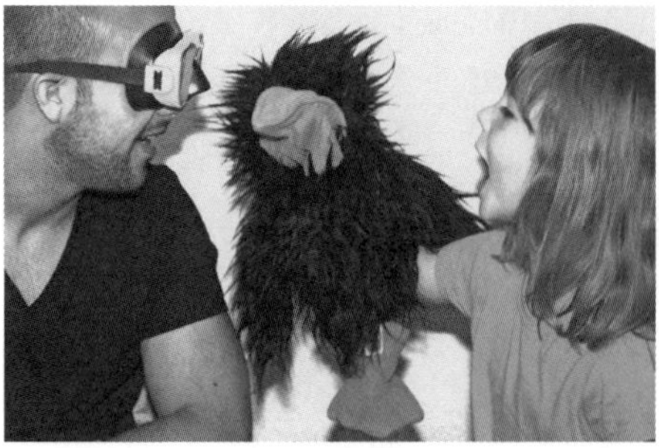

Abb. 8: Rabe Berti (Silbensprache)

Silbensprache
Der Rabe Berti spricht immer in der „Rabensprache“. In der Rabensprache wird jede Silbe einzeln ausgesprochen: /Tau//cher//bri//lle/. Dieses silbierende Sprechen bietet sich insbesondere bei längeren, mehrsilbigen Wörtern an. Es erleichtert die Wahrnehmung der Wortlänge (Silbenanzahl) und der Beschaffenheit jeder einzelnen Silbe. Zeigt das Kind trotz der Rabensprache Probleme in der Produktion eines längeren Wortes, kann das Wort mit dem Raben auch geklatscht oder gehüpft werden.

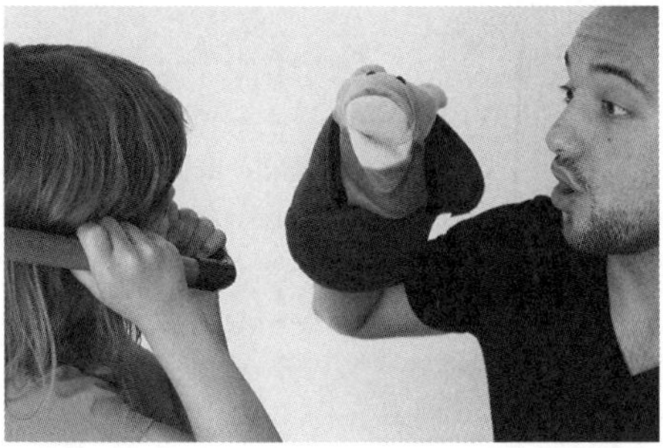

Abb. 9: Schnecke Momo

Verlangsamtes Sprechen
Die Schnecke Momo spricht in ihrer „Schneckensprache“ alle Wörter sehr langsam, gedehnt, aber zusammenhängend: /Schschschschnnnnooorrrrchchcheeel/. Dieses verlangsamte Sprechen bietet sich insbesondere bei Wörtern mit Konsonantenclustern an. Es erlaubt Kindern, die Worte phonologisch zu vereinfachen, jeden Laut markanter wahrzunehmen und einzuspeichern.

Der Rabe Berti oder die Schnecke Momo haben die Gegenstände und Verbkarten für die entsprechende Stunde in der Schatzkiste versteckt.

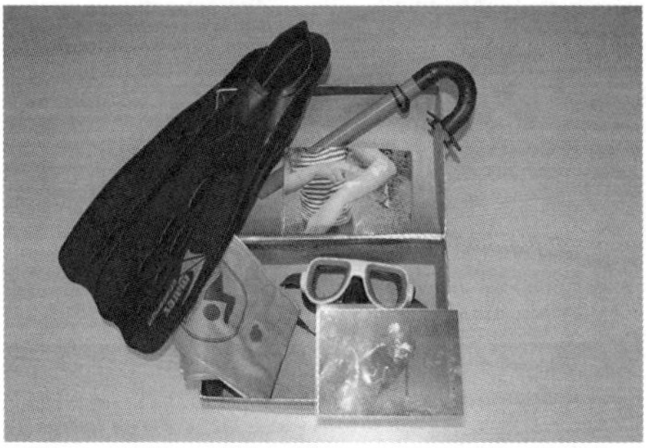

Abb. 10: Beispiel einer Kistenfüllung

Hören, Erfassen und Benennen
Therapeutin: „Der Rabe Berti (Schnecke Momo) erzählt dir, was er (sie) heute in der Schatzkiste für dich versteckt hat, der Rabe Berti spricht aber immer so komisch. Wenn du genau aufpasst, dann kannst du erraten, welche Dinge er heute für dich mitgebracht hat."

Der Rabe Berti benennt die Dinge in Silbensprache (Schnecke Momo in gedehnter langsamer Artikulation). Das Kind versucht die Dinge zu „erraten". Nachdem der Rabe Berti alle Dinge in Silbensprache benannt hat und das Kind versucht hat, die Rabensprache zu „übersetzen", darf es die Schatzkiste öffnen und die Dinge herausholen.

Die Therapeutin bzw. das Kind benennen die Gegenstände in der Schatzkiste. Dabei wird mit dem Kind noch einmal verglichen: „Wie hat es der Rabe Berti (die Schnecke Momo) gesagt? Wie sagen wir dazu? Wie würde denn die Schnecke Momo (der Rabe Berti) dazu sagen?"

Je nach Leistungsfähigkeit des Kindes müssen Raben- und Schneckensprache von der Therapeutin intensiv der eigentlichen Aussprache des Wortes kontrastiv gegenübergestellt werden; z. B. „der Rabe hat gesagt „Brom – bee – re" und richtig, das hier ist eine Brombeere."

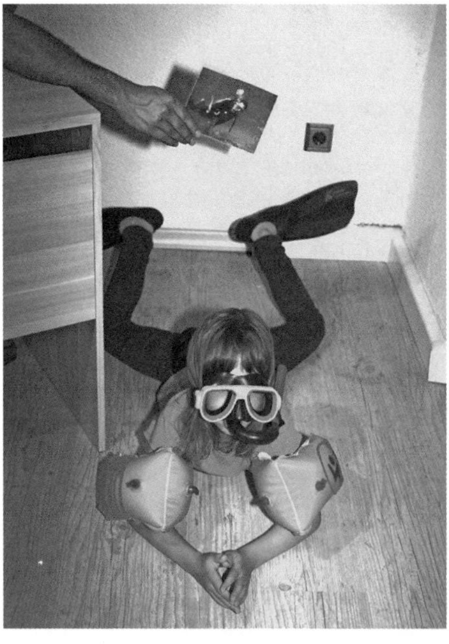

Abb. 11: Kind übt Schnorcheln

Phase 2 Vorbereitung und Durchführung der Handlung (ca. 15–20 Minuten)

Therapiebereich: Verbesserte semantisch-konzeptuelle und phonologische Speicherung

Gemeinsam wird überlegt, was man nun mit diesen Gegenständen tun kann. Je nach Stundenthema werden die gefundenen Gegenstände erkundet und in eine Spielhandlung eingebunden (z. B. Obst schälen und schneiden, Obst auspressen, Tierbewegungen imitieren, Werkzeuge ausprobieren, Fahrzeuge auf einem Autoteppich/Parcours fahren lassen, Kleidung anziehen, Koffer packen, Einkaufsspiel; Kap. 5.2).
Dabei werden die Gegenstände durch genaues Betrachten, Ertasten, Beschreiben, Kosten, Riechen u. a. umfassend semantisch elaboriert. Die Therapeutin gibt dabei die Zielwörter und Aktivitäten vor (z. B. die Obstsorten probieren; an der Orange und der Zitrone riechen; die unterschiedlichen semantischen Merkmale der beobachteten Tiere benennen).

Das in der Phase 1 nicht zum Einsatz gekommene „Tier“ (Rabe, Schnecke) kann in seiner besonderen Sprache vorgeben, was mit den Gegenständen getan werden soll. Die Therapeutin bietet dazu die Wortformen hochfrequent und prägnant an. Markante semantische Merkmale werden herausgestellt. Das Sprachmodell ist durch handlungsbegleitendes Sprechen gekennzeichnet. Zur phonologischen Elaboration werden auch in dieser Phase längere Wörter mithilfe von Silbenklatschen und komplexere Wörter mit mehrmaligem, gedehntem Sprechen (Schnecke) durchgliedert. In jeder Phase können Rabe und Schnecke in die Handlungssituation integriert werden, um die phonologische Elaboration zu intensivieren.

Während der Durchführung der Handlung besteht eine zentrale Aufgabe der Therapeutin darin, die Wörter hochfrequent zu verwenden und die markanten semantischen Merkmale herauszustellen.

Semantische Elaboration

- **Aussehen:** „Schau mal, das ist ein …, der sieht ein bisschen so aus wie …“
- **Teil-Ganzes-Beziehung:** „Der Hirsch hier, der hat etwas ganz Besonderes, der hat so Hörner am Kopf, diese Hörner am Kopf, das ist das Geweih vom Hirsch.“
- **Kohyponymie:** „Da gibt es noch viele andere Sachen, die man zum „Hübsch-Machen“ braucht, deine Mama hat da sicher noch viele andere Sachen im Bad.“
- **Beschreibung der Funktionsweise:** „Mit der Säge kann man das Holz klein sägen. Mit der Säge kannst du auch noch andere Sachen machen, z. B. … Hast du zu Hause auch schon mal was damit gemacht? Vielleicht der Papa, die Mama?“
- **Beschreibung des örtlichen Kontextes:** „Die Büroklammern hier, mit denen wir unseren Brief zusammengeheftet haben, solche hat die Kati sicher auch hier im Kindergarten, die muss auch manchmal viele Zettel mit einer Büroklammer zusammenheften.“
- **Emotionaler Bezug:** „Hast du auch schon mal was mit dem … erlebt?“

Eine weitere zentrale Aufgabe besteht darin, das Kind durch Impulse, Fragen und Aufforderungen zur Produktion der Zielitems zu motivieren.

Impulsfragen zur Produktion der Zielitems
- Möchtest du lieber ... oder ...?
- Was möchtest du gerne beobachten/schneiden/schälen/bügeln/einpacken ...?
- Was möchtest du jetzt tun?
- Was schmeckt/gefällt dir besser?
- Was brauchst du jetzt? Was soll ich dir geben?
- Was hast du schon mal zu Hause gegessen/gesehen/ausprobiert ...?

Phase 3 Abschlussaktivitäten (ca. 5 Minuten)

Therapiebereich: Abruftraining für Konzepte und Wortformen

In dieser kurzen Phase können unterschiedliche Aktivitäten ausgewählt werden (ggf. passend zum Stundenthema), deren Ziel es ist, dass das Kind entweder das Konzept oder die Wortform immer wieder abrufen muss.

- **Kim-Spiel:** Alle Gegenstände werden in die Mitte des Tisches gelegt. Das Kind benennt alle Gegenstände einmal und schließt dann die Augen. Die Therapeutin nimmt einen Gegenstand weg, das Kind soll erraten, welcher Gegenstand fehlt. Danach werden die Gegenstände oder Verbkarten abwechselnd versteckt. Das fehlende Item muss vom Gegenüber benannt werden.

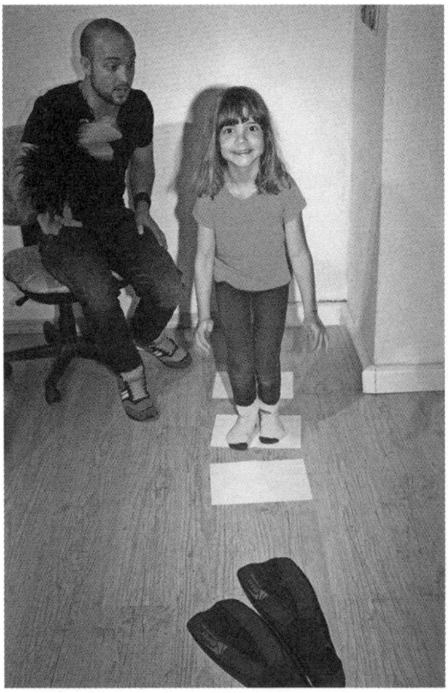

Abb. 12: Kind hüpft mit dem Raben Berti

- **Ratespiel:** Abwechselnd umschreiben Therapeutin und Kind ein Item. Der jeweils Andere muss die Tätigkeit oder den Gegenstand erraten.
- **Pantomime:** Die Tätigkeiten werden pantomimisch von der Therapeutin dargestellt und sollen vom Kind erraten werden.
- **Tempospiel (Schnellbenennen):**
  - Therapeutin: „Du darfst jetzt mal ganz schnell auf die Gegenstände zeigen und ich versuche sie ganz schnell zu sagen."
  - Danach erfolgt der Rollenwechsel: Die Therapeutin zeigt und das Kind benennt. Hierbei ist es wichtig, dass nicht alle sechs Items einmal benannt werden, sondern immer wieder schnell hin- und hergesprungen wird beim Zeigen, sodass alle Items mindestens fünfmal benannt werden müssen.
- **Der Rabe und die Schnecke „bestellen" Gegenstände:** Das Kind übernimmt die Rolle von Schnecke und Rabe und „bestellt" Gegenstände oder artikuliert die Wörter in Schnecken- und Rabensprache und Therapeutin „errät" die Gegenstände.
- **Abschlussaktivität:** Jedes Wort wird noch ein letztes Mal silbisch zergliedert geklatscht, gehüpft oder gestampft. Dann verschwindet es wieder in der Kiste.

Phase 4 Transfervorbereitung (ca. 5 Minuten)

Therapiebereich: Abruftraining für Konzepte und Wortformen

Die Therapeutin fotografiert das Kind in einer typischen Situation für das Stundenthema (z. B. beim Auspressen der Orange, beim Bügeln, beim Bezahlen, beim Abtrocknen). Das ausgedruckte Foto wird in der nächsten Stunde auf eine Seite des Therapieheftes geklebt. Das Therapieheft darf das Kind mitnehmen, um es der Erzieherin in der Kita, seinen Freunden oder den Eltern zu Hause zu zeigen.

Mit Unterstützung des Fotos kann es dann erzählen, was es Neues in der Therapie erlebt und ausprobiert hat. Das Therapieheft stellt als Sprechanlass somit eine Brücke von der Therapiestunde in den Alltag des Kindes dar.

Wie in Kapitel 4.1 ausgeführt verstehen sich Elaborationstherapien als „Türöffner" für eine verbesserte Einspeicherung neuen Wortwissens im Alltag des Kindes. Da das Kind in der Therapie alleine seine Rückstände im Vergleich zu Gleichaltrigen nicht aufholen kann, muss sich die Wortschatzerweiterung des Kindes vor allem im Alltag beschleunigen, damit es Schritt für Schritt die Rückstände im Vergleich zu Gleichaltrigen reduzieren kann. Dafür benötigen Kinder die Unterstützung wichtiger Bezugspersonen in den „spracherwerbswirksamen" Alltagskontakten. Die Beteiligung von Eltern war auch eine Wirkkomponente in dem von uns entwickelten und evaluierten Wortschatzfinder-Therapieformat. Aus diesem Grund schließen sich hier die uns wichtigen Ziele und Vorgehensweisen in der Kooperation mit Eltern an.

4.3 Elternbeteiligung

Eine unzureichende Qualität und geringe Häufigkeit der sprachlichen Interaktionen zwischen Eltern und ihren Kindern sind nicht die Ursache lexikalischer Störungen. Dennoch haben Untersuchungen belegt, dass das Interaktionsverhalten zwischen Eltern und ihren spracherwerbsgestörten Kindern sich von demjenigen zwischen Eltern und ihren nicht spracherwerbsgestörten Kindern unterscheidet (Grimm 2012). Die signifikanten Unterschiede auf der Seite des elterlichen Verhaltens weisen alle in Richtung eines wenig kommunikations- und spracherwerbsförderlichen Verhaltens (Dannenbauer 2001). Dabei ist die Diskussion wenig therapierelevant, ob das ungünstige Interaktionsverhalten der Eltern mitbedingend für die Spracherwerbsstörung des Kindes sei oder ob es lediglich die hilflose Reaktion auf das als abweichend erlebte Kommunikationsverhalten des Kindes ist. Gleich wie es zu diesen unbefriedigenden Kommunikationsmustern gekommen sein mag, können sich diese zu einem zirkulären ausweglosen Teufelskreis unbefriedigender Interaktion aufschaukeln.

Unbestritten sind die Alltagskontakte spracherwerbswirksam. Die täglichen Begebenheiten (Aufstehen, Waschen, Kochen, Essen, Spielen, Spazierengehen) sind natürliche Sprechhandlungssituationen mit Sprachlehr- und Sprachlernfunktion. Wesentliches Merkmal dieser Situation ist die handlungsmäßige und sprachliche Anpassung der Bezugspersonen an die erreichten Fähigkeiten des Kindes („Passung“). Grimm (2012, 1983) fasste entwicklungspsycholinguistische Forschungsergebnisse dahingehend zusammen, dass die Anpassungsleistung der Bezugsperson an die kommunikativen Bedürfnisse und Fähigkeiten des Kindes bereits im frühesten Kindesalter einen sehr guten Prädiktor für die kindliche Sprachentwicklung darstellt. Die Art des Umgangs mit dem Kind und seinen ersten Kommunikations- und späteren Sprachinitiativen definiert mit, ob sich das Kind in den Interaktionen als wirksam und erfolgreich erlebt, ob seine Motivation zur Kommunikation geweckt wird und erhalten bleibt. Diese Motivation ist der „Motor“ jeder sprachlichen Weiterentwicklung (Motsch 2002). Die Bezugspersonen wirken in diesen Alltagssituationen zudem als Sprachmodell für das Kind. Das Verhalten der Bezugspersonen kann es dem Kind ermöglichen, den Zusammenhang zwischen dem situativen Geschehen und dessen sprachlicher Repräsentation besser wahrzunehmen und zu verarbeiten (Bruner 2008). Das sprachliche Modellverhalten kann es dem Kind erleichtern oder erschweren, Wörter, Satzstrukturen und situative Sprachnuancen zu erwerben, die bisher außerhalb seiner Möglichkeiten lagen. Die „Qualität“ der alltäglichen Sprachanregung und des Sprachaustausches definiert somit die Wirksamkeit dieser Alltagssituationen im Hinblick auf den Spracherwerb des Kindes. Diese wichtige Funktion ist vielen Eltern nicht bewusst. Durch das häufig erwartungsunübliche (Sprach-)verhalten der spracherwerbsgestörten Kinder werden Eltern zudem massiv verunsichert.

Die Kinder verhalten sich häufig verbal passiv, eröffnen selten Interaktionen, antworten nicht oder kurz, reagieren häufig mit diffusen Beiträgen wie „hmmm", „jaja", „aha", „ach so", „weiß ich" („Back Channel Signals"; DeMaio 1983). Sie sind nicht fähig zu einem Turn-Taking, d.h. zu einer abwechselnden Kommunikation, bei der sich die Kommunikationsbeiträge aufeinander beziehen. Gelegentlich handelt es sich auch um sehr aktive Kinder, die allein mit ihren nonverbalen Signalen oder kurzen Anweisungen die Interaktion dominieren. Je nachdem, wie das Kind mit seinen lexikalischen Lücken umgeht, und welchen „Sprachstil (didaktisch, rhetorisch, instruktiv)" die Eltern zeigen, müssen individuell angepasste Inhalte für die Elterngespräche ausgewählt und fokussiert werden.

Die „didaktischen Eltern"

Diese Eltern reden häufig zu viel, fordern ständig zum Benennen auf („Was ist das?"), zum Zeigen („Wo ist der blaue Bus?") oder zum Nachsprechen („Sag einmal: Bus!"). Fehlbeantwortungen des Kindes erfahren negative Kritik („Nein, das ist kein Auto! Das ist ein Bus!").

Die zentrale „Message" für diese Eltern ist: Das Zusammensein von Kind und Eltern soll beiden Seiten Spaß machen. Beobachten wir die beschriebenen elterlichen Verhaltensweisen, können folgende Inhalte zur Verbesserung der Eltern-Kind-Interaktion beitragen:

1. Konkrete Möglichkeiten aufzeigen und im Rollenspiel üben, wie man auf Fehlbenennungen oder zu allgemeine Benennungen des Kindes positiv reagieren kann.

> **Positive Reaktion auf Fehlbenennung**
> **Situation:** Das Kind sieht ein Schaf und sagt „Da, eine Kuh!"
> **Häufige Elternreaktion:** „Das ist keine Kuh, das ist ein Schaf!"
> **Kommentar:** Das ist eine ungünstige, da direkte Korrektur der kindlichen Äußerung. Das Kind wird mit der Nase auf seinen Fehler gestoßen. Nur die fehlerhafte Form und nicht der Inhalt der Äußerung des Kindes wird beachtet.
> **Bessere Elternreaktion:** „Ja, du hast recht, da steht ein Tier auf der Wiese. Das ist ja ein Schaf. Schau mal, …"
> **Kommentar:** Das ist eine positivere Form der Korrektur der kindlichen Äußerung. Das Kind erlebt, dass der Inhalt seiner Äußerung beachtet wird, und erhält darüber hinaus indirekt, aber zeitnah eine Rückmeldung über die korrekte Form (hier: die richtige Bezeichnung „Schaf") und vielleicht noch Hinweise auf semantische Merkmale, die ein Schaf von einer Kuh unterscheiden (z.B. Größe, Wolle …).

Diese Form einer verbesserten Rückmeldung im Sprachlernprozess des Kindes geht auf Wyatt (1989) zurück. Das „positive Feedback" hat seine Aktualität bis heute nicht verloren. Nachdem das Grundprinzip und die konkrete Umsetzung durch die Therapeutin an einigen Beispielen verdeutlicht wurde, ist es für viele Eltern hilfreich, wenn sie es nun selbst ausprobieren dürfen und eine Rückmeldung durch die Therapeutin erhalten.

Mögliche Übungen zur verbesserten Rückmeldung

Wie können Sie auf diese Äußerungen reagieren, sodass das Kind die richtigen Wörter „wie nebenbei" noch einmal hört?

Ihr Kind meint „Hubschrauber" und sagt ...

a. „Fliegding"
Was könnten Sie sagen?
b. „Flugzeug"
Was könnten Sie sagen?
c. „Schrubschrauber"
Was könnten Sie sagen?/Wodurch könnte es Ihrem Kind leichter fallen, sich das Wort zu merken?
d. „So was in der Luft."
Was könnten Sie sagen?

Ihr Kind möchte eine „Ananas" haben und sagt ...

e. „Apfel"
Was könnten Sie sagen?
f. „Anas"
Was könnten Sie sagen?
g. „Essen"
Was könnten Sie sagen?
h. „Das da will ich."
Was könnten Sie sagen?

Ihr Kind sieht beim „Tanken" zu und sagt ...

i. „Papa macht so was rein, damit das Auto fahren kann."
Was könnten Sie sagen?

2. Die unterschiedlichen Möglichkeiten von elterlichen Fragen mit ihren Vor- und Nachteilen kennenlernen.

Das Kind braucht Gelegenheiten, in denen es gehörte Wörter auch aktiv verwenden kann. Dazu sind Antworten auf Fragen geeignete Anlässe. Fragen führen aber nur zu „Übungsgelegenheiten", wenn sie zum Reden motivieren und dadurch die Anwendung und Festigung neuer Worte ermöglichen. Derartige **„offene" Fragen** sind zum Beispiel W-Fragen mit Fragewörtern wie:

- **Was** passiert da?
- **Wie** hat der das gemacht?

- **Warum** ist der Junge traurig?
- **Wozu** braucht der das?

Bei neuen Wörtern können Sie Ihr Kind auch durch **Alternativ-Fragen** unterstützen:

- Ist das ein Schaf oder eine Kuh?
- Ist das ein Hubschrauber oder ein Flugzeug?

Das Gegenteil von offenen Fragen sind **„geschlossene Fragen“**. Geschlossene Fragen laden nicht zum Reden ein, sondern können mit Zeigen, Nicken oder kurzen Antworten wie „da“ oder „ja“ beantwortet werden:

- Ja/Nein-Fragen („War es heute schön im Kindergarten?“)
- Wo-Fragen („Wo ist das Schaf?“)

Die „rhetorischen Eltern“

Viele Eltern, deren Kinder sich wenig responsiv zeigen, weichen in eine Form rhetorischer Kommunikation aus, d. h. sie sprechen, ohne Antworten zu erwarten, und übernehmen dabei die Redeanteile der Kinder mit („Was willst du? Du willst Brot? Reicht das, ja, gut. Dann iss.“). Die Kommunikation bewegt sich auf unterschiedlichen Ebenen: Der Erwachsene spricht, das Kind handelt. Bei diesem einseitigen Monolog der Eltern bleibt das Gesagte für das Kind oft nur ein „soziales Geräusch“. Es entnimmt dem Gesagten keinerlei neue Informationen.

Die zentrale „Message“ für diese Eltern ist: Weniger ist manchmal mehr. Anstatt Kinder mit Sprache zu überhäufen, soll Sprache dosiert und gezielt angeboten werden. Dafür sind die Momente besonders geeignet, in denen die Aufmerksamkeit und das Interesse des Kindes auf eine bestimmte Tätigkeit oder einen Gegenstand gerichtet sind. Hier gilt es, sich einzuklinken, einen gemeinsamen Aufmerksamkeitsfokus herzustellen (Joint Attention) und erst dann die Gegenstände, Handlungen oder Eigenschaften, die im gemeinsamen Fokus sind, explizit zu versprachlichen.

Gerade bei wenig sprechenden Kindern hilft es, sich als Eltern zurückzunehmen und basale dialogische Fähigkeiten zu zeigen (Motsch 2003):

- passivere Rolle einnehmen,
- Warten lernen auf Beiträge des Kindes,
- Beobachten und Zuhören lernen um herauszufinden, wann, warum, wie und was das Kind kommuniziert,
- Handlungen und Aktivitäten (nicht nur Sprechen) des Kindes als Kommunikation begreifen und diesen eine Bedeutung geben,

- auf die kindliche Ebene gelangen, d. h. sich ggf. auf die Handlungsebene des Kindes begeben, Handlungen nachahmen, um in Kontakt zu kommen, später evtl. eigene Handlungen hinzufügen,
- dem Kind die Führung überlassen, dem Interesse des Kindes folgen,
- nach eigenen Beiträgen Signale geben, dass nun das Kind an der Reihe ist,
- eine Erwartungshaltung signalisieren, zum Beispiel Augenbrauen fragend hochziehen und eine Pause eintreten lassen („Communicate for an Answer"; MacDonald/Gillette 1984).

Wenn es den Eltern in zunehmendem Maße gelingt, derartiges Kommunikationsverhalten wieder zu realisieren, wird das Kind das Gefühl bekommen, in der Kommunikation mit seinen Eltern erfolgreich zu sein. Das Kind erhält die Chance, dadurch auch zunehmend selbst dialogische Fähigkeiten zu entwickeln:

- gemeinsame Aufmerksamkeit mit dem Kommunikationspartner zu haben und aufrechtzuerhalten,
- Dialoge zu eröffnen und damit Initiative für eine Interaktion ergreifen,
- Antworten auf Äußerungen und Fragen des Kommunikationspartners zu geben.

Die „instruktiven Eltern"

Häufig findet sich auch die Reduktion auf eine Kommunikationsform, bei der die Eltern Sprache nur noch für Handlungsanweisungen, Aufforderungen und Befehle verwenden.

Die zentrale „Message" für diese Eltern: Sie sind für Ihr Kind ein wichtiger „Lieferant" von neuen Wörtern und deren Bedeutung.

Bei gemeinsamen Aktivitäten (Spiel, Essen, Einkaufen, Ausflug, Zug fahren) bietet sich das Benennen von Gegenständen, Handlungen und Eigenschaften an (explizites Versprachlichen). Auch hier ist weniger mehr, d. h. vor allem „neue Wörter" sollen angeboten werden, von denen die Eltern annehmen, dass ihr Kind sie noch nicht oder nicht sicher kennt. Neue Wörter sollten mehrmals wiederholt werden. Dabei können Unterschiede zwischen ähnlichen Konzepten herausgestellt werden (z. B. sagt das Kind beim Einkaufen zum Salat „Gemüse"). Für Basic-Level-Wörter (Kap. 1.3) können präzisere Bezeichnungen angeboten werden (Kind sagt zu einem Dackel „Hund").

Um dem Kind den Bedeutungserwerb neuer Wörter zu erleichtern, ist es hilfreich, sich daran zu erinnern, was das Kind bereits kennt und weiß. Auf diese Vorerfahrungen kann verwiesen werden. So wird neues Wissen mit bereits Bekanntem verknüpft.

Neues mit Bekanntem verknüpfen

Kind: „Mama, was ist ein Schaf?"

Mama: „Weißt Du noch? Mit der Oma waren wir auf dem Bauernhof, da standen ganz viele Tiere auf der Wiese. Das waren Schafe. Das Schaf lebt auch auf dem Bauernhof. Das Schaf steht auf der Wiese und frisst Gras wie die Kuh. Aber …"

Viele dieser individuell ausgewählten Inhalte der Elternberatung können in Elterngesprächen zum Beispiel im letzten Teil einer Therapieeinheit oder in eigenen Beratungsstunden besprochen werden. Eltern erleben es als hilfreich, wenn jede Message mit vielen konkreten Beispielen verknüpft wird.

Im Rahmen der Zusammenarbeit mit Eltern ist es für Therapeuten und Eltern hilfreich und entlastend, aktuell als unbefriedigend erlebte Interaktionen als Ergebnis gegenseitiger Verunsicherung zu verstehen. In Kooperation mit betroffenen Eltern kann auf dieser Basis versucht werden, gemeinsam die Art der Alltagskommunikation mit ihrem Kind zu überprüfen und ggf. alternative Möglichkeiten zu erarbeiten (Breckow 1987; Iven 2000). Neben diesen „kleinen" Formen der Elternarbeit existieren auch elaborierte Elternprogramme.

Nach einer kritischen Sichtung existierender Modelle der Elternarbeit in der sprachtherapeutischen Intervention wurde von Dehnhardt und Ritterfeld (1998) festgestellt, dass nur wenige Programme existieren, die versuchen, die Ressourcen der Familie zu nutzen. Seit dieser Zeit sind mehrere Programme entwickelt worden mit dem Ziel, die Kompetenz der Eltern zu erweitern, selbstständig kindgerecht und spracherwerbsunterstützend mit dem spracherwerbsgestörten Kind zu kommunizieren, so zum Beispiel das Freiburger Konzept der Zusammenarbeit mit Eltern (FKZE)" (Motsch 1986; 2002; 2003), das FiSchE-Programm (Schelten-Cornish 2005), Schritte in den Dialog (Möller/Spreen-Rauscher 2009), Elterntraining Sprachförderung (Rodrian 2009) oder das Heidelberger Elterntraining-Programm (Buschmann 2011). Die Ziele der Elternbeteiligung in diesen Programmen sind vergleichbar. Nach der Wortschatzfinder-Therapie (Motsch/Ulrich 2012 a) hatten wir den Müttern folgendes Merkblatt mitgegeben, das einige dieser Ziele enthält. Die Mütter bestätigten uns später, dass dieses Blatt auch für sie selbst als Erinnerungshilfe nützlich war.

Erinnerungshilfe für Eltern

Wie können Sie die Sprachentwicklung Ihres Kindes unterstützen?
Folgen Sie dem Interesse des Kindes!

- Sprechen Sie über die Dinge, Handlungen und Ereignisse, auf die Ihr Kind gerade seine Aufmerksamkeit richtet!
- Geben Sie Ihrem Kind viele verschiedene Informationen dazu, z. B.:
  - Was kann man damit machen?
  - Wofür braucht man das?
  - Wer hat so etwas?
  - Was ist so ähnlich?
  - Wer macht so etwas?
  - Wann kann man das machen?
- Benennen Sie die Dinge, für die Ihr Kind sich interessiert!
- Wiederholen Sie neue Wörter mehrmals!

Offene Fragen sind besser als geschlossene!
Beispiel: „Was hast du denn im Kindergarten erlebt?" anstelle von „War es heute schön im Kindergarten?"

Korrigieren Sie Ihr Kind nicht tadelnd! Wiederholen Sie die richtigen Wörter „wie nebenbei" noch einmal!
Beispiel: Das Kind meint „Bügeleisen" und sagt „Glattmacher" dazu. Sie könnten darauf z. B. sagen: „Ja, mit dem Bügeleisen kann man die Wäsche bügeln, dann wird sie ganz glatt."

4.4 Strategieansätze

Strategieorientierte Therapieansätze wurden in der Behandlung lexikalischer Störungen lange Zeit vernachlässigt. Dies galt vor allem für deutschsprachige Konzepte. In den letzten Jahren sind jedoch zunehmend Therapieansätze entstanden, die im Gegensatz zu traditionellen Formen der Wortschatztherapie nicht einzelne Wörter, sondern Strategien und Erkenntnisse aus der Lehr-Lernforschung zur erfolgreichen Vermittlung dieser, wie Killus (2018) sie beispielsweise zusammenfasst, integrieren oder sogar in den Mittelpunkt stellen (Gaigulo 2022). Genannt seien z. B. das EAST-Konzept (Elaborations-, Abruf- und Strategietherapie) von Glück/Elsing (2014), das Fachwortschatz-Lernstrategie-Training (FWLT) von Bastians 2016), das Word-Finding Intervention Program (WFIP-3) von German (2019) und die WORD-Therapie von Best et al. (2015). International (zunehmend) verbreitet sind die beiden letztgenannten.

Word-Finding Intervention Program (WFIP-3)

Das WFIP bzw. WFIP-3 von German (1992, 2019) ist ein breit angelegtes, pädagogisches Programm für Schüler ab sechs Jahren, bei dem das jeweilige Störungsprofil der lexikalischen Störung den Interventionsfokus bestimmt. Mit dem WFIP wurden erstmalig die Interventionsfelder des „Strategieeinsatzes“ und des „Selbstmanagements“ explizit in Bezug auf lexikalische Störungen therapeutisch aufgegriffen. Diese Bausteine sind in die drei folgenden, von German (1992) beschriebenen Behandlungsfelder integriert: Verbesserung der Wortfindung (Retrieval Strategy Instruction), Selbstmanagement (Self-Advocacy Instruction) und Anpassungen des Umfeldes (Word-Finding Accomodations).

Im Behandlungsfeld „Verbesserung der Wortfindung“ wählt der Therapeut je nach diagnostiziertem Störungsprofil und den beobachteten Fehlbenennungen Strategien aus, die dem Schüler innerhalb einer Sitzung über verschiedene Aktivitäten vermittelt werden. So sollen *Übungen zum Schnellbenennen* (vgl. Übungen im „Wortschatzfinder“, Motsch/Ulrich 2012 a) beispielsweise nur bei Patienten mit verzögerten Benennzeiten angeboten werden. Die *reflektierende Pause* wird im Falle häufiger semantischer Annäherungen vorgeschlagen. Die Hoffnung ist, dass der Patient durch ein zunehmend selbstreguliertes Innehalten und Nachdenken, also eine reflektierende Pause im Sinne eines stillen Self-Primings, das Zielwort abrufen kann und Selbstkorrekturen nach semantischen Substitutionen unnötig werden. Bei häufigen semantischen Substitutionen werden entsprechend *semantische Abrufhilfen* aufgezeigt. Diese Vereinfachung der Komplexität lexikalischer Fehlbenennungen sollte mit Vorsicht betrachtet werden. So müssen semantische Substitutionen nicht zwangsläufig semantisch „motiviert“ sein, sondern können durchaus auch aufgrund unzureichend ausdifferenzierter phonologischer Repräsentationen zustande kommen (Kap. 2).

Als Aktivitäten zur Vermittlung der Strategien wird zum Beispiel bei Abrufschwierigkeiten die alternative Nutzung von Oberbegriffen beschrieben. Dafür gibt German eine Art Stundenverlaufsplan mit verschiedenen Übungsformaten vor (Wortlisten erstellen, Einbetten der Zielwörter oder hyperonymen Ersetzungen in Sätze und/oder Kurzgeschichten).

Eine Besonderheit ist, dass das Wortmaterial hier nicht im Vorfeld festgelegt ist, sondern von den individuellen Lebensumständen des Kindes abgeleitet wird: Ausgewählt werden demnach relevante Inhalte aus dem schulischen Lehrplan oder den persönlichen Interessen des Kindes, bei denen der Schüler Abrufprobleme zeigt.

Auch für den Behandlungsbereich „Selbstmanagement“ schlägt German beispielhaft Aktivitäten für die Verbesserung der Eigen- und Fremdwahrnehmung von allgemeinen und spezifischen Verhaltensweisen bei Wortfindungsstörungen vor (z. B. die Arbeit mit Notizbüchern oder Selbstevaluationsbögen).

German betont darüber hinaus insbesondere die Relevanz der Transferarbeit. Abrufstrategien und Selbstinstruktionen sollen zwar zunächst im Einzelsetting und auf der Ein-Wort-Ebene erarbeitet werden. In einem nächsten Schritt sollen aber dann die gelernten Strategien auf Satz- und Diskursebene ausgeweitet werden (z. B. auch das Rehearsaltraining). Zusätzlich gilt es, das Gelernte aus den ersten beiden Behandlungsfeldern in die familiäre und schulische Umwelt zu übertragen und dafür entsprechende Übungskontexte zu schaffen (wie z. B. durch Lernarrangements in einer Kleingruppe, im Klassenverband, in Unterrichtssituationen oder in weiteren klassischen In-Vivo-Trainingssituationen u. Ä. m.). Die Notwendigkeit dieser Transferunterstützung verdeutlicht German eindrücklich durch ein Zitat von Lahey (1988, 361): „One cannot be isolated in a room apart from the child's life [...] and expect them to learn early content/form/use interactions that will generalize to other aspects of their lives."

Daher empfiehlt sie den Einbezug des Klassenlehrers und der Eltern, um das Schulkind in der Anwendung der Abrufstrategien zu unterstützen. Dies spiegelt auch der dritte Behandlungsschwerpunkt wider, in dem die – zumeist temporäre – Anpassung des Umfeldes an die spezifischen Bedürfnisse, Fähigkeiten, aber auch noch bestehenden Schwächen des lexikalisch gestörten Kindes Berücksichtigung findet.

Mit dem WFIP von German ist ein Grundlagenwerk eines strategieorientierten Ansatzes erstellt worden. Als einziges der aufgeführten Therapiekonzepte im Schulalter ist dieses auch mit einer Handanweisung und entsprechenden Materialien im amerikanischen Raum erhältlich. Trotz seiner Vorzüge stellt das Programm den Praktiker vor eine große Herausforderung, da die Therapie in Bezug auf die Planung und Durchführung in hohem Maße flexibel gestaltet werden soll (im Einzel-, Kleingruppensetting oder in In-vivo-Situationen) – Umstände, die im deutschen Gesundheitssystem leider noch nicht den Standard repräsentieren. Zudem sollte einschränkend angemerkt werden, dass bisher keine überzeugenden Nachweise für die Wirksamkeit des Word Finding Intervention Program vorliegen. In einer Pilotstudie wurde mit zwei Kindern lediglich ein kleiner Ausschnitt aus dem Therapieprogramm über einen Zeitraum von gerade einmal vier Therapieeinheiten durchgeführt (German 2002; Kap. 4.5.3) – eine systematische Evaluation des gesamten Therapiekonzeptes steht jedoch aus.

Tab. 6: Die Behandlungsfelder im Word Finding Intervention Program (nach German 1992; 2005)

Word Finding Intervention Program – Behandlungsfelder		
Verbesserung der Wortfindung (Retrieval Strategy Instruction):		
Vermittlung von verschiedenen Abrufstrategien: phonologisch, semantisch (z. B. Nutzen von Synonymen oder Oberbegriffen), assoziativ, reflektierende Pause	Vermittlung von Elaborations- und Speicherstrategien zur Wortform: z. B. bewusster Einsatz des Rehearsals, Silbensegmentation u. w. m.	Übungen zum Schnellbenennen
Selbstmanagement (Self-Advocacy Instruction):		
Kognitive Modifikation: Selbstbeobachtung und -evaluation der eigenen Verhaltensweisen (Schwächen und Stärken) im Prozess des Wortabrufs	**Eigendiagnostik:** Identifikation der Settings, Sprechsituationen und Kontexte, in denen Abrufprobleme gehäuft vorkommen sowie der aktuellen Reaktionsmuster; Sensibilisierung für lexikalische Einflussfaktoren auf den Wortabruf	**Selbsthilfe:** Anwendung der Abrufstrategien in abrufhemmenden Kontexten erlernen, Hilfe einfordern beim Kommunikationspartner
Anpassung des Umfeldes (Word-Finding Accomodations): Modifikation der Lernumwelt und Einsatz von unterstützenden Materialien		
Reduzierung der Anforderungen an einen schnellen Wortabruf in den verschiedenen Settings & Kontexten (schulisches und häusliches Umfeld): Sensibilisierung des Klassenlehrers und der Eltern	Modifikation von Aufgabenformaten: Vermeidung von überfordernden mündlichen Gesprächsbeiträgen, Freiwilligkeit mündlicher Beteiligung, Übernahme von semantischen oder phonologischen Abrufhilfen durch die Lehrer im Unterricht, Verwendung von geschlossenen Aufgabentypen: Multiple-Choice-Aufgaben oder andere Entscheidungsfragen (ja/nein; wahr/falsch)	Normalisierung der Anforderungen und Abbau der Modifikationen mit zunehmenden Fähigkeiten des Kindes

WORD-Therapie nach Best et al. (2015)

Die WORD-Therapie zielt primär auf die Vermittlung von Abrufstrategien mit dem Ziel, dass Kinder zwischen sechs und acht Jahren diese selbstständig in Situationen anwenden können, in denen sie Störungen der Wortfindung erleben. Abhängig vom vermuteten Störungsschwerpunkt werden ihnen über ca. sechs Wochen anhand von in einer Therapiestunde identifizierten, nicht abrufbaren Wörtern entweder phonologische oder semantische Abrufstrategien vermittelt. Dies erfolgt vorwiegend über das Erstellen einer Art Mindmap zu einem nicht abrufbaren Wort und verschiedenen Ratespielen, in denen in wechselnden Rollen Tipps in Form von phonologischen oder semantischen Abrufhilfen gegeben werden und jeweils anschließend reflektiert wird, welche Abrufhilfen am besten geholfen haben und zum Abruf des gesuchten Wortes geführt haben. Es wird also ganz bewusst Wert auf das Bewusstmachen lexikalischer Lücken (in Form von Abrufproblem) und die Reflexion über den Nutzen einer Abrufstrategie gelegt. Dieser metakognitive Anteil in der Therapie soll mit Fortschreiten der Therapie zunehmend fokussiert wird. Eine Art Handanweisung zur Gestaltung der Therapiestunden ist zum freien Download in englischer Sprache verfügbar (Best et al. 2015).

Strategieelemente in Elaborations- und Abruftherapien

Während im oben beschriebenen Word Finding Intervention Program das „Self-Management“ und die Strategievermittlung die zentralen Inhalte der Therapie sind, finden sich einzelne Elemente eines strategieorientierten Vorgehens auch in traditionellen Elaborations- und Abruftherapien wieder.

Häufig werden hierzu Spielformate mit sogenannten Cue Cards (Strategiekarten) eingesetzt. Dabei handelt es sich um Spielkarten, auf denen mögliche Fragen nach semantischen oder phonologischen Informationen zu einem Wort stehen. Das Kind zieht nun eine Bildkarte zu einem Zielwort (z.B. „Regenschirm“) sowie eine der Strategiekarten. Nun soll es die entsprechende Frage zu dem Objekt beantworten (z.B. „Wozu braucht man das?“) sowie versuchen, über diesen Hinweis das Objekt korrekt zu benennen (Hyde Wright et al. 1993; Wittmann 1996; Easton et al. 1997). Ebbels et al. (2012) setzen einen Strategiewürfel mit vergleichbarer Methodik ein.

Dabei erfolgt die Anwendung einer bestimmten Strategie jedoch nicht in Abhängigkeit von den individuellen Problematiken, die die Kinder zeigen. Eine explizite Reflexion über den Nutzen bestimmter Abrufhilfen zum eigenen Deblockieren bei Abrufschwierigkeiten in „echten Kommunikationssituationen“ findet nur in dem therapeutischen Vorgehen der Einzelfallstudie von Wittmann (1996) statt (Kap. 4.5.3). Alle anderen Therapieformate beschränken sich auf den recht programmatischen Einsatz dieser abruferleichternden Fragen, ohne dass eine Anwendung auf reale Kommunikationssituationen stattfindet oder die Strategien und deren Indikation den Kindern bewusst gemacht werden (Ebbels et al. 2012; Easton et al. 1997; Hyde Wright et al. 1993; Kap. 4.5.3). Insofern kann hier nicht von einer lexikalischen Strategietherapie im eigentlichen Sinne gesprochen werden – vielmehr haben einzelne strategische Elemente Einzug in das therapeutische Methodenspektrum gefunden.

Parsons et al. (2005) beschreiben einen differenzierteren Ansatz, der verschiedene Strategieelemente umfasst. Entwickelt wurde der Therapieansatz allerdings nicht für Kinder mit klassischen Wortfindungsstörungen, sondern für lexikalisch gestörte Schulkinder mit Defiziten im Wortverständnis.

Auf der Grundlage des unterrichtlichen Curriculums wurde Fachvokabular als Trainingswortschatz ausgewählt. Je ein Fachbegriff wurde pro Therapiestunde eingeführt und nach einem festgelegten Ablauf von zehn Schritten semantisch und phonologisch erarbeitet. Ein Unterschied zu den zuvor beschriebenen Therapieansätzen ist, dass der Blick des Schülers hier explizit darauf gelenkt wird, was er noch nicht kennt bzw. nicht versteht und wie er diese neuen Wörter lernen kann. Der Ansatz sieht dann verschiedene weitere Spiele zur vertieften Auseinandersetzung mit der Wortform und mit dem Konzept vor, die eher der klassischen Elaborationstherapie mit einer lehrenden Therapeutenrolle entsprechen. Neben diesen Aktivitäten im Einzelsetting wurde das schulische Umfeld ebenfalls einbezogen, indem nicht verstandene Wörter im Unterricht notiert werden sollten.

Insgesamt handelt es sich um ein sehr sprachbewusstes Vorgehen, das den Baustein Selbstmanagement in deutlich höherem Maße berücksichtigt als die anderen aufgeführten Ansätze. Die expressive Sprache wird jedoch bewusst ausgeklammert; der Fokus liegt auf der rezeptiven Komponente lexikalischer Störungen.

Exkurs: Monitoring-Strategien

Im deutschsprachigen Raum werden die Verwendung von Strategien und der Baustein Selbstmanagement lediglich in zwei Therapieansätzen in der Behandlung von kindlichen Sprachverständnisstörungen auf Satz- und/oder Geschichten-/Textebene explizit aufgegriffen (MSV, Schönauer-Schneider 2019; ME-SVK, Schmitz/Diem 2007; Diem/Schmitz 2013). Dort findet sich ein Training der Sprachverstehenskontrollprozesse (synonym: Comprehension Monitoring, Monitoring des Sprachverstehens (MSV)). Ziel des Trainings ist, „dass das Kind bei Nichtverstehen in alltäglichen Kommunikationssituationen selbstständig eine Verstehensklärung herbeiführen kann“ (Diem/Schmitz 2013, 243). Wortspeicher- und Wortabrufstörungen stehen bei diesen metasprachlich orientierten

Konzepten nicht im Vordergrund. Die Verbesserung des Comprehension Monitoring allein kann daher nicht ausreichen, um lexikalische Störungen erfolgreich zu therapieren. Die Orientierung am Selbstmanagement und an Strategien wird jedoch auch in diesen Behandlungsansätzen als Schlüsselelement betont – ein Aspekt, der vor allem im internationalen Raum früher als in Deutschland Beachtung fand. So basiert sowohl der Ansatz von Schmitz/Diem (2007) als auch das MSV von Schönauer-Schneider (2019) auf den Arbeiten der amerikanischen Forscher Dollaghan und Kaston aus dem Jahr 1986.

Während im deutschsprachigen Bereich lexikalische Therapie vor allem als Elaborations- und Abruftherapie umgesetzt wird, unternimmt international eine Reihe von Autoren den Versuch, diese traditionelle Form der Wortschatztherapie mit strategieorientierten Elementen zu ergänzen. Insgesamt lassen aber auch diese sowohl auf der theoretischen Ebene als auch auf der konkreten Durchführungsebene Kritik zu und Fragen offen.

Exkurs: Mehrsprachigkeit

Da mehrsprachig aufwachsende Kinder mit einer lexikalischen Störung grundsätzlich vergleichbare Merkmale und ursächliche Defizite aufweisen wie einsprachige Kinder, wird der Einsatz der in diesem Kapitel genannten therapeutischen Prinzipien, Methoden und Konzepte auch für mehrsprachige Kinder als grundsätzlich sinnvoll eingeschätzt (Scharff Rethfeldt 2013; Schmidt 2021; Kocianová 2005). Spezifische Therapiekonzepte, die eigens für mehrsprachige Kinder lexikalischer Störung entwickelt wurden, existieren weder im deutschsprachigen noch im internationalen Raum (Marks 2017; Motsch/Marks 2015 b).

Besonderheiten in der Behandlung ergeben sich durch die Therapieziele: Ein wesentliches Therapieziel wird in der Verbesserung der für den Bildungserfolg relevanten Sprache (hier dem Deutschen) gesehen (Motsch 2013; Ebert et al. 2014). Entwicklungsfortschritte in der für die kindliche Sozialisation ebenso bedeutsamen Erstsprache werden jedoch genauso als notwendig erachtet (Kohnert 2010; Schmidt 2021). Transfereffekte auf die unbehandelte Sprache werden vor allem im Bereich der Therapie lexikalischer Störungen ohne den systematischen Einbezug der zweiten Sprache für unwahrscheinlich gehalten (Oller et al. 2007). Fredman (2006) empfiehlt daher eine multilinguale Therapie für alle mehrsprachigen Kinder mit SSES. Dies vorausgesetzt wirft die therapeutische Behandlung jener Kinder in der Praxis große Fragen auf (Motsch/Marks 2015 b; 2016). Denn noch ungeachtet der Frage nach der höchsten Evidenz scheint eine zweisprachige Therapie in der Praxisrealität nicht oder zumindest für einen Großteil der vorzufindenden Sprachkombinationen nicht leistbar (Jordaan 2008; Motsch 2013; Scharff Rethfeldt 2013). Aus diesem Grund werden einsprachige Konzepte gebraucht, die sowohl einen überzeugenden Erfolg im

Deutschen zeigen als auch einen positiven Transfer auf die nicht deutsche Erstsprache mit sich bringen (Motsch/Marks 2016). Dem schließt sich die Frage an, welche Elemente eine einsprachige Therapie beinhalten müsste, damit sich Effekte in beiden Sprachen des Kindes zeigen (Motsch/Marks 2016; 2015b).
Potenzial einer monolingualen (Strategie-)Therapie: Nach Goldstein und Fabiano (2007) sind Transfereffekte auf die nicht-behandelte Sprache bei einer monolingualen Therapie wahrscheinlich, wenn die Behandlung „zwar sprachspezifisch, aber nicht ausschließlich einzelsprachspezifisch" erfolgt (Berg 2014, 107) und wenn Therapiekonzepte genutzt werden, die auf sprachübergreifende Erwerbsaspekte zielen, weil sich dann die erlernten Strategien und Organisationsprinzipien auf beide Sprachen positiv auswirken können. Auch Scharff Rethfeldt (2013, 172) schlägt in ihrem induktiven, monolingualen Ansatz die „Vermittlung aktiver Aneignungsstrategien" vor, die auf sprachcodeunabhängige Prozesse gerichtet sind. Kohnert und Derr (2004) sehen in der Vermittlung universeller Sprachlernstrategien (wie dem Nachfragen) ein zentrales Therapieelement in der Behandlung mehrsprachiger Kinder mit SES. Peña und Bedore (2009, 298) unterstützen diese Sichtweise und sehen das Ziel der Therapie lexikalischer Störungen eindeutig in der Verbesserung der anzuwendenden Lernstrategien: „A goal for children from multilingual backgrounds might be to improve their vocabulary learning strategies, which would, in turn, lead to being more efficient in the ways that learn vocabulary in context […]". Diese Bedingungen erfüllt die Wortschatzsammler-Therapie.

4.5 Effektivität lexikalischer Therapiemethoden

4.5.1 Evidenz in Interventionsstudien

Immer stärker setzt sich der Ruf nach Wirksamkeitsnachweisen für sprachtherapeutische Interventionsmethoden durch (Motsch 2012). Während traditionell die Methoden eher auf der Basis von individuellen Erfahrungen des Therapeuten ausgewählt und umgesetzt wurden, wird vor dem Hintergrund begrenzter finanzieller Ressourcen der Einsatz von Therapiemethoden gefordert, deren Wirksamkeit eindeutig wissenschaftlich belegt wurde.

Die Studien zum Nachweis der Effektivität einer Intervention unterscheiden sich dabei bezüglich ihrer Validität bzw. der Genauigkeit, mit der die entsprechende wissenschaftliche Fragestellung untersucht wird: Während die systematische Evaluation einer Fragestellung mit qualitativ hochwertigen Forschungsdesigns die stärkste Evidenz zum Nachweis der Wirksamkeit einer Behandlung liefert, ergibt sich aus einer unzureichenden wissenschaftlichen Evaluation nur eine schwache Evidenz.

Tabelle 7 verdeutlicht in diesem Zusammenhang verschiedene Stufen der Evidenz (Levels of Evidence), die einem bestimmten empirischen Forschungsdesign entsprechen. Während die stärkste Evidenz also auf der Grundlage einer kontrollierten und randomisierten Studie (Randomized Controlled Trial, RCT) gewonnen werden kann, liefern Erfahrungsberichte und Expertenmeinungen die schwächste Evidenz.

Tab. 7: Evidenzlevel (vereinfacht nach den Richtlinien des „Oxford Centre for Evidence-Based Medicine (CEBM)" 2009 sowie des Deutschen Cochrane Zentrums 2022)

Evidenzlevel	
I a	Systematischer Review aller randomisierten, kontrollierten Studien
I b	Mindestens eine randomisierte, kontrollierte Studie (RCT)
II a	Systematischer Review aller Kohortenstudien
II b	Individuelle, gut geplante Kohortenstudie, Kontrollstudie ohne Randomisierung
III a	Systematischer Review von Fallkontrollstudien
III b	Fallkontrollstudien, quasi-experimentelle Studien ohne äquivalente Vergleichsgruppe
IV	Fallserien (Case Series), Einzelfallstudien, Fallkontrollstudien und Kohortenstudien mit methodischen Mängeln
V	Berichte und Beschreibungen von Expertenmeinungen und Expertenausschüssen, klinische Erfahrung anerkannter Experten

Randomisierte und kontrollierte Interventionsstudien weisen somit die größte interne Validität, also Gültigkeit, der Ergebnisse auf. Dies wird zum einen durch eine zufällige (randomisierte) Zuordnung der Versuchspersonen zu den verschiedenen Versuchsbedingungen erreicht. Um spezifische Effekte der Intervention von unspezifischen Effekten beispielsweise durch Reifungs- und Entwicklungsprozesse trennen zu können, ist zum anderen der Vergleich der Experimentalgruppe mit einer Kontrollgruppe notwendig. Dies kann eine ungeförderte Vergleichsgruppe oder eine Gruppe, die eine andere Intervention erhält, sein. Schließlich sollte bei der Erfassung von Therapieeffekten vermieden werden, dass die Untersucher bewusst oder unbewusst die Messergebnisse zugunsten ihrer Erwartung verfälschen. Dies kann durch die Verwendung standardisierter Testverfahren, insbesondere aber durch die sogenannte „Verblindung" erreicht werden.

Bei einer verblindeten Testdurchführung weiß keiner der Diagnostiker, welcher Versuchsgruppe der jeweilige Proband zugeordnet ist, also welche Art der Therapie er bekommen hat (Das Deutsche Cochrane Zentrum 2022; Ulrich 2012; Döring/Bortz 2022).

Kritiker weisen darauf hin, dass ein rein evidenzbasiertes Vorgehen im Sinne von standardisierter Umsetzung evaluierter Methoden für den Bereich der Sprachtherapie nicht angemessen sei, da so weder der Heterogenität der Patientengruppe noch der Komplexität der Störungen und ihrer Entstehungsgeschichte Rechnung getragen würde. „Die Komplexität des Gegenstandes ‚Kindersprachtherapie' dürfte […] kein Argument sein, gegen seine empirische Erforschung Stellung zu beziehen" (Baumgartner 2008, 293). Auch bei Interventionen, die durch ein komplexes interaktives Geschehen gekennzeichnet sind, können Outcome-Parameter definiert werden, die im Prä- und Posttest überprüfbar sind, wobei die Gruppengröße dabei keine Rolle spielt. RCT, Kleingruppenstudien ohne Randomisierung und One-Case-Studies sind keine Gegensätze, sondern akzeptierte Forschungsdesigns mit unterschiedlicher Aussagekraft. Erforderlich ist sicherlich eine Anpassung des evidenzbasierten Ansatzes an die Spezifität sprachtherapeutischer Realität in den unterschiedlichen Handlungsfeldern (Motsch2017). Bereits Thomas/Pring (2004) und Taylor (2007) plädierten dafür, alle Stufen evidenzbasierter Praxis wertzuschätzen.

Daher impliziert evidenzbasierte Praxis für den Bereich der Sprachtherapie, dass klinische Entscheidungen auf der Basis der bestmöglichen wissenschaftlichen Evidenz getroffen werden sollten (Marks 2017; Ulrich 2012; Reilly 2004).

4.5.2 Effektivität von Elaborations- und Abruftherapien

Im Jahr 1989 führten McGregor und Leonard die erste Interventionsstudie zur lexikalischen Therapie bei Kindern durch. In den folgenden 25 Jahren wurde eine Reihe von weiteren Untersuchungen publiziert, die sich zum Teil sehr stark bezüglich ihrer Fragestellung, der Methodik, der erfassten Ergebnisvariablen und der betrachteten Zielgruppe voneinander unterscheiden, wodurch die Vergleichbarkeit erschwert wird (Glück 2003; Ulrich 2012; Marks 2017).

Glück (2003) unternahm dennoch den Versuch, in einem systematischen Review sämtliche Veröffentlichungen zur Effektivität lexikalischer Therapiemethoden von 1989 bis 2000 zu analysieren und miteinander zu ver-gleichen. Die folgende Beschreibung basiert auf den Ergebnissen dieser Metaanalyse von Glück und berücksichtigt darüber hinaus alle Effektivitätsstudien zu -lexikalischen Störungen, die in den Jahren 2000 bis 2022 erschienen sind.

Einem Großteil der Studien lag die Frage nach der grundsätzlichen Effektivität einer lexikalischen Intervention zugrunde. Teilweise wurde diese Frage durch den Vergleich mit einer unbehandelten oder unspezifisch geförderten Kontrollgruppe (bzw. parallelisierten Kontrollkindern) beantwortet (McGregor/Leonard 1989; Hyde Wright 1993; Hyde Wright et al.1993; Kiening 2001; Justice et al. 2005; Zens et al. 2009). Andere Studien verglichen die Effektivität von semantischer und phonologischer Elaborationstherapie (Wing 1990; Hyde Wright et al. 1993; Zens et al. 2009).

Die Interventionen unterschieden sich ebenfalls bezüglich der Inhalte und der methodischen Umsetzung der durchgeführten Elaborationstherapien: In den meisten Therapieformen wurde mit ausgewählten Bildkarten gearbeitet. Mit diesen führten die Kinder semantische Sortierübungen durch, suchten semantische Gemeinsamkeiten und Unterschiede oder manipulierten die Klanggestalt der Wörter über Reimen, Silben segmentieren etc. (z.B. McGregor/Leonard 1989; Wing 1990; Hyde Wright 1993; Zens et al. 2009; Wright et al. 2018). In anderen Therapieformaten wurden die Zielwörter in Geschichten eingebettet oder im Rahmen von dialogischer Bilderbuchbetrachtung elaboriert (Justice et al. 2005; Munro et al. 2008; Marks/Stokes 2010; Storkel et al. 2017, 2019). In einigen Fällen beinhaltete die Intervention zusätzlich Übungen zur Verbesserung des schnellen und gezielten Abrufs der Zielwörter (McGregor/Leonard 1989; Hyde Wright 1993; Wing 1990; McGregor 1994; Best 2005; Bragard et al. 2012; Wright et al. 2018).

Versucht man trotz der Unterschiedlichkeit der Studien eine zusammenfassende Beschreibung ihrer Ergebnisse, lässt sich festhalten, dass jede Studie für sich betrachtet einen Effektivitätsnachweis für die jeweilige Therapiemethode liefern konnte. In den meisten Fällen handelte es sich dabei um einen unmittelbaren Therapieeffekt, der sich im verbesserten Benennen des geübten Wortmaterials zeigte (McGregor /Leonard 1989; Casby 1992; Hyde Wright 1993; Hyde Wright et al. 1993; Wittmann 1996; Easton et al. 1997; Sim 1998; Kiening 2001; Justice et al. 2005; Marks/Stokes 2010; Norbury/Chiat 2000; Bragard et al. 2012; Wilson et al. 2015; Storkel et al. 2017, 2019; Wright et al. 2018). Teilweise waren die Trainingseffekte zeitlich stabil (Hyde Wright 1993; Easton et al. 1997; Bragard et al. 2012; Wilson et al. 2015).

Eine Generalisierung auf ungeübtes Wortmaterial konnte jedoch nur in wenigen Studien nachgewiesen werden: Hyde Wright (1993) erzielte mit einer hochfrequent durchgeführten semantisch-phonologischen Elaborationstherapie einen Transfereffekt auf untrainierte Wörter, der sich von dem einer unbehandelten Kontrollgruppe unterschied. Wilson et al. (2015) stellten ebenfalls einen Wortschatzzuwachs fest, der über die geübten Wörter hinausging und der sich zumindest in den in der semantischen Elaborationstherapie thematisierten semantischen Feldern zeigte. Auch Wing (1990) berichtet von signifikanten Leistungsverbesserungen nach Abschluss einer phonologischen Elaborations- und Abruftherapie, hier sogar im standardisierten Test of Word Finding (TWF, German 1989). Da jedoch sowohl bei Wilson et al. (2015) als auch Wing (1990) keine Kontrollgruppe vorhanden war, ist fraglich, ob die beobachtete Zunahme der Rohwerte innerhalb des Interventionszeitraumes auf die Therapiemaßnahme selbst oder auf allgemeine Entwicklungs- und Reifungsprozesse zurückgeführt werden kann. Siegmüller (2008) berichtet von einer signifikanten Zunahme der Wortabrufgeschwindigkeit im TASB (Test zur automatischen Schnellbenennung, Glück 1998) nach Abschluss einer phonologischen Elaborations- und Abruftherapie; auch hier war jedoch keine Kontrollgruppe vorhanden, sodass auch hier interventionsunabhängige Wirkfaktoren nicht ausgeschlossen werden können.

Bezüglich des Studiendesigns überwiegen Einzelfallbeschreibungen sowie Fallkontrollstudien mit kleiner Stichprobengröße; dies entspricht Evidenzlevel IV bzw. III b. Insgesamt wurden nur zwei weitere randomisierte und kontrollierte Gruppenstudien mit einer Probandenzahl von N = 38 bzw. N = 57 Kindern durchgeführt (Zens et al. 2009; Justice et al. 2005). Dies sind also die einzigen international publizierten Studien, die dem höchsten Evidenzlevel entsprechen (Tab. 8).

Hinzu kommt, dass sowohl die Methodik als auch die Ergebnisse vieler Studien lückenhaft dokumentiert und berichtet werden. Daher muss insgesamt von einer recht schwachen Evidenz der bisherigen Studienergebnisse ausgegangen werden (Marks 2017; Ulrich 2012).

4.5.3 Effektivität von Therapieformaten mit Strategieelementen

Einige Interventionsmaßnahmen beinhalteten neben der Elaboration der Zielwörter auch einzelne Elemente zur Vermittlung von Speicher- oder Abrufstrategien (Hyde Wright et al. 1993; Wittmann 1996; Easton et al. 1997; German 2002; Parsons et al. 2005; Nash/Snowling 2006; Ebbels et al. 2012; German et al. 2012; St. John/Vance 2014; Best et al. 2018, 2021; Acosta Rodríguez et al. 2020). Im Vergleich zur „reinen“ Elaborationstherapie gab es hier in sieben Studien über den unmittelbaren Trainingseffekt hinaus Generalisierungen auf ungeübtes Wortmaterial (Hyde Wright et al. 1993; Wittman 1996; Easton et al. 1997; Nash/Snowling 2006; Ebbels et al. 2012; St. John/Vance 2014; Acosta Rodríguez et al. 2020).

Easton et al. (1997) und Acosta Rodríguez et al. (2020) gelang es beispielsweise, einen Transfereffekt auf ungeübtes Wortmaterial in einem normierten Wortschatztest nachzuweisen. Bei Easton et al. (1997) wurden zudem Langzeiteffekte gemessen, welche sich auch noch neun Wochen nach Interventionsabschluss als stabil erwiesen. Ähnliches gilt für die Studie von Ebbels et al. (2012), in der neben Elaborations- und Abrufübungen Strategieelemente einbezogen waren (Kap. 4.4). Als einzige Interventionsstudie wurden hier sämtliche Voraussetzungen für eine qualitativ hochwertige Evaluation lexikalischer Therapie erfüllt: der Nachweis von allgemeinen Generalisierungseffekten in standardisierten und normierten Wortschatztests, der Nachweis der zeitlichen Stabilität dieses Effekts in einem Follow-up-Test sowie der Vergleich mit einer Kontrollgruppe. Durch das gewählte Forschungsdesign (vgl. Tab. 8) ist der Aussagewert der Studie allerdings hinsichtlich der weiteren Entwicklung der Probanden nach Therapieende eher gering. Auch die Pilotstudie von St. John/Vance (2014) lässt aufgrund einer fehlenden Kontrollgruppe keine eindeutigen Schlüsse zu – dennoch deutet sich hier ebenso die Möglichkeit eines langfristigen, bedeutsamen Zuwachses im Verständnis ungeübter Wörter eines normierten Verfahrens an. Nash und Snowling (2006) konnten ebenfalls durch ihre Intervention einen Transfereffekt auf ungeübtes Wortmaterial feststellen, der einer Elaborationstherapie ohne Strategieelemente überlegen war. Gemessen wurde der Effekt über die Fähigkeit, sich unbekannte Wortbedeutungen selbstständig aus einer gelesenen Textpassage zu erschließen. Darüber hinaus dokumentierten St. John/Vance (2014) sowie Nash/Snowling (2006) über Selbstevaluationsbögen, Lehrerfragebögen und subjektive Beobachtungen in den Nachtestungen Fortschritte aufseiten der Probanden in der Anwendung der vermittelten Strategien. Ähnliche Beobachtungen finden sich auch bei German (2002). In einer Pilotstudie mit zwei Kindern evaluierte German (2002) einen Teil ihres strategieorientierten Programms für wortfindungsgestörte Kinder (German 1992, in neuester Auflage WFIP-3, German 2019; Kap. 4.4). Die Kinder übten die Anwendung von phonologischen Abrufstrategien zur Erleichterung des Wortabrufs. Aufgrund des kurzen Interventionszeitraums von gerade einmal vier Therapieeinheiten sowie des Einzelfalldesigns ist die Aussagekraft der Ergebnisse eingeschränkt; die Autorin geht jedoch davon aus, dass der eigenaktive und bewusste Einsatz der Strategien ein zentrales Element für den Therapierfolg darstellt und dieses sprachbewusste Vorgehen unter anderem dazu führte, dass eines der Kinder eine größere Selbstsicherheit beim Abruf der geübten Wörter beschrieb. Zehn Jahre später evaluierten German et al. (2012) erneut in vier Therapieeinheiten die Wirksamkeit verschiedener Elemente dieser strategieorientierten Intervention, dieses Mal in einem Kleingruppensetting mit vier bis sechs Schulkindern. Generalisierungseffekte wurden zwar nicht erhoben; jedoch belegte die Studie eine Überlegenheit der lexikalischen Strategietherapie in Bezug auf den Erwerb eines ausgewählten schulischen Fachwortschatzes im Vergleich zu einer reinen semantischen Elaborationstherapie.

In zwei Studien evaluierten Best et al. (2018) und (2021) ein ähnliches Vorgehen: die „WORD"-Therapie (vgl. Kap. 4.4), in der semantische oder phonologische Abrufstrategien vermittelt wurden. Auch wenn tendenziell Kinder mit einem eindeutigen Störungsschwerpunkt eher von einer entsprechend auf ihr Profil ausgerichteten Intervention zu profitieren schienen, erwies sich die Vermittlung von semantischen Abrufstrategien insgesamt als etwas vorteilhafter, woraus die Autoren eine zwingende Integration von semantischen Abrufstrategien in die Therapie ableiten. Ein Generalisierungseffekt auf ungeübte Wörter konnte auf der Basis der alleinigen Vermittlung von Abrufstrategien in diesem Fall nicht nachgewiesen werden.

Mit Ausnahme der Studien von German (2002) und German et al. (2012) sowie Best et al. (2018) und (2021) handelte es sich bei den aufgeführten Studien nicht um „reine" Strategietherapien, sondern vielmehr um Therapieansätze, die die phonologische und/oder semantische Elaboration mit Strategieelementen kombinieren. Die Therapieerfolge sind den jeweiligen Wirkfaktoren dadurch nicht immer eindeutig zuzuordnen. Auffallend ist, dass die Interventionsstudien, die Strategieelemente beinhalten, mit Schulkindern der Primar- und Sekundarstufe durchgeführt wurden. Lediglich die Studie von Acosta Rodríguez et al. (2020), in der die „Wortschatzsammler"-Therapie in Kombination mit einer Elaborationstherapie in einem Gruppensetting Anwendung fand, untersuchte Kinder im Vorschulalter. Die Forschungsergebnisse zu der Frage, inwiefern eine lexikalische Strategietherapie auch mit Kindern im Vorschulalter sinnvoll umsetzbar ist, beschränken sich demnach bislang auf das „Wortschatzsammler"-Konzept (Acosta Rodríguez et al. 2020, Motsch/Ulrich 2012, vgl. dazu auch Kap. 5.6.2). Diese sind jedoch ermutigend.

Ein Überblick über Interventionsstudien zu lexikalischer Therapie von 1989 bis 2022 ist in Tabelle 8 aufgeführt.

Tab. 8: Interventionsstudien zu lexikalischer Therapie im Kindesalter (1989– 2022)

Jahr: Autoren	**Alter der Kinder**	**Anzahl (N) der Kinder**	**KG**	**Anzahl der Therapieeinheiten**	**Art der Intervention** *EG: Experimentalgruppe* *KG: Kontrollgruppe*
ELABORATIONS- UND ABRUFTHERAPIE: Evidenzlevel Ib					
2005: Justice et al.	5;0–6;5 J.	N = 57	n = 28	20	Vorlesen von Bilderbüchern, dabei gezielte Elaboration ausgewählter Zielwörter
2009: Zens et al.	6;2–8;3 J.	N = 38	n = 19	24	EG: Semantische Elaborationstherapie und phonologische Bewusstheitstherapie, jeweils die Hälfte der Gruppe in unterschiedlicher Reihenfolge KG: keine Intervention
ELABORATIONS- UND ABRUFTHERAPIE: Evidenzlevel IIIb					
1989: McGregor & Leonard	9;1–10;5 J.	N = 4	n = 2	12	EG: semantisch-phonologische Elaborations- sowie Abruftherapie KG: unspezifische sprachliche Förderung
Replikation *1993:* Hyde Wright	7;2–8;8 J.	N = 8	n = 4	18	EG: kombinierte semantisch-phonologische Elaborations- und Abruftherapie KG: unspezifische sprachliche Förderung
1990: Wing	5;11–7;1 J.	N = 10	EG1: n = 5 EG2: n = 5	30 + 10 30 + 10	EG1: semantische Elaborationstherapie + Abruftherapie EG2: phonologische Elaboration und Wahrnehmungstraining + Abruftherapie

▼

2001: Kiening	2. Klasse	N = 10	n = 5	11	Semantisches Elaborationstraining für SES-Kinder (EG) und sprachlich unauffällige Kinder (KG) in Kleingruppen von 2–3 Kindern
2008: Munro et al.	4;8–6;5 J.	N = 17	X	6	Gemischt semantische Elaboration und phonologische Bewusstheit; Formate: dialogisches Bilderbuchbetrachten, mündliches Erzählen und gezielte Spiele zum Festigen und Einschleifen
2017: Storkel et al.	5;0–6;5 Jahre	N = 27	4 EGs à n = 5–7	10–20	EG: Semantische Elaborationstherapie in Form von interaktivem, dialogischem Buchlesen mit Vor- und Nachbesprechung des Zielvokabulars (vorwiegend rezeptiv), je nach Untersuchungsbedingung unterschiedliche Häufigkeit, in der die Zielwörter präsentiert wurden
2019: Storkel et al.	5;0–6;2	N = 34	4 EGs (nicht weiter spezifiziert)	10–23	
Wright et al. 2018	9;4–16;1	N = 25, (davon n = 9 mit ASS)	---	7	EG: Semantische und phonologische Elaborationstherapie, Integration einzelner Elemente einer Abruftherapie
ELABORATIONS- UND ABRUFTHERAPIE: Evidenzlevel IV					
1992: Casby	11 J.	N = 1	X	k. A.	Semantische Elaborationstherapie
1994: McGregor	4;9–5;0 J.	N = 2	X	versch.	Phonologische Elaborations- und Abruftherapie
1998: Sim	12–13 J.	N = 10	X	ca. 60	Fachunterricht zum Wortschatz „Technik“, zusätzlich Festigung der Wörter in Einzelsitzungen mit Sprachtherapeuten

Jahr: Autoren	Alter der Kinder	Anzahl (N) der Kinder	KG	Anzahl der Therapieeinheiten	Art der Intervention *EG: Experimentalgruppe* *KG: Kontrollgruppe*
2000: Norbury & Chiat	8;6 J.	N = 1	X	10	Semantische Elaboration der Zielwörter; Zielvariable: Leseleistung
2001: Stiegler & Hoffman	9;2 – 9;10 J.	N = 3	X	6	Diskursbasierte Intervention: Therapeut gibt unmittelbares Feedback bei Symptomen von Abrufschwierigkeiten
2005: Best	6;10 – 10;7 J.	N = 5	X	6	Computergestütztes Training zur Verbesserung des Wortabrufs von Einzelwörtern
2008: Siegmüller	4;10 – 10;4 J.	N = 10	X	14 – 25	PLAN: phonologische Elaboration, Förderung der phonologischen Bewusstheit und der auditiven Merkspanne
2010: Marks & Stokes	8;0 J.	N = 1	X	8	Erzählen von Bildergeschichten, Nachsprechen von Definitionen oder Kontextinformationen zu den Zielwörtern
2012: Bragard et al.	9;6 – 13;9 J.	N = 4	X	6	kombinierte semantisch-phonologische Elaborations- und Abruftherapie (je 15 min)
2015: Wilson et al.	7 – 11 Jahre	N = 12	X	12	Semantische Elaborationstherapie (à 15 min)

ELABORATIONS- UND ABRUFTHERAPIE MIT STRATEGIEELEMENTEN: Evidenzlevel Ib					
2012: Ebbels et al.	9;11–15;11 J.	N = 15	n = 7	16 (à 15 min.)	Semantische Elaborations- und Abruftherapie *mit gezielter Vermittlung semantischer & phonologischer Abrufhilfen* **Design:** *Phase 1:* EG = Intervention, KG = reguläre Sprachtherapie (ST) *Phase 2:* EG = reguläre ST, KG = Intervention
2020: Acosta Rodríguez et al.	5;2–6;3 Jahre	N = 99 (davon n = 49 Kinder mit SES)	KG1: n = 25 (Kinder mit SES) KG2: n = 25	70 (davon 15 mit Sprachtherapeutin)	EG1 und 2: 20min Wortschatzsammler-Therapie im Klassen-/Gruppensetting, anschließend 20 min (vorwiegend semantische) Elaborationstherapie im Kleingruppensetting (n = 3–5) KG 1 und 2: keine Intervention
ELABORATIONS- UND ABRUFTHERAPIE MIT STRATEGIEELEMENTEN: Evidenzlevel IIb					
1993: Hyde Wright et al.	8;1–14;6 J.	N = 29	KG: n = 15 EG1: n = 8 EG2: n = 6	 15 15	 EG1: semantische Elaborations- und Strategietherapie EG2: phonologische Elaborations- und Strategietherapie

Jahr: Autoren	Alter der Kinder	Anzahl (N) der Kinder	KG	Anzahl der Therapie-einheiten	Art der Intervention *EG: Experimentalgruppe* *KG: Kontrollgruppe*
2006: Nash und Snowling	7;6–8;8 J.	N = 24 (4 Klein-gruppen à n = 6)	EG2: n = 12	12	EG1: Semantisch-phonologische Elaborationstherapie mit Vermittlung von Einspeicherstrategien (‚Kontextmethode') EG2: Semantisch-phonologische Elaborationstherapie (‚Definitions-methode'), jeweils über Lesetexte in Kleingruppen à 6 Schüler
ELABORATIONS- UND ABRUFTHERAPIE MIT STRATEGIEELEMENTEN: Evidenzlevel IIIb					
2014: St. John und Vance	5–6 J.	N = 18	X	15–20	Tägliche „prinzipienorientierte" Wort-schatzarbeit in Kleingruppen à 6 Schüler, mit Vermittlung von Strategien
ELABORATIONS- UND ABRUFTHERAPIE MIT STRATEGIEELEMENTEN: Evidenzlevel IV					
1996: Wittmann	9;11 J.	N = 1	**X**	24	Semantische und phonologische Elaborations- und Strategietherapie
1997: Easton et al.	10;8–10;11 J.	N = 4	**X**	10	Elaborationstherapie, die gezielt semantische und phonologische Aspekte verknüpft, *dabei gezielte Vermittlung von Fragen*
2005: Parsons et al.	8;10–9;5 J.	N = 2	**X**	18	Semantisch-phonologische Elaborationstherapie mit Vermittlung von Wortlernstrategien („10 steps how to become a word wizard")

LEXKALISCHE STRATEGIETHERAPIE: Evidenzlevel I b					
2018: Best et al.	6;0–8;7 Jahre	N = 20	n = 9	6	EG: Training des verbesserten Abrufs eines ausgewählten, nicht abrufbaren Itemssets vorwiegend über die Vermittlung von phonologischen und semantischen Abrufstrategien (30 min) KG: keine Intervention (Wartegruppe)
2021: Best et al.	6;0–8;7 Jahre	N = 20	EG 1: n = 10 EG 2: n = 10	12 (6+6)	EG1: „WORD"-Intervention, Vermittlung von zunächst semantischen Abrufstrategien gefolgt von phonologischen Abrufstrategien EG2: „WORD"-Intervention, Vermittlung von zunächst phonologischen Abrufstrategien gefolgt von semantischen Abrufstrategien
LEXKALISCHE STRATEGIETHERAPIE: Evidenzlevel III b					
2012: German et al.	7;11–8;9 J.	N = 10	X (Baseline-Veränderungsrate)	4	Behandlung 1 (Kontrollintervention): Semantische Elaborationstherapie Behandlung 2: Semantische Elaborationstherapie in Kombination mit der gezielten Vermittlung phonologischer Elaborations-, Abruf- und Speicherstrategien in Kleingruppen à 4–6 Schüler
LEXKALISCHE STRATEGIETHERAPIE: Evidenzlevel IV					
2002: German	8 J.	N = 2	**X**	4	Phonologische Elaborations- und Strategietherapie, Üben von aktiver, eigenständiger Strategieanwendung

Zusammenfassend muss die empirische Evidenz zum Nachweis der Wirksamkeit sprachtherapeutischer Interventionen im lexikalischen Bereich auf der dargelegten Datengrundlage weiterhin als lückenhaft bezeichnet werden (Glück 2003; Ulrich 2012; Marks 2017). In Bezug auf deutschsprachige Therapiemethoden fällt auf, dass lediglich eine Evaluationsstudie von Siegmüller (2008) veröffentlicht wurde (Evidenzlevel IV). Nachweise, dass Sprachtherapie über die unmittelbaren Therapieeffekte hinaus zu Generalisierungseffekten auf ungeübte Wörter führen kann, die sich als messbare Verbesserungen in normierten Testverfahren ausdrücken, sind nach wie vor rar. Ist ein solcher Nachweis nicht möglich, so bleibt die sprachtherapeutische Intervention auf das „Lernen“ von wenigen, ausgewählten Zielwörtern des exemplarischen Therapiewortschatzes beschränkt und ein wirkliches Aufholen der lexikalischen Defizite bleibt ein Ding der Unmöglichkeit. Es erscheint daher unabdingbar, neue Wege der sprachtherapeutischen Intervention bei lexikalischen Störungen zu suchen (Ulrich 2012).

Die Therapiestudien, die sich mit der Effektivität von lexikalischer Strategietherapie beschäftigen und seit wenigen Jahren zunehmend veröffentlicht werden, geben durchaus Anlass zur Hoffnung, dass sich mit einer solchen Form der Therapie lexikalische Lernstrategien implementieren lassen, mit deren Hilfe die Kinder eigenaktiv ihr lexikalisches Wissen über das zeitlich begrenzte Therapiesetting hinaus erweitern können. Dennoch ist die bisherige Datenlage hinsichtlich therapiedidaktischer und forschungsmethodischer Aspekte weiterhin ausbaufähig (Ulrich 2012; Marks 2017).

Exkurs: Mehrsprachigkeit

Das Thema Mehrsprachigkeit wurde in den bisherigen Interventionsstudien mit lexikalisch gestörten Kindern weitestgehend ausgespart (Motsch/Marks 2015 b; Marks 2017). Thordardottir (2010) zeigte in ihrem Review zur klinischen Behandlung mehrsprachiger Kinder mit SSES, dass insgesamt äußerst wenige wissenschaftliche Untersuchungen zur Effektivität von mono- und bilingualen Therapieansätzen für diese Probandengruppe auf einem niedrigen Evidenzlevel existierten. Erst in jüngerer Zeit kamen drei randomisierte und kontrollierte Interventionsstudien (Restrepo et al. 2013; Thordardottir et al. 2015; Ebert et al. 2014; Pham et al. 2015) und ein systematisches Review (Bradaran 2017) hinzu. Bei den meisten Untersuchungen wurden nicht näher spezifizierte Therapiemethoden im mono- oder bilingualen Sprachmodus eingesetzt, die klassische Elemente einer semantischen Elaborationstherapie beinhalten. Ein eindeutiger Vorteil eines bestimmten Vorgehens konnte dabei nicht festgestellt werden. Eine einsprachig dargebotene, strategieorientierte lexikalische Therapie findet sich unter den Evaluationsstudien nicht (Marks 2017).

Motiviert durch dieses Forschungsdesiderat wurden zwei umfangreiche, kontrollierte und randomisierte Interventionsstudien (RCT) konzipiert, die die Wirksamkeit der neu entwickelten lexikalischen Strategietherapie „Der Wortschatzsammler“ (Motsch 2008) für das Vorschulalter (2009 –2012) und das Schulalter (2012 –2015) auf einer breiten empirischen Basis untersuchen sollten. Die RCTs entsprechen dem „Goldstandard“ der Versuchsplanung (Motsch 2017) und schließen damit die bestehende Forschungslücke. Die Ergebnisse der RCTs, die die Effektivität des neuen Therapieformats sowohl im Vorschul- als auch im Schulalter belegen, werden in Kapitel 5.5 zusammengefasst (Motsch/Ulrich 2012 a; 2012 b; Motsch/Marks 2015 a; 2015 b; Marks 2017; Ulrich 2012) – nach der nun folgenden, ausführlichen Beschreibung der lexikalischen Strategietherapie „Der Wortschatzsammler“.

5 Der Wortschatzsammler

5.1 Prinzipien und Voraussetzungen

Im ungestörten Spracherwerb entsteht bei Kindern Neugierde auf die Welt. Sie wollen alles sehen, hören, greifen und begreifen. Dafür stellen sie mit ihren wichtigen Bezugspersonen immer wieder eine gemeinsame Aufmerksamkeit her und fordern diese durch Blicke, Zeigen und später durch Fragen auf, ihnen neue Informationen zu geben (Tomasello 2003). Entwicklungspsychologen beschreiben bereits um das zweite Lebensjahr die erste intensive Fragephase, in der das Kind Fragen nach dem Namen von Dingen stellt. Im dritten Lebensjahr beginnt die zweite Fragephase, in der vermehrt „Warum"-Fragen hinzukommen. Fragen sind das ideale Mittel zur Wortschatzerweiterung des Kindes (Zollinger 2015). Manche Kinder müssen Wörter nur ein- bis zweimal gehört haben, um diese dauerhaft im Langzeitgedächtnis abzuspeichern. Dadurch verfügen Schulanfänger bereits über mehr als 10.000 Wörter in ihrem mentalen Lexikon und haben schon im Vorschulalter begonnen, die Wörter und die damit verbundenen Konzepte zu ordnen und nach semantischen Feldern und nach semantischen Relationen zu vernetzen, sodass ihnen der Wortabruf häufig gelingt (Kap. 1).

Bei lexikalisch gestörten Kindern sieht das anders aus. Ihnen gelingt es nicht so leicht, gehörte Worte vollständig abzuspeichern. Die ungenaue Abspeicherung der Wortformen verbunden mit unvollständigen Konzeptmerkmalen sowie die unzureichende Vernetzung vorhandener Einträge führen dazu, dass der Wortabruf häufig misslingt (Kap. 2).

Manche dieser Kinder haben erfahren, dass es nicht immer ungefährlich ist, bei fehlendem Wortwissen nachzufragen. Wenn sie erlebt haben, dass man wegen des Nichtwissens auch ausgelacht oder ausgeschimpft werden kann, schämen sie sich, verstummen und verwenden das effektivste Mittel zur weiteren Wortschatzerweiterung nicht mehr. Neues wird gefährlich, weil es mit neuen Wörtern verbunden ist, die man nicht kennt und nach denen man sich nicht mehr zu fragen traut. Die Kinder werden zu „Ja-Sagern", zu „Weghörern", zu „Sicherheitssprechern", deren aktiver Wortschatz aus wenigen, sicher verfügbaren Wörtern (oft Basic-Level-Wörtern) besteht. Die Neugierde auf Neues geht verloren.

Diese Vorüberlegungen führen zu den drei übergeordneten Prinzipien der Wortschatzsammler-Therapie.

Der neue Blick

Die Therapie versucht, den Kindern wieder einen „neuen Blick auf die Welt" zu ermöglichen. Dieser neue Blick ist verbunden mit der angstfreien, ja lustvollen Neugierde auf Neues. In den ersten Stunden der Therapie wird der Blick auf die Welt begrenzt durch den Blick in die überschaubare und planbare Füllung der Schatzkiste. Das wichtigste, unverzichtbare Element der Strategietherapie ist die Zweihandpuppe Tom. Tom geht als Wortschatzsammler in jeder Therapiestunde auf die Suche nach Wörtern, die er nicht kennt und versteht. Allein dadurch ist er für das lexikalisch gestörte Kind das glaubhafte Modell dafür, dass es normal ist, Wörter nicht zu kennen. Zudem ist es geradezu spannend, diese unbekannten Wörter als Schätze zu suchen und zu finden.

Der „alte Blick" des Kindes
Das Kind und Tom haben die versteckte Schatztruhe gefunden und geöffnet. Das Kind greift hinein, holt einen Gegenstand heraus und sagt: „Ein Hammer".
Tom: „Schade. Das kennst du ja schon. Dann ist es kein Schatz für dich. Ich kenne das nicht. Ich stecke es in meinen Schatzsack!"
Das Kind hat etwas Neues entdeckt und sagt (bereits etwas verunsichert): „Nagel?"
Tom: „Du hast aber heute Pech. Das kennst du auch. Wieder kein Schatz. Findest du denn etwas, was du noch nicht kennst?"

Der „neue Blick" des Kindes – spätestens nach zwei Therapieeinheiten
Das Kind erkundet die mit Tom entdeckte Schatztruhe. Es schiebt Dinge auf die Seite, die es kennt, um neue Schätze zu finden. Es hebt einen Locher aus der Truhe und sagt: „Das kenn' ich nicht."
Tom: „Toll. Da hast du schon einen Schatz gefunden. Steck ihn schnell in deinen Schatzsack!"
Das Kind findet ein Lineal in der Schatztruhe und sagt: „Das habe ich schon bei Papa auf seinem Schreibtisch gesehen."
Tom fragt: „Wie heißt das denn?" Kind: „Weiß ich nicht."
Tom: „Phantastisch. Da hast du noch einen Schatz gefunden. Schnell in den Schatzsack damit!"

Wie diese Beispiele zeigen, wird der alte Blick, der sich an Bekanntem orientiert, verändert zu einem neuen Blick, der durch die Suche nach unbekannten Dingen, Eigenschaften und Tätigkeiten gekennzeichnet ist. Das damit verbundene Verhalten wird als Selbstmanagement oder Selbstevaluationsstrategie bezeichnet. Das Kind wird in seiner Kompetenz gestärkt, Bekanntes von Unbekanntem, Benennbares von nicht Benennbarem zu unterscheiden. Ebenso wichtig ist bei der Etablierung des neuen Blicks die damit verbundene emotionale Seite des Geschehens. Ängstliche Kinder, die gelernt haben, ihre lexikalischen Lücken zu verstecken (Schweigen, Nicken, Ja-Sagen, Wegschauen) erfahren hier, dass das Zugeben des Nichtwissens bei der Schatzsuche zum Erfolg führt. Wenn das Kind Dinge findet, die es nicht kennt oder nicht benennen kann, freuen sich Tom und die Therapeutin über das „Outen" seiner lexikalischen Lücke. Dieses Outing löst nicht weiterhin negative Gefühle (Scham, Unfähigkeitserleben, Angst) aus, sondern führt zu Erfolgserlebnissen, die positiv besetzt sind.

Dieser neue Blick wird nach wenigen Therapieeinheiten auf die Welt außerhalb der Schatztruhe geweitet. Mithilfe von Eltern, Erzieherinnen und Lehrern wird dieser Blick in den Alltag transferiert. Nun geht das Kind selbst als „Pirat" zu Hause, in der Kita oder in der Schule auf die Suche nach Schätzen (Kap. 5.2).

Der neue Mut

Mutlos und sprechängstlich gewordene Kinder, die im Alltag zu fragen aufgehört haben, weil ihnen dies zu gefährlich scheint, erleben nun am Modell ihres Freundes Tom wieder, wie dieser angstfrei und erfolgreich viele Fragen zur Elaboration der von ihm gefundenen Schätze stellt. Sie erleben, dass diese Fragen nicht nur geduldig beantwortet werden, sondern dass Tom auch immer wieder von der Therapeutin gelobt wird für seine Fragen („Gut, dass du gefragt hast, Tom!"). Tom wird während der ganzen Therapie zu einem unterstützenden Hilfs-Ich des Kindes. Er verrät dem Kind Tricks und Tipps. Er zeigt immer modellhaft, wie er Situationen mit lexikalischen Lücken erfolgreich meistert („Was kannst du machen, wenn du es nicht weißt? – Fragen!").

Spätestens hier wird deutlich, dass der Transfer des wieder erlernten oder neu erlernten Frageverhaltens (Fragestrategien) in den Alltag der Familie, der Kita oder des schulischen Unterrichts die Vorbereitung der dort agierenden Personen erfordert. In der Kooperation mit Eltern, Erzieherinnen und Lehrern wird zu erreichen versucht, dass sie sorgsam und wertschätzend mit dem neu zu erwartenden Frageverhalten des Kindes umzugehen wissen. Jemanden zu fragen erfordert neuen Mut. Fragen ist für den Gefragten aber auch ein Vertrauensbeweis in zweifacher Hinsicht. Einerseits zeigt das Kind durch seine Frage Vertrauen darin, dass es in der Antwort die gewünschte Information erhält. Andererseits hat es Vertrauen darin, dass sein Fragen als etwas Positives oder zumindest Zulässiges erlebt wird und es keine negativen Reaktionen befürchten muss.

Der neue Blick und der neue Mut kann in den Therapieeinheiten aufgebaut werden. Bei der Übertragung dieser Fähigkeiten des Kindes in den Alltag ist es auf das Verständnis und die Unterstützung wichtiger Bezugspersonen angewiesen. Unser gewähltes Vorgehen für die Zusammenarbeit mit Eltern und Lehrern wird im Kapitel 5.2 beschrieben. Zusätzlich finden sich im Onlinematerial Beispiele für Lehrerinformationsbriefe sowie Elternbriefe in unterschiedlichen Sprachen.

Das neue Know-how

Bei der Wortschatzsuche stoßen Tom und das Kind immer wieder auf schwierige Wörter. Schwierige Wörter sind vor allem lange, mehrsilbige Wörter (z.B. Thermometer) und Wörter mit komplexen Konsonantenclustern (z.B. Strumpf). Sich solche schwierigen Wörter zu merken, fällt auch Tom schwer. Aber er verfügt über Tipps und Tricks, wie er schwierige Wörter vereinfachen kann, um sie sich dann ganz gut „behalten" zu können. Bald wissen auch die Kinder, was schwierige Wörter sind und woran sie erkennen, wenn es sich um ein schwieriges Wort handelt: Entweder gelingt es nicht, sie richtig nachzusprechen, wenn man sie gehört hat, oder sie fallen einem bereits nach kurzer Zeit schon wieder nicht ein, wenn man sie benutzen will.

Von Tom lernen die Kinder Strategien zur verbesserten Einspeicherung schwieriger Wörter ebenso wie Strategien, „wie einem Wörter im Kopf wieder einfallen" (Abrufstrategien). Diese „Tricks" tragen dem durch die Forschung belegten Mapping-Defizit lexikalisch gestörter Kinder Rechnung. Sie verfolgen das Ziel, dass schwierige Wörter nicht nur mehrfach gehört, sondern auch mehrfach korrekt gesprochen werden (Kap. 2). Zudem regt Tom an, die neu gefundenen Wort-Schätze zu ordnen. Dazu stehen als Ordnungs- und Vernetzungsstrategien je nach Alter des Kindes entweder semantische Felder oder semantische Relationen im Mittelpunkt (Kap. 1).

Die Kinder erwerben in der Wortschatzsammler-Therapie alle notwendigen Strategien, um wieder zu „lexikalischen Staubsaugern" (Pinker 1994) zu werden. Tabelle 9 gibt einen Überblick über alle Strategien, die Kinder in der Therapie erlernen. Strategien sollen nicht zufällig, beliebig oder unbegründet eingesetzt werden, sondern immer in Situationen, in denen die Kinder sie benötigen und davon profitieren. Dies unterscheidet die Strategietherapie von zuvor beschriebenen Elaborations- und Abruftherapien mit Strategieelementen (Kap. 4.4). Deswegen gehen wir in dieser Übersicht von den Indikationen zum Strategieeinsatz aus und illustrieren das Ziel der Strategie jeweils mit einem konkreten Beispiel. Zudem geben wir Hinweise auf Alterseinschränkungen einzelner Strategien.

Tab. 9: Strategien und ihre Indikationen im Wortschatzsammler-Konzept

Indikation	Ziel	Beispiel
Selbstevaluationsstrategie		
Das Kind ist sich seiner lexikalischen Lücken nicht bewusst oder bewertet sie negativ. Das Kind kompensiert lexikalische Lücken z. B. durch Zeigen, Verwendung von unspezifischen Wörtern.	Aktives Suchen nach unbekannten Wörtern, auf lexikalische Lücken aufmerksam werden	Tom: *„Welche Dinge in der Kiste kenne ich nicht? Oh super, das kenn ich nicht – da hab ich einen Schatz gefunden!“* Tagespirat: Welche Dinge sind mir im Alltag unbekannt?
Fragestrategien		
a) Fragen nach der Wortbedeutung		
Das Kind hat kein bzw. kein differenziertes Wissen über die Funktion seines Schatzes.	Vermittlung von Fragen nach semantisch-konzeptuellen Informationen	Tom oder die Therapeutin ermutigen das Kind, nachzufragen (in allen Phasen einer Therapiestunde!). Tom: *„Ich würde ja gerne mal wissen, was man mit meinem Schatz eigentlich machen kann. Frau S., was kann man damit machen?“* Mögliche Fragen nach der Wortbedeutung: *„Was kann man damit machen? Wofür braucht man das? Wer hat/macht so etwas? Wo hat man das? Wie sieht das aus? Wie fühlt sich das an? Wie schmeckt/riecht das? Kennst du etwas Ähnliches? Hast du so etwas schon einmal gesehen? Wie heißen die einzelnen Teile davon? Wann/Wo macht man das? Wer macht das bei Euch zu Hause? Was braucht man dafür? …“*

▼

Indikation	Ziel	Beispiel
b) Fragen nach der Wortform		
Das Kind kennt eventuell die Bedeutung seines Schatzes und kann erklären, was man damit macht. Es kennt jedoch nicht den Namen seines Schatzes.	Vermittlung von Fragen nach phonologischen Informationen	Tom: *„Was man damit machen kann, weiß ich jetzt. Aber wie nennt man das nur? Frau S., wie heißt das?“* Mögliche Fragen nach der Wortform: Wie heißt das? Wie nennt man das? Was ist das?
Speicherstrategien für schwierige Wörter		
a) Memorieren: „Zaubertrick“		
Die Qualität der Einspeicherung von Wörtern ist noch nicht für den Abruf geeignet. Das Kind zeigt Schwierigkeiten, bereits eingespeicherte Wortformen abzurufen („Ich weiß nicht mehr, wie das heißt.“).	Verbesserte Enkodierung durch Memorieren der phonologischen Wortformen (Aktivieren des Rehearsal-Prozesses)	Tom: *„Medikamente ist aber auch ein schwieriges Wort. Ich kenne da einen Trick, wie du dir so lange Wörter besser merken kannst: den Zaubertrick! Hier, fass mit an meinem Zauberstab an – wir sagen das Wort erst dreimal gemeinsam.“* Tom und Kind: *„Medikamente, Medikamente, Medikamente.“* Tom: *„Wie heißt das Wort?“* Kind: *„Medikamente“* Tom: *„Prima! Siehst du – das Wort hast du toll in deinen Kopf gezaubert!“* Das Wort wird dreimal leicht verlangsamt, deutlich und mit dem richtigen Betonungsmuster (gemeinsam) gesprochen. Danach wird das Kind gefragt, wie das Ding/die Tätigkeit heißt.

b) Memorieren: „Tipp-Trick“ (Variation des Zaubertricks)		
ab dem Schulalter: Dem Kind gelingt es nicht, sich zwei mit einer semantischen Relation verbundene Wörter zu merken (z.B. Synonyme oder Antonyme).	Verbesserte Enkodierung durch Memorieren der phonologischen Wortformen (Aktivieren des Rehearsal-Prozesses)	Tom gelingt es zunächst nicht, sich das Gegenteil von „flüssig“, nämlich „fest“, zu merken. Tom: *„Da hilft der Tipp-Trick!“* Tom sagt laut das erste Wort und tippt sich dabei mit dem Zeigefinger auf die rechte Schulter, dann nennt er das zweite Wort (hier Antonym) und tippt sich gleichzeitig auf die linke Schulter. Dies wiederholt er dreimal (Abb. 89). Überprüft wird dieser neue Trick genauso wie der Zaubertrick.
c) Silben segmentieren		
Das Kind hat Schwierigkeiten, die Wortform korrekt abzuspeichern. Die produzierten Wörter weisen Silbenstrukturveränderungen auf: Silben werden verändert, ausgelassen, vertauscht oder hinzugefügt („Medimente, Mekadimente, Medikamimente“, „Therrometer“, „Textisien“).	Verbesserte Enkodierung durch Segmentieren und Rhythmisieren der phonologischen Wortformen (Silben hüpfen, Einprägen des Betonungsmusters)	Tom: *„Das ist aber auch ein schwieriges Wort. Ich kenne da einen Trick, damit ich mir so lange Wörter besser merken kann: Ich hüpfe dann immer dazu: Me-di-ka-men-te“.* Zu den Silben des Wortes gemeinsam hüpfen, klopfen oder klatschen. *„Kennst du den Trick schon? Summen: m-m-m-m-m (Betonungsmuster). So kann ich mir das viel besser merken! Willst du es mal ausprobieren?“*
d) Gedehntes Sprechen		
eher ab dem Schulalter geeignet: Das Kind vereinfacht Konsonantencluster („Stumphose“).	Verbesserte Enkodierung durch verlangsamtes, leicht gedehntes Sprechen	Kind: *„Das war die Stumphose!“* *Tom: „Ah, ich glaube, das hieß so ähnlich! Ich frage nochmal Frau S.! Frau S., wie hieß das nochmal?“* Frau S.: *„Strumpfhose!“* Tom: *„Weißt du was? Ich kenne da noch einen Trick! Wir können das Wort mal ganz langsam sprechen: Schtrrruuummmpfffhose. So hörst du es ganz genau!“*

Indikation	Ziel	Beispiel
e) Assoziationen knüpfen		
ab dem Schulalter: Das Kind hat Schwierigkeiten, die Wortform oder die Wortbedeutung korrekt abzuspeichern bzw. für die Produktion korrekt abzurufen.	Assoziationen im Netzwerk knüpfen (Eselsbrücken bauen) a) zu phonologisch ähnlichen Wörtern b) zu semantisch ähnlichen Einträgen	Bei dem weiter oben genannten Beispiel („Therrometer" statt „Thermometer") wäre es auch denkbar, dass dem Kind die Bedeutung von „thermo/s-" unklar ist und weitere Verknüpfungen zu semantisch ähnlichen Einträgen (Konzeptebene; „warm",Temperatur) oder aber phonologisch ähnlichen Einträgen (Gleicher Anfang: Thermohose, Thermoskanne, Thermostat) benötigt werden. Tom: *„Hey, vielleicht fällt dir ja eine Eselsbrücke dazu ein! Etwas, das dich an deinen Schatz erinnert!"* Gefundene Eselsbrücken sollten nach Möglichkeit vom Kind kommen und aus der Perspektive des Kindes Sinn geben.
f) Schrift		
ab dem Schulalter: Das Kind hat Schwierigkeiten, die Wortform korrekt abzuspeichern, bzw. für die Produktion korrekt abzurufen.	Schriftsprache als weiteren „Anker" zur Abspeicherung der Wortform nutzen	Tom: *„Frau S., kannst du mir das Wort vielleicht mal aufschreiben? Dann kann ich es mitlesen und mir besser einprägen!"* Tom: *„Frag doch mal Frau S., ob sie dir das aufschreiben kann! Mir hilft das immer sehr!"*

Abrufstrategien (Self-Cueing/Self-Priming)		
Jüngere Kinder: Ausschließliche Präsentation der Abrufstrategien am Modell von Tom, insbesondere bei der Begegnung mit dem Zauberer in Phase 3.	Eigenständiges Deblockieren bei Zugriffsschwierigkeiten durch Erinnern aller verfügbarer Informationen zu einem Wort (Cues)	Tom: *„Oh, wie hieß denn mein Schatz nochmal? Lass mich mal überlegen … das ist ja eine Frucht … und wir haben sie durchgeschnitten und ausgepresst … und der Saft war ganz gelb und sauer … Aber wie nennt man die Frucht nochmal? Ich glaube, es fing an mit Zi … Zi-Zi-Zitrone!"*
Nur für ältere Vorschulkinder und Kinder im Grundschulalter: Das Kind möchte dem Zauberer bzw. der Therapeutin etwas über seinen Schatz erzählen. Es kann die entsprechende Wortform aber nicht abrufen. Tom ermutigt das Kind, sich an möglichst viele Dinge zu seinem Schatz zu erinnern oder nach diesen zu fragen, damit ihm das Wort doch noch einfällt. Ab dem Schulalter verweist er dafür auch auf die Tipp-Tafel.	a) semantische Cues: semantische Merkmale memorieren **im Schulalter zusätzlich:** semantische Relationen memorieren	Mögliche semantische Hinweise: Wozu brauchte man das? Was haben wir damit gemacht? Wie sah das aus? Was fällt dir denn noch ein zu deinem Schatz? Was passt denn noch dazu? Fällt dir das Gegenteil ein?
	b) phonologische Cues: Anlaut oder Reimwörter memorieren **im Schulalter zusätzlich:** phonologisch ähnliche Wörter, Betonungsmuster, Wortlänge memorieren	Mögliche phonologische Hinweise: Das klang so ähnlich wie … (Tom nennt ein Reimwort und kommt dann auf das gesuchte Wort) Das fing an mit … (Tom nennt die Anlautsilbe, kommt dann auf das gesuchte Wort) *„Schau doch mal auf die Tipp-Tafel. Was könnte dir noch einfallen? Weißt du vielleicht noch, ob es ein kurzes oder ein langes Wort war? Wenn nicht, kannst du ja nochmal nachfragen!"*

Indikation	Ziel	Beispiel
Kategorisierungsstrategien		
Vorwiegend im Vorschulalter: Das Kind hat noch nicht verstanden, dass Dinge aufgrund von semantischen Gemeinsamkeiten und Unterschieden gut oder weniger gut zusammen passen. Wenn **Kinder im Grundschulalter** noch stark thematisch sortieren (z. B. die Saftpresse und die Zitrone zusammen anstelle von getrennten Seiten für Früchte und Küchengeräte).	Verdeutlichen von vielfältigen Gliederungsprinzipien und semantischen Relationen, Anstoßen von taxonomischer Gliederung	Tom: *„Ich schaue mal, wohin ich heute meine Schatzfotos kleben kann. Ah – ich hab eine Idee – den Apfel klebe ich hier auf die Seite zu der Zitrone. Ich finde, das passt gut zusammen, weil man beides essen kann. Beides sind Früchte.“* Mögliche Impulse für die Kategorisierung: Welche Dinge passen zusammen? Warum? Was gehört nicht auf diese Seite? Warum nicht? Findest du noch ein Bild, das auch zu … passt? Können wir eine gemeinsame Überschrift für diese Dinge finden?
Im Therapiekonzept zum Schulalter findet fortlaufend Kategorisierungsarbeit durch die Entdeckung eines „Geheimnisses“ statt (durch die Vorgabe des Stundenthemas: Antonyme, Synonyme, Homonyme etc.)		

Die Strategien, die die Kinder erlernt haben, werden auf der sogenannten „Tipp-Tafel“ visualisiert. Sie dient den Kindern als eine Art „Spickzettel“, der sie in einer Situation fehlenden lexikalischen Wissens an die möglichen Strategien erinnert (Vorlagen für die Tipp-Tafel im Vorschul- bzw. Schulalter sind im Onlinematerial zu finden, Individualisierungen sind natürlich möglich). Weitere praktische Beispiele zum methodisch-didaktischen Einsatz der Tipp-Tafel finden sich neben den Veranschaulichungen hier im Buch bei Marks (2015).

Abschließend sollen an dieser Stelle die wesentlichen Unterschiede zwischen den zuvor beschriebenen Elaborationstherapien und der neuen Strategietherapie kriteriengeleitet verdeutlicht werden (Tab. 10). Als Vergleichstherapie haben wir uns für den Wortschatzfinder entschieden, da er neben intensiver phonologischer und semantischer Elaboration bereits vielfältige Wortabrufelemente enthält und an einer größeren Anzahl von Kindern evaluiert wurde (Motsch/Ulrich 2012 a).

Tab. 10: Kriteriengeleiteter Methodenvergleich

	Wortschatzsammler Lexikalische Strategietherapie	**Wortschatzfinder** Lexikalische Elaborations- und Abruftherapie
Ziele	Vermittlung von Erfolgserlebnissen für das Entdecken von Gegenständen und Tätigkeiten, die das Kind nicht benennen kann (fehlende oder nicht abrufbare Lexeme) oder die das Kind nicht kennt (fehlende oder nicht abrufbare Konzepte)	Vermittlung eines exemplarischen Wortschatzes
	Erlernen von Fragestrategien zur semantischen und phonologischen Elaboration, zum besseren Abspeichern und zur Kategorisierung sowie zum Abruf von lexikalischen Einträgen	Speicherung und Ausdifferenzierung neuer lexikalischer Einträge in ausgewählten semantischen Feldern
	Alltagstransfer der erlernten Strategien zur selbsttätigen Erweiterung des Lexikons	Erhoffte Generalisierung auf andere, nicht behandelte Themenfelder

►

	Wortschatzsammler Lexikalische Strategietherapie	**Wortschatzfinder** Lexikalische Elaborations- und Abruftherapie
Methode	Explizite Vermittlung von Strategien zur Elaboration, zur Abspeicherung, zum Abruf und zur Kategorisierung Eigenaktives Lernen und Entdecken der lexikalischen Lücken anstoßen: „Hilfe zur Selbsthilfe“	Elaboration findet implizit innerhalb der gemeinsamen Spielhandlung statt Wortabruf wird durch ausgewählte Spielformate ermöglicht
Lern-modus	Eigenaktives Lernen: Eigenes Aufdecken und Füllen von lexikalischen Lücken (Selbstmanagement) Individualisiertes Vorgehen: Jedes Kind wählt die ihm unbekannten Wörter aus	Rezeptives, indirektes Lernen (z. B. über hochfrequentes Angebot der Wortformen, handlungsbegleitendes Sprechen) Eher allgemeines Vorgehen; bereits bekannte und unbekannte Wörter werden gleich behandelt.
Lern-modus	Hoher Grad an Sprachbewusstheit: das Kind kennt die eigenen Lernziele	Niedriger Grad an Sprachbewusstheit: wenig oder keine Reflexion über die Lernziele
Rolle der Thera-peutin	Strategien zur Elaboration, zur Abspeicherung und zur Kategorisierung anhand des Modells der Handpuppe Tom (Hilfs-Ich) demonstrieren Kontinuierliche Aufforderung zum Nachfragen bei fehlendem oder nicht zugänglichem lexikalischen Wissen Verstärkung von Strategien, die das Kind bereits einsetzt	Anreicherung und Ergänzung des fehlenden lexikalischen Wissens: klassische „Lehrende-Rolle“: erklärend, lenkend, erläuternd Keine Aufforderung zum Nachfragen bei fehlendem Wissen Keine Verstärkung von Fragestrategien, die das Kind von selbst einsetzt

Vorausläuferfähigkeiten als Voraussetzung zum Therapieerfolg

Als überraschendes Ergebnis unserer Therapieforschung hat sich gezeigt, dass der Wortschatzsammler als strategieorientierter Behandlungsansatz bereits im Vorschulalter erfolgreich eingesetzt werden kann und nicht, wie bisher vermutet, höherer kognitiver und linguistischer Voraussetzungen bedarf, die erst Ende der Grundschule oder in der Sekundarstufe erreicht werden.

Der Wortschatzsammler ist als eine Therapieform für Kinder mit Sprachentwicklungsstörungen (Developmental Language Disorder, DLD) entwickelt worden. Bereits in der ersten Interventionsstudie konnte zudem nachgewiesen werden, dass spracherwerbsgestörte Kinder mit zusätzlichen kognitiven Beeinträchtigungen in gleicher Weise von der Strategietherapie profitierten wie die Gruppe der Kinder mit durchschnittlichen kognitiven Fähigkeiten (Motsch/Ulrich 2012b; Kap. 5.5). Somit ist der Wortschatzsammler auch eine effektive Therapiemethode für Kinder mit leichteren kognitiven Einschränkungen im Bereich der Lernbehinderung. Unseren Erfahrungen nach eignet sich ein strategieorientiertes Vorgehen mit einigen Anpassungen (z. B. Begrenzung der Anzahl der eingeführten Strategien, häufigere Wiederholungen) aber auch für Kinder mit stärkeren kognitiven Einschränkungen im Rahmen eines Down Syndroms (Glowania et al. 2021).

In der zweiten Interventionsstudie konnten wir zudem belegen, dass auch mehrsprachige Kinder von dieser Therapieform profitieren. Deskriptiv hatten die mehrsprachigen Kinder einen höheren Leistungszuwachs in den standardisierten Tests als die monolingual deutschsprachigen Kinder (Motsch/Marks 2015b; Kap. 5.5). Positive Transfer-Effekte der Strategietherapie ließen sich sogar in der Erstsprache Türkisch nachweisen. Diese Ergebnisse belegen, dass der Wortschatzsammler eine chancenreiche Therapieform für mehrsprachige lexikalisch gestörte Kinder ist (Berg 2014).

Dennoch gibt es einige Voraussetzungen, die erfüllt sein sollten, damit diese Strategietherapie erfolgversprechend eingesetzt werden kann.

Als erste Voraussetzung kann das Alter genannt werden, wobei wir davon ausgehen, dass wir mit Vierjährigen bereits die Altersgrenze nach unten erreicht haben. Der Wortschatzsammler ist keine frühtherapeutische Methode, bei der es im Wesentlichen um die Entdeckung der kommunikativen und repräsentativen Funktion der Sprache geht (Zollinger 2015). Der Wortschatzsammler ist auch keine Therapiemethode für Late Talker, für die in den letzten Jahren andere Therapiemethoden entwickelt wurden (Schlesiger 2009; 2007; Herzog-Meinecke/Siegmüller 2008). Ziel dieser Late-Talker-Therapiemethoden ist vor allem die Erweiterung des Wortschatzes über die 50-Wort-Grenze hinaus und die Verlängerung der Äußerungen von der Ein-Wort- auf die Mehr-Wort-Ebene.

Einsetzbar ist der Wortschatzsammler also mit etwa vierjährigen Kindern, wobei zusätzlich folgende Voraussetzungen unverzichtbar sind:

- **W-Fragen**: Die Kinder müssen W-Fragen verstehen und produzieren können. Grammatikalische Korrektheit (Verb-Zweitstellungsregel: Subjekt-Verb-Inversion) muss bei der Produktion allerdings nicht notwendigerweise vorhanden sein (Bsp. „Wie das heißen?").
- **Aufmerksamkeit**: Die Kinder müssen die Fähigkeit haben, sich zumindest eine begrenzte Zeit auf Tom und die Therapeutin konzentrieren zu können. Probleme traten in der Interventionsstudie auf bei Kindern mit ADHS, bei denen es nicht gelang, das Kind aufgrund seiner Unaufmerksamkeit, leichten Ablenkbarkeit und Hyperaktivität auf Tom mit seiner Vorbildfunktion zu fokussieren.
- **Aussprache**: Die Kinder in unserer Interventionsstudie hatten mehrheitlich Formen phonetischer Störungen (unkorrekte Bildung der Zischlaute) und/oder phonologischer Störungen (v.a. Alveolarisierungen velarer Laute). Trotz dieser Aussprachestörungen konnten die Kinder die Mehrzahl aller Zielworte korrekt aussprechen. Derart leichte Formen sind also keine Kontraindikation. Es sollte jedoch darauf geachtet werden, dass keine falsch gesprochenen Worte in die intensivierten Abspeicheraktivitäten (z.B. Zaubertrick, Tab. 9) aufgenommen werden. Wird durch schwerere Formen phonetisch-phonologischer Störungen die Aussprache derart irregulär, dass sowohl Zielworte in der Therapie als auch neue im Alltag gefundene Worte nicht korrekt gesprochen werden können, empfiehlt es sich, vor der lexikalischen Strategietherapie den Schwerpunkt der therapeutischen Bemühungen auf eine Regulierung der Aussprache zu legen.

Vor dem Hintergrund unserer Erfahrungen mit unterschiedlicher Therapiedauer (Kurzzeitintervention versus Langzeitintervention) gehen wir aktuell davon aus, dass es erfolgversprechender ist, das Kind mit seinem neuen Blick, seinem neuen Mut und seinem neuen Know-how längere Zeit, d.h. etwa ein halbes Jahr, therapeutisch zu begleiten, damit sich das Erlernte tatsächlich festigen kann. Der aktiven Arbeit am Transfer der neuen Wortlernfähigkeiten auf das kindliche Umfeld kommt dabei ebenso eine zentrale Rolle zu. Bevor anschließend die methodische Umsetzung der drei übergeordneten Prinzipien an je 20 Therapieeinheiten für das Vorschulalter bis etwa Mitte der zweiten Schulklasse und für das Grundschulalter ab Mitte der zweiten Klasse konkretisiert wird, soll daher dieser obligatorische Therapiebaustein zunächst ausführlich dargestellt werden.

5.2 Transferarbeit als obligatorischer Therapiebaustein

5.2.1 Vorbereitung des Transfers

Die Vermittlung von lexikalischen Lernstrategien ist nur dann erfolgversprechend, wenn diese auch außerhalb des Therapiesettings und über den Interventionszeitraum hinaus im Alltag des Kindes Anwendung finden. Wie kann dies erreicht werden?

Sobald die Kinder dazu in der Lage sind, die Strategien im Therapieraum eigenständig anzuwenden, müssen die Strategien ihren Platz im Alltag des Kindes finden. Der Transfer der Strategien sollte durch die Therapeutin so früh wie möglich angestoßen und anschließend eng begleitet werden.

Der Transferprozess beginnt, sobald die Kinder in der Therapie beginnen, eigenständig Fragen zu stellen. Unserer Erfahrung nach ist dies bei jüngeren Kindern nach vier bis fünf Therapiestunden der Fall. Ältere Schulkinder benötigen noch weniger Zeit, um die zentralen lexikalischen Strategien (Selbstevaluations-, Frage-, Einspeicherstrategien) eigenständig umsetzen zu können; hier beginnt der Transferprozess in der 3. Therapiestunde.

Schatzsuche im Therapieraum als „Kick-Off" für den Transferprozess

Sowohl im Vorschul- als auch im Schulalter wird der Transferprozess durch eine gemeinsame „Schatzsuche im Therapieraum" eingeleitet. Die Schatzkiste ist in dieser Therapiestunde zunächst leer; Therapeutin und Kind gehen gemeinsam im Therapieraum bzw. in der gesamten Praxis auf die Suche nach Schätzen, die in die Truhe gefüllt werden. Gern kann ein Elternteil bei dieser Schatzsuche dabei sein, um so eine Idee davon zu bekommen, wie das Kind zuhause bei einer derartigen Schatzsuche begleitet werden kann.

Bei den jüngeren Kindern erfolgt der Transfer in den häuslichen Alltag im Rahmen des sogenannten „Tagespiraten" (5.2.3). Bei Kindern, die bereits die Schule besuchen, sollte der Transfer neben dem häuslichen unbedingt auch das schulische Umfeld mit einbeziehen („Wochenend- und Unterrichtspirat", 5.2.4).

Auch bei Kindergartenkindern kann es gewinnbringend sein, wenn der Transfer der Strategien nicht nur zuhause, sondern auch in der Kita durch die Einrichtung unterstützt wird.

Je jünger die Kinder sind, umso stärker sind sie für den Transfer der Strategien auf die Unterstützung ihrer Bezugspersonen angewiesen. Im

Folgenden werden wir von den Eltern sprechen. Im Einzelfall hat es sich aber gezeigt, dass die unterstützende Person auch eine Erzieherin in der Kita, eine ältere Schwester, die Tante oder Oma und bei älteren Kindern sogar ein Freund oder eine Freundin sein kann.

Einführung eines kindgerechten Belohnungssystems

Sowohl im Vorschul- als auch im Schulalter soll das Entdecken und Klären lexikalischer Lücken explizit positiv verstärkt werden. Als besonderer Anreiz gerade für den Transfer des Gelernten auf den Alltag wird im Wortschatzsammler-Konzept ein Stempel-Belohnungssystem eingeführt, was am Ende zu einer „Wortschatzsammler-Urkunde" führt. So erhält das Kind neben den gesammelten Schätzen aus der Therapiestunde auch für die außerhalb der Therapie gefundenen Schätze Piratenstempel auf einer Stempelvorlage. Ist die gesamte Vorlage am Ende der Therapie ausgefüllt, erhält das Kind eine Wortschatzsammler-Urkunde (eine Vorlage befindet sich im Onlinematerial). Je zuverlässiger also die Hausaufgabe erledigt wird, desto wahrscheinlicher wird der Erhalt der Wortschatzsammler-Urkunde. Als Zwischenanreiz wird bei zwei mit Stempeln gefüllten Reihen zusätzlich ein Motivstempel (z. B. ein großer Piratenstempel) vergeben. Erfahrungsgemäß ist dies sowohl für jüngere Vorschulkinder als auch ältere Grundschulkinder, im Einzel- als auch insbesondere im Kleingruppensetting, äußerst motivierend.

5.2.2 Inhalte der Elternberatung

Die zentralen Inhalte der Beratung können in zwei etwa 30-minütigen Gesprächen vermittelt werden. Sollte ein solcher Termin nicht zustande kommen, kann die Beratung auch in einigen kürzeren Einheiten z. B. am Ende der Therapiestunden durchgeführt werden. Wenn möglich, sollte die Unterstützungsperson einmal eine Therapieeinheit mit dem Kind und Tom erlebt haben. Dies ermöglicht es, immer wieder auf beobachtete Beispiele aus der Therapiestunde zurückzugreifen.

a) Das Ziel der Wortschatzsammler-Therapie erklären

Viele Eltern bringen ihr Kind mit der Erwartung in die Therapie, dass ihm die Therapeutin die fehlenden Wörter „beibringen wird". Für diese Eltern ist es überraschend, wenn sie erfahren, dass es nicht das Ziel der Therapeutin ist, dass die Kinder innerhalb der Therapiestunden neue Wörter lernen. Sie werden dies schnell begreifen können, wenn ihnen das folgende Zahlenbeispiel erklärt wird: „Ihrem Kind fehlen bereits tausende Wörter. In jedem neuen Jahr muss es mehrere tausend Wörter entdecken und ‚sich merken'. In einer Therapiestunde kann es maximal fünf Wörter lernen. Das würde auch bei 30 oder 50 Therapiestunden dem Kind nur wenig helfen."

Aus diesem Grund versucht die Therapie das Kind wieder darin „fit" zu machen, jeden Tag außerhalb des Therapieraumes neue Wörter zu suchen, zu finden und „behalten" zu können. Wenn dieses Ziel erreicht wird, kann das Kind wieder zum „Staubsauger" für neue Wörter werden und sich eigenaktiv jederzeit und in allen Alltagssituationen (Familie, Kita, Zusammensein mit Freunden, ...) neue Wörter aneignen.

Erreicht wird dieses Ziel, indem das Kind selbst auf Dinge wieder neugierig wird, die es nicht kennt oder nicht benennen kann (s. Beispiel aus der erlebten Therapieeinheit: Blick in die Schatztruhe).

Von Tom hat es gelernt, was es in solchen Situationen tun kann. Es hat gelernt, sich die fehlenden Informationen durch Fragen (Was ist das? Wie heißt das? Was macht man damit? u. a.) selbst zu beschaffen. Die Verwendung dieser Fragestrategie ist eine kompetente Reaktion und kann auch auf die Situation übertragen werden, dass das Kind ein Wort hört, das es nicht versteht (s. Beispiel aus der Therapieeinheit: Herausfinden, welche Schätze sich im Schatzsack befinden).

Außerdem hat das Kind von Tom einige Tricks gelernt, um sich neue Wörter besser merken zu können oder wie es sich helfen kann, wenn ihm ein Wort wieder einmal nicht einfällt (Beispiel aus der Therapieeinheit: Der Zaubertrick oder das Silben segmentieren).

Diese neuen tollen Fähigkeiten, die das Kind von Tom gelernt hat und im Therapieraum anwendet, soll es jetzt auf Situationen seines Alltags übertragen.

b) Unterstützung des Kindes beim Transfer in den häuslichen Alltag

Dies geschieht im Rahmen einer Hausaufgabe, die darin besteht, in den Tagen bis zur nächsten Therapiestunde eine bestimmte Anzahl an Schätzen (z. B. drei pro Woche) zu finden als Schatzfoto, in die Therapie mitzubringen. Tom und die Therapeutin sind immer schon sehr gespannt und freuen sich, wenn das Kind mit seinen neuen Schätzen in die Therapiestunde kommt. Das Kind stellt anhand der Fotos seine Schätze vor und teilt mit, wie die Dinge heißen (Wortform) und was man damit machen kann (Bedeutung). Die mitgebrachten Schatzfotos werden in die Therapie miteinbezogen und mit den bereits in der Therapie gefundenen Schätzen in Beziehung gesetzt (s. Beispiel aus der Therapieeinheit: Einkleben der Schatzfotos).

Zum erfolgreichen Erfüllen dieser kleinen, aber sehr wichtigen Hausaufgabe ist das Kind auf die Mithilfe der Eltern angewiesen.

Exkurs: Möglichkeiten der Unterstützung mehrsprachiger Familien
Die Transferarbeit kann mit mehrsprachigen Familien in Abhängigkeit ihrer individuellen Ressourcen und Kapazitäten ganz unterschiedlich gestaltet werden. Gaigulo et al. (2021) zeigen anhand von drei Fallbeispielen verschiedene Möglichkeiten auf: Beispielsweise muss die Schatzsuche nicht auf Deutsch stattfinden, sondern kann natürlich auch in der Familiensprache erfolgen. Oftmals fühlen sich Eltern mit ihrer Sprache deutlich stärker wertgeschätzt und bringen sich gern unterstützend ein. Ein entsprechender Hinweis ist auf den vorgefertigten Elternbriefen vermerkt (s. Onlinematerial). Zudem wurden die Elternbriefe mittlerweile in insgesamt 16 Sprachen übersetzt, um so auch Eltern mit geringeren Deutschkenntnissen leichter für die Transferarbeit gewinnen zu können. Hospitationen in der Therapie oder eine gemeinsame Schatzsuche in oder außerhalb der Praxisräume eignen sich auch hier zur Veranschaulichung sehr gut. Ein weiterer Vorteil, der sich in der Schatzsuche fremdsprachiger Schätze ergibt: Die Therapeutin kann hier authentisch demonstrieren, wie sie selbst mit lexikalischen Lücken umgeht, da sie die Bedeutung der mitgebrachten Wörter in nicht-deutscher Sprache eher selten kennt und nach einer deutschen Übersetzung fragen oder suchen muss. Ganz natürlich ergeben sich so Vergleiche zwischen den beiden Sprachen, die die metalinguistischen Fähigkeiten weiter anregen. Tatsächlich ergibt sich häufig auch die Erkenntnis bei den Kindern, dass ein gefundener Schatz im Deutschen nicht zwingend ein Schatz in ihrer anderen Sprache sein muss und umgekehrt.

5.2.3 Konkrete Umsetzung des Tagespiraten (Hausaufgabe für die Vorschulkinder)

Überall lassen sich Schätze finden!

Nicht alle Eltern freuen sich, wenn sie von einer zu erledigenden Hausaufgabe zwischen den Therapieterminen hören. Entlastend und motivierend wirkt, wenn sie bereits früh erfahren, dass die Erledigung dieser Hausaufgabe keinerlei Planung oder Vorbereitung benötigt und in der Regel nicht mehr als fünf bis zehn Minuten dauert.

Die erste wichtige Aufgabe der Eltern besteht darin, das Kind in geeigneten Situationen daran zu erinnern, dass es noch Wochenschätze für Tom benötigt (Erinnerungshilfe und Aufforderungsfunktion) und das Kind zu motivieren, nach solchen Dingen die Augen offen zu halten. Manche Eltern denken bei „neuen Wörtern“ an seltene und ausgefallene Situationen (Zoobesuch, Sonntagsausflug o. Ä.). Für diese Eltern ist es hilfreich zu wissen, dass sich für das Kind **überall** neue Wortschätze finden lassen (in jedem Zimmer des Hauses, im Garten, auf dem Weg zur Kita, beim Einkaufen, in der Werkzeugkiste ...).

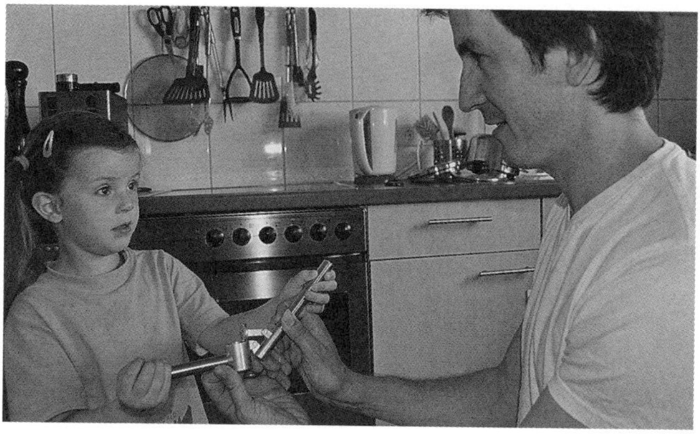

Abb. 13: Das Kind findet einen Schatz in der Küche

Unterstützte Schatzsuche

Papa: „Weißt du denn, wie das heißt?"
Kind: „Nein."
Papa: „Toll, da hast du ja schon einen Schatz für Tom gefunden. Was kannst du denn machen, wenn du es nicht weißt?"
Kind: „Was ist das, Papa?"
Papa: „Genau! Du kannst mich fragen. Das ist eine Knoblauchpresse."
Kind: „Presse?"
Papa: „Eine Knoblauchpresse. Schau, da legt man eine Knoblauchzehe rein. Dann drückt man zu und unten kommt dann so ein feuchter Knoblauchbrei raus. Knoblauchpresse ist aber ein langes Wort. Da muss man 4× klatschen, um es sich gut merken zu können. Sollen wir das mal zusammen machen?"
Das Kind und der Vater klatschen 4× zusammen und sagen dazu „Knob" – „lauch" – „pre" – „sse".
Papa: „Weißt du immer noch, wie dein neuer Schatz heißt?"
Kind (zögernd): „Presse?"
Papa: „Ja, hinten stimmt es schon. Es ist ja eine besondere Presse. Für den Knoblauch. Knoblauchpresse. Das ist aber auch kein leichtes Wort. Dafür hat dir doch Tom einen Trick verraten. Willst du mal den Zaubertrick mit der Knoblauchpresse probieren?"
Kind macht den Zaubertrick: „Knoblauchpresse. Knoblauchpresse. Knoblauchpresse."
Papa: „Und hat's geklappt? Wie heißt das?"
Kind: „Knoblauchpresse!"
Papa: „Richtig. Da kennst du ja einen tollen Trick!"

Das Beispiel zeigt konkret, wie Eltern die Schatzsuche gestalten können. Es verdeutlicht auch, wie mit schwierigen Wörtern umgegangen werden kann, die das Kind sowohl mehrmals hören als auch mehrfach selbst korrekt sprechen sollte. Erst danach sind sie gut im mentalen Lexikon verankert und die Wahrscheinlichkeit eines gelingenden Wortabrufs erhöht sich.

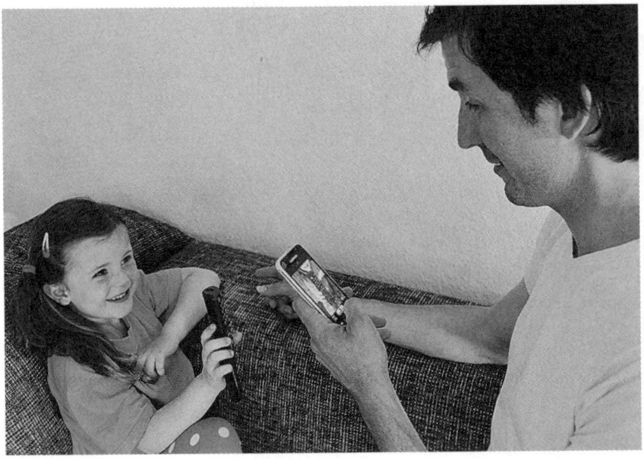

Abb. 14: Der Vater fotografiert den Schatz „Fernbedienung" mit dem Smartphone

Viele weitere Situationen sind denkbar, in denen alltägliche und vertraute Dinge vorkommen, deren Bezeichnung das Kind jedoch nicht weiß. Zum Beispiel könnte der Name der Fernbedienung, obwohl sie dem Kind vertraut ist, unbekannt sein. Dieser Schatz würde dann nach gleichem Vorgehen wie im zuvor beschriebenen Beispiel besprochen werden.

Wichtig ist dann, dass die gefundenen Schätze, wie die Knoblauchpresse oder die Fernbedienung, als Schatzfotos festgehalten und in die nächste Therapiestunde mitgebracht werden können.

Für das Kind ist es besonders motivierend, wenn der von ihm gefundene Schatz, hier die Fernbedienung, 1:1 von den Eltern oder von dem Kind selbst fotografiert werden kann. Als weitere Möglichkeit können Fotos auch im Internet gefunden werden. Nach Eingabe von „Fernbedienung Foto" in eine Suchmaschine werden viele Fernbedienungen als Fotos angeboten. Gemeinsam mit dem Kind kann dann überlegt werden, welche Fernbedienung der im Wohnzimmer gefundenen am ähnlichsten sieht. Dieses Foto kann dann ausgedruckt werden.

Bei Familien ohne Drucker bietet sich als Alternative an, die Schatzfotos der Therapeutin zu mailen, per Messenger-Dienst zu schicken oder auf einem Speichergerät mitzubringen. Die Therapeutin kann sie dann vor der nächsten Kategorisierungsphase ausdrucken.

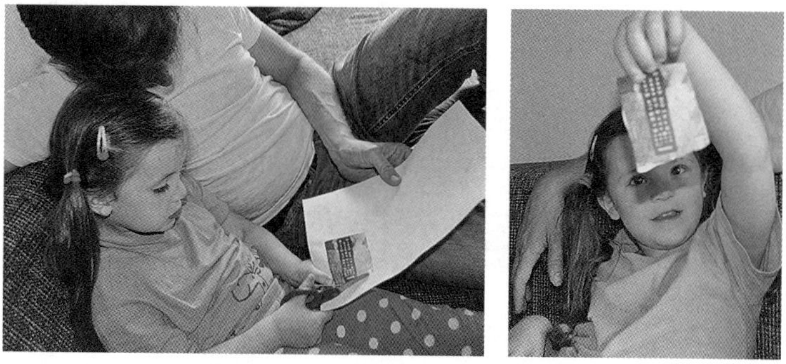

Abb. 15: Das Schatzfoto wurde ausgedruckt und ausgeschnitten

Als letzte Möglichkeit, die für die Eltern mit besonders wenig Aufwand verbunden ist, kann auch ein ausgefüllter Sammelplan mit den Namen der gefundenen Schätze zur Therapie mitgebracht werden (Kopiervorlage siehe Onlinematerial). Dann obliegt der Therapeutin die Aufgabe, kleine Fotos zu diesen Schätzen auszudrucken oder mit den Kindern gemeinsam Zeichnungen zu ihnen anzufertigen. In diesen Sammelplan können bereits im informierenden Elterngespräch mögliche Aktivitäten der Familie während der Woche eingetragen werden (z. B. Einkaufen, Straßenbahnfahrt zur Oma, s. o.), während derer die Schatzsuche stattfinden könnte. So wird den Eltern besonders deutlich, dass sich die Hausaufgabe problemlos in den Familienalltag einbinden lässt, ohne dass besondere Aktivitäten stattfinden müssen.

Als Belohnungssystem für die regelmäßige Erledigung der Hausaufgabe kann der Stempelplan (s. Onlinematerial) eingesetzt werden.

Die Tricks für schwierige Wörter kennenlernen

Wie zuvor im Beispiel der Schatzsuche deutlich wurde, tauchen immer wieder auch „schwierige Wörter" auf. Den Eltern wird anhand mehrerer Beispielwörter deutlich gemacht, welche Wörter für viele Kinder mit Schwierigkeiten assoziiert sind: lange Wörter mit mehreren Silben (z. B. Thermometer) oder Mehrfachkonsonanz (z. B. Strumpf), wobei aber auch betont wird, dass es die Kinder selber sind, die ihnen zeigen, mit welchem Wort sie beim Aussprechen Schwierigkeiten haben.

a Das Kind fragt häufig nochmals nach der Bezeichnung, obwohl Sie es bereits mehrmals gesagt haben.

b In unserem Beispiel gelang es dem Kind nicht, auf Anhieb das viersilbige Wort „Knoblauchpresse" korrekt zu wiederholen: Es reduzierte das Wort auf die beiden letzten Silben.

c Kurze Zeit danach konnte es das zuvor gehörte und selbst geklatschte Wort nicht abrufen.

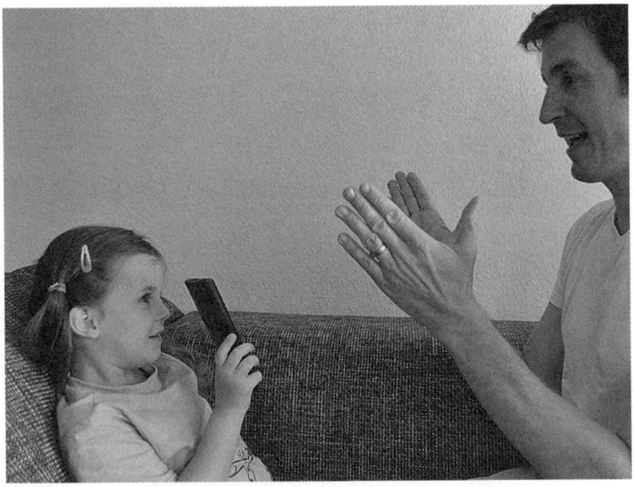

Abb. 16: Silbenklatschen beim viersilbigen Wort „Fernbedienung"

Das Kind hat von Tom Tricks für den Umgang mit schwierigen Wörtern gelernt. Den Eltern werden an mehreren Beispielen die beiden wesentlichen Tricks, die das Kind kennt, verdeutlicht.

- **Das Silbenklatschen:** Bei längeren Wörtern hilft es dem Kind, wenn diese Wörter zuerst in Silben aufgeteilt und zum Sprechen geklatscht werden.
- **Der Zaubertrick:** Um sich schwierige und längere Wörter besser merken zu können, kann das Kind den von Tom gelernten Zaubertrick anwenden: Es spricht die Wörter dreimal laut und deutlich mit normalem Betonungsmuster (nicht in Silbensprache). Danach muss überprüft werden, ob der Trick funktioniert hat. Die Eltern fragen nach („Wie heißt das?") und sollten sich freuen, wenn das Kind dann das Wort richtig sagt.

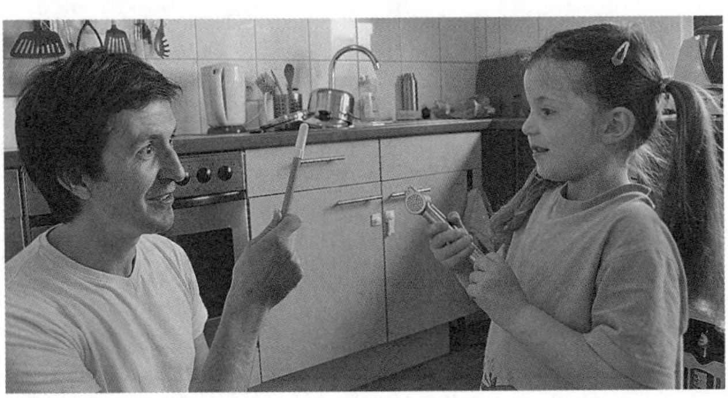

Abb. 17: Der Zaubertrick bei dem gefundenen Schatz „Knoblauchpresse"

In unserem Beispiel hat der Vater beide Tricks an der richtigen Stelle eingesetzt. Die Wortform wird mit hoher Wahrscheinlichkeit jetzt gut im mentalen Lexikon eingespeichert sein. Zudem hat er dem Kind die Bedeutung des Wortes „Knoblauchpresse“ zu erklären versucht (Konzept). Das Kind kann in der nächsten Therapiestunde Tom seine Schätze „Knoblauchpresse“ und „Fernbedienung“ präsentieren und ihm erzählen, was man damit machen kann.

Mit der Unterstützung der Eltern, respektive anderer Bezugspersonen, kann das Kind mit seinem neuen Blick neue Wörter und deren Bedeutung im Alltag finden und einspeichern. Es erlebt kontinuierlich, dass es auch bei den Eltern nicht gefährlich ist, Dinge nicht zu kennen und danach zu fragen. Das gemeinsame Suchen, Finden und Sichern der drei Wochenschätze kann zu einem lustvollen Ritual in der Familie werden. Die Eltern wiederum erleben sich in die Förderung des eigenen Kindes eingebunden. Der Wert ihres Beitrages dokumentiert sich auch durch das Einbeziehen der Wochenschatzfotos in die Kategorisierungsarbeit beim Einkleben in das Schatzheft.

5.2.4 Umsetzung des Wochenend- und Unterrichtspiraten (Hausaufgabe für die Schulkinder)

Der „neue Blick“ auf die Welt muss ausgeweitet werden: Der „neue Blick“ auf die Welt startete mit dem Blick in die Schatztruhe, die mit circa zehn Fotos verschiedener Gegenstände die Suche nach Schätzen, also unbekannten Dingen und Wörtern, gut eingegrenzt und vorstrukturiert hat. Die geweckte Neugier („Was kenne ich nicht? Wozu fällt mir kein Wort ein? Welches Wort habe ich zum ersten Mal gehört?“) wird bereits in der dritten Therapieeinheit durch eine Schatzsuche im Therapieraum weiter ausgedehnt (s. dritte Therapiestunde Schulalter-Konzept): Welche Schätze finden sich im Therapiezimmer? Die Sicht auf die Dinge in der Welt ändert sich, das Klären von Unbekanntem rückt in positiver Form in den Fokus der Aufmerksamkeit.

Diese therapeutisch aktivierte Neugierde soll auch im Alltag aufrechterhalten werden, sodass das Schulkind mithilfe der erlernten Strategien nun eigenständig lexikalische Lücken füllt und dadurch seinen Wortschatz vergrößert und ausdifferenziert. Nach den ersten drei einführenden Therapieeinheiten (also nach circa zwei Wochen) ist der Schüler mit dem Therapieformat vertraut und hat von Tom bereits viele Strategien gelernt.

Jetzt kann jene notwendige Transferleistung, die Bedingung für stabile und langfristige Effekte ist, durch den „Wochenend-“ und den „Unterrichtspiraten“ angebahnt werden: Am Ende der dritten Therapieeinheit erhält das Kind den Auftrag, auch außerhalb der Therapie weitere Schätze zu sammeln und mitzubringen, sowohl am Wochenende als auch innerhalb der Schulwoche. Die Wortschätze können neben der Bezeichnung von Gegenständen auch bisher unbekannte Wörter für Tätigkeiten oder Eigenschaften sein. Dafür erhält es in jeder Woche einen Wochen-Schatzplan (Abb. 18).

Der Wochenendpirat

An jedem Wochenende sollen zwei „Schätze“, also zwei bis dahin unbekannte Wörter oder Wörter, die in einer bestimmten Situation nicht abrufbar waren, gesammelt und selbstständig hinsichtlich der Bedeutung und/oder der Wortform geklärt werden. Diese zwei Schätze werden in die entsprechenden Zeilen des Hausaufgabenplans („Wochen-Schatzplan“) eingetragen und in die nächste Therapiestunde mitgebracht.

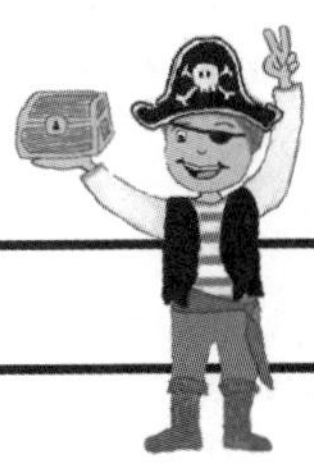

Samstag	
Sonntag	

Abb. 18: „Wochen-Schatzplan“

Im Gegensatz zum Tagespiraten im Vorschulalter, bei dem die Mitarbeit der Eltern noch zwingend notwendig schien, kann bei Schulkindern bereits von einer größeren Selbstständigkeit und einem „Hausaufgabenverständnis“ ausgegangen werden, sodass das Maß an Elternbeteiligung individueller gestaltet werden kann. Dennoch sollte mit dem Kind gemeinsam überlegt werden, ob es in der Familie eine Person gibt (z.B. ein Elternteil oder Geschwister), die das Schulkind als „Verbündeter“ an das Sammeln neuer Schätze erinnern und es in der Umsetzung unterstützen kann (z. B. in der Durchführung des Zaubertricks).

Wenn der regelmäßige Elternkontakt durch den wöchentlichen Besuch in der Praxis gegeben ist, können die Eltern je nach Wunsch ähnlich wie im Vorschulalter einbezogen werden. Ist das nicht möglich, ist es sinnvoll, zumindest einen Elternbrief als Vorbereitung auf diese neue Hausaufgabe ihres Kindes aufzusetzen, in dem die zentralen Prinzipien des Therapiekonzepts erläutert werden. Die Eltern sollten wissen, dass nur etwas Unbekanntes oder etwas, das gerade nicht benannt werden kann, ein Schatz ist. Ebenso sollten sie darauf vorbereitet werden, dass ihr Kind eventuell nun häufiger auf sie zukommt, um nach der Bedeutung oder dem Namen zum Beispiel eines Gegenstandes zu fragen und man ihnen Beispiele gibt, wie sie darauf reagieren können. Ein Muster eines Elternbriefes befindet sich im Onlinematerial.

Für die Suche nach Wochenendschätzen müssen die Eltern keine besonderen Aktivitäten planen. Ganz im Gegenteil: Es geht darum, dass Kinder in ihrem Alltag auf neue Dinge und unbekannte Wörter aufmerksam werden – zum Beispiel beim Wocheneinkauf am Samstag, bei Gesprächen während des gemeinsamen Essens, beim Besuch bei der Oma oder Freunden, vor dem Fernseher, beim Werkeln mit dem Vater oder beim Spielen mit den Geschwistern.

Die nachfolgenden Beispiele zeigen, wie unterschiedlich die gefundenen Schätze sein können und dass es nicht nur Nomen, sondern alle Wortarten betreffen kann. Möglich ist auch, dass beispielsweise Verben in der Grundform bekannt sind, als Partizipien oder in konjugierter Form jedoch nicht verstanden und damit zum Schatz werden (z. B. „frisst“ – fressen).

> **Gefundene Schätze am Wochenende**
> **Nomen:** Kernseife, Teufelsbraten, Kartoffelstampfer, Suppenkelle, Verstärker, Glanz, Denkmal, Kammerjäger, Vertrauen, Satellit, Dauerwelle, Geländer, Zollstock, Rollmops, Bart, Frack, Brosche, Laub, Stammbaum
> **Verben:** kraulen, fauchen, garen, brüten, trippeln, bestaunen, maulen, zischen, frisst (fressen)
> **Adjektive:** kostenlos, tatsächlich, strubbelig, schleierhaft, reizend, einwandfrei, stolz, ungeduldig, verdorben

Der Unterrichtspirat

Die Kontexte, in denen die Zusammenarbeit mit dem Umfeld „Schule“ stattfindet, sind in der heutigen Zeit sehr unterschiedlich. Einige Kinder erhalten außerschulische Sprachtherapie im lexikalischen Bereich, während andere aufgrund eines umfassenden sonderpädagogischen Förderbedarfs im Bereich Sprache an einer Förderschule unterrichtet werden. Absprachen zwischen der Sprachtherapeutin und der Klassenlehrerin sind in beiden Fällen wünschenswert. Aufgrund des unterschiedlichen Vorwissens der beteiligten Lehrkräfte, vorhandener Schwerpunkte im Unterricht und auch der Zusammensetzung der Klasse ist der „Unterrichtspirat“ unter Umständen unterschiedlich zu gestalten.

Der Unterrichtspirat im Kontext der Förderschule

Im Rahmen unserer Interventionsstudie im Schulalter konnten wir zeigen, dass innerhalb einer Klasse an einer Förderschule mit dem Förderschwerpunkt Sprache die Prävalenz lexikalischer Störungen bei knapp 90-Prozent liegt (Motsch / Marks 2015 b). Die Mehrheit der Schüler weist demnach Förderbedarf auf, sodass sich der „Unterrichtspirat“ durchaus als gemeinsame Aktivität der gesamten Klasse eignet. Dies kann zum Beispiel durch die Einführung eines „Wortschatzsammler-Tages“ geschehen.

Die Klassenlehrerin erklärt den Schülern zu Beginn, dass an zwei Tagen pro Woche ein „Wortschatzsammler-Tag“ als Ritual in den Unterrichtsalltag integriert wird. An diesen Schultagen sollen alle Schüler der Klasse je einen „Schatz“ sammeln.

> **Einleitung in den Wortschatzsammler-Tag**
> Als Erinnerung an den „Wortschatzsammler-Tag“ wird zu Unterrichtsbeginn ein „Wortschatzsammler“-Symbol im Klassenraum aufgehängt und könnte zum Beispiel mit den folgenden Anweisungen eingeleitet werden:
> „Heute ist wieder unser Wortschatzsammler-Tag. Jeder macht sich auf die Suche nach etwas, das er noch nicht kennt, dessen Namen er noch nicht kennt oder ihm gerade nicht einfallen will. Mal sehen, welchen Schatz ihr heute bis zum Ende der (z.B.) vierten Stunde gefunden habt! Ich bin schon ganz gespannt! Also, aufgepasst, gut zugehört und los geht die Schatzsuche!“

Ob die Schatzsuche sich über den ganzen Schultag erstreckt, über wenige oder auch nur eine Unterrichtsstunde, sollte im Vorfeld festgelegt und den Kindern kommuniziert werden. Die beteiligten Lehrkräfte sollten natürlich auch informiert sein. Grundsätzlich kann der Unterrichtspirat in jedem Unterrichtsfach durchgeführt werden. In jeder Schulstunde wird neues Fachvokabular präsentiert, in dem sich potenzielle Schätze verbergen.

> - Im Mathematikunterricht: die Namen der verschiedenen geometrischen Körper, mathematische Operationen, Mengenverhältnisse u.v.m. (z.B. Umfang, Bruch, Quader, subtrahieren, addieren, spitzer/stumpfer Winkel)

- Im Sachunterricht: Lebensorte von Tieren, Klimazonen, physikalische und chemische Phänomene u. v. m. (z. B. Hahnenfuß, Pfaffenhütchen, Styropor, Anziehungskraft, Horizont, verdunsten, kondensieren, filtrieren, gegenwärtig, zukünftig, rau, glänzend, matt, gasförmig, sauer)
- Im Kunstunterricht: die verschiedenen Materialien und Techniken u. v. m. (z. B. Acryl, Leinwand, Leim, Kork, tupfen, marmorieren, aufwalzen, streichen, prickeln)
- Im Sportunterricht: verschiedene Sportgeräte und Materialien, verschiedene Bewegungen u. v. m. (z. B. Pferd, Tau, Sprossenwand, sprinten, dehnen, zielen, schleichen, robben, trippeln)
- Im Deutschunterricht: in Geschichten, bei Rechtschreib- und Leseübungen u. v. m. (z. B. Satz, Begleiter, Umlaut, Selbstlaut, Textformen, Beitrag, Rede, Autor) und vieles mehr

Es können jedoch auch völlig fachfremde Wörter in der Lehrersprache, in den Materialien während des Unterrichts oder im Laufe des Schultages auftauchen, die für den Schüler einen Schatz darstellen, zum Beispiel in der Frühstückspause oder auf dem Schulhof.

Der Kavalier

Die Klasse kehrt nach der Hofpause zurück ins Klassenzimmer. Auf dem Weg dorthin hält ein Schüler seiner Lehrerin die Tür auf. Die Lehrerin kommentiert dies mit: „Mensch, Christopher! Du bist aber ein Kavalier. Das ist sehr nett von dir. Vielen Dank!"

Und schon hat Christopher einen Schatz gefunden: Kavalier. Das Wort und dessen Bedeutung gilt es nun mithilfe von Frage- und Speicherstrategien bis zum Ende der Schatzsuche zu klären, zu notieren und zu behalten.

Der Unterrichtspirat soll für die Lehrkraft mit so wenig zusätzlichem Aufwand wie möglich verbunden sein. Daher kann und soll der Unterricht selbst wie gewohnt durchgeführt werden.

Innerhalb des Unterrichts können unbekannte Wörter in der Lehrersprache gehört oder in den Schulbüchern oder Arbeitsblättern gelesen worden sein. Unbekannte Dinge oder Handlungen auf Abbildungen, in Geschichten oder auf dem Lehrerpult können ebenso zu einem Schatz werden.

Gerade zu Beginn der neu eingeführten Aufgabe kann es noch notwendig sein, die Kinder in der Suche und im Anwenden der Frage- oder Speicherstrategien zu unterstützen. Beispielsweise könnte die Lehrkraft beim Austeilen eines Sachtextes im Sachunterricht oder einer Textaufgabe im Mathematikunterricht die Kinder darauf aufmerksam machen, dass sich möglicherweise in diesem Text bislang unbekannte Wörter, also Schätze, versteckt haben könnten. Da eine ausgebildete Sonderpädagogin über die hier grundlegenden Qualifikationen verfügt, wäre es auch denkbar, dass sie zwischendurch nachfragt, ob schon alle Schüler einen Schatz gefunden und dessen Bedeutung geklärt haben, bzw. sie daran erinnern, nachzufragen oder noch einen anderen Trick zum besseren Speichern zu versuchen.

Das Ziel am Ende der Schatzsuche ist, dass die Kinder den Namen ihres Schatzes und/oder dessen Bedeutung im Verlauf der Unterrichtsstunde beziehungsweise des Schultages selbstständig erfragt und gut eingespeichert haben – und zwar vor der zum Abschluss der Schatzsuche stattfindenden Kontrolle durch die Lehrerin, um den geplanten Zeitaufwand für diese Klassenaktivität nicht zu überziehen (circa fünf bis zehn Minuten).

Die Kontrolle am Ende der Schatzsuche sieht vor, dass die am heutigen Tag gefundenen Schätze durch die Lehrkraft erfragt und auf einem dafür vorgesehenen, für alle sichtbaren Plakat (oder der Tafel, einer Folie o. Ä.) notiert werden. Die Verschriftung durch die Lehrerin ist an dieser Stelle sehr wichtig, da sie der Prüfung und gegebenenfalls der Korrektur des zuvor selbst erstellten Schriftbildes des Kindes dient.

Es kann durchaus häufiger vorkommen, dass mehrere Kinder denselben Schatz, zum Beispiel ein neu eingeführtes Fachwort, gefunden haben. Das ist auf jeden Fall zulässig.

Je nach Wunsch der Lehrkraft kann auf die einzelnen Schätze inhaltlich eingegangen werden. Auf diese Weise können wichtige neue Begriffe des stattgefundenen Unterrichtes wiederholt werden. Der Unterrichtspirat kann der Lehrerin somit auch als Feedback und Lernzielkontrolle des behandelten Unterrichtsstoffes dienen.

Der Unterrichtspirat im Kontext der allgemeinen Grundschule

Kinder mit lexikalischen Störungen oder größerem sonderpädagogischen Förderbedarf im Bereich Sprache besuchen immer häufiger die allgemeine Grundschule. Dennoch bilden sie innerhalb einer Klasse eher die Minderheit. Der „Unterrichtspirat“ als Klassenaktivität, wie er zuvor beschrieben wurde, ist in diesem Kontext meist nicht umsetzbar. Um eine Überforderung der Primarstufenlehrer ohne sonderpädagogische Ausbildung zu vermeiden, sollte hier die direkte Unterstützung des Schülers in der Anwendung spezifischer Strategien eher im Hintergrund stehen. Vordergründige Aufgabe wäre hier, die Klassenlehrerin ausführlich über die im Rahmen der Therapie gestellte neue Aufgabe zu informieren und sie auf das neue Frageverhalten des Schülers vorzubereiten. Vorschläge, wie sie auf Nachfragen reagieren oder diese aufgreifen könnte, können ebenfalls Bestandteil eines solchen Informationsgesprächs oder -briefs sein. Unbedingt erforderlich ist es, der Lehrkraft zu veranschaulichen, dass das (unter Umständen wiederholte) Nachfragen des Schülers als positive Handlung wertgeschätzt wird und daher geduldig durch ein Beantworten aufgegriffen wird. Ein

Muster eines solchen Informationsschreibens für Regelschullehrkräfte ist im Onlinematerial zu finden.

Ressourcenorientierte Kooperationsgespräche zwischen der Sprachtherapeutin und der Klassenlehrerin sind an dieser Stelle wünschenswert. Selbstverständlich gilt auch für den Bereich der allgemeinen Grundschule, dass ein solches strategisches Agieren der Schüler den gesamten Fachunterricht sehr bereichern kann. Mögliche Schätze finden sich hier in gleichem Maße wie im Kontext einer Förderschule.

Gefundene Schätze aus dem Unterricht

Nomen: Titel, Autorin, Lektüre, Beitrag, Linse, Gewinde, Zahnrad, Klaue, Scheusal, Verderben, Pest, Zirkel, Produkt, Division, Subjekt, Spalte, Balken, Kantine, Seele, Krug, Kavalier, Äquator, Napf, Kaulquappe, Förster, Virus, Überfall, Gewimmel

Verben: erwidern, jäten, nachhaken, spotten, multiplizieren, addieren, korrigieren, wanken, schmelzen

Adjektive: empört, knifflig, pervers, unwahrscheinlich, fahrlässig, glänzend, unversehrt, nützlich, mild, unzählig(e), gestrige(s)

Ein nach einer Woche ausgefüllter Schatzplan kann dann so aussehen:

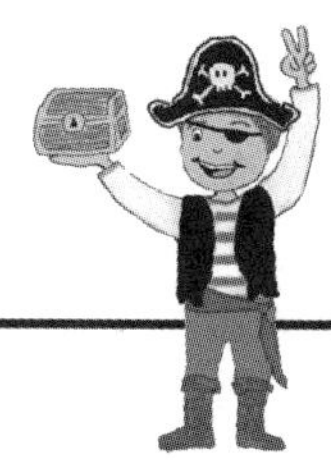

Samstag	Zugluftstopper
Sonntag	jäten
______	Produkt
______	mild

Abb. 19: Beispielhaft ausgefüllter Wochen-Schatzplan

Die gefundenen Schätze werden in die nächste Therapiestunde mitgenommen. Gemeinsam mit der Therapeutin werden die Schätze nacheinander besprochen (Phase 0 einer jeden Therapieeinheit nach der Einführung dieses Transferbausteins): Das Kind nennt den Namen seines Schatzes und erläutert dessen Bedeutung. Ist ihm dies geglückt, wird es mit zwei Piratenstempeln belohnt.

5.3 Umsetzung des Wortschatzsammlers im Vorschulalter

Das nachfolgend beschriebene Therapiekonzept wurde für lexikalisch gestörte Vorschulkinder ab dem Alter von vier Jahren entwickelt. Erfahrungsgemäß kann es gut bis zum Ende der zweiten Grundschulklasse eingesetzt werden.

Rahmenhandlung und Grundhaltung

Die „Schatzsuche" stellt die Rahmenhandlung und das übergreifende Thema jeder Therapiestunde mit dem Wortschatzsammler dar. Das Kind geht gemeinsam mit dem Piraten Tom auf Schatzsuche. Das Ziel dieser Schatzsuche ist es, möglichst viele unbekannte Wörter, also Schätze, zu sammeln. „Unbekannte Wörter" können dabei sein:

a Gegenstände und Tätigkeiten, deren Bedeutung oder Funktion dem Kind unbekannt sind (fehlendes Wissen über die Wortbedeutung).
b Gegenstände und Tätigkeiten, deren Bedeutung die Kinder zwar „kennen", zu denen sie aber noch keine zugehörige Wortform abgespeichert haben – also der „Name" ihnen nicht bekannt ist (fehlendes Wissen über die Wortform).
c Gegenstände oder Tätigkeiten, deren Bedeutung und Wortform die Kinder zwar abgespeichert haben, dieses Wissen in der aktuellen Situation jedoch nicht abrufbar ist (Schwierigkeiten beim Zugriff auf Wortbedeutung bzw. Wortform).

Auf diese Weise wird das erste zentrale Prinzip der Wortschatzsammler-Methodik umgesetzt (Kap. 5.1): **Das Entdecken von unbekannten Wörtern wird für die Kinder zu einem Erfolgserlebnis!**

Eng damit verknüpft ist das zweite zentrale Prinzip der Wortschatzsammler-Methode: **Fragen des Kindes sind Geschenke.**

Die Kinder lernen am Modell der Handpuppe Tom, wie sie sich das fehlende lexikalische Wissen eigenaktiv erschließen können. Das gezielte Nachfragen als zentraler Motor der lexikalischen Entwicklung des Kindes wird somit (re-) aktiviert. Diese Grundhaltung sollte zum einen die Arbeit des Therapeuten bestimmen, darüber hinaus aber insbesondere den Eltern gegenüber immer wieder deutlich gemacht werden (Kap. 5.2.2).

> **„Fragen des Kindes sind Geschenke."**
> Nach der fünften Therapiestunde mit dem Wortschatzsammler beklagt sich die Mutter der vierjährigen Larissa bei der Therapeutin: „In letzter Zeit löchert Larissa mich ständig mit Fragen: „Wie heißt das? Wofür braucht man das? Warum ist das so? Alles will sie wissen. Das ist wirklich anstrengend für mich." An dieser Stelle ist es wichtig, dass die Therapeutin die Belastung der Mutter zwar ernst nimmt, ihr aber zugleich deutlich macht, dass Larissa beginnt, die in der Therapie erlernten Fragestrategien nun auch im Alltag einzusetzen und sie damit von dem entscheidenden Antriebsmotor für ihre Wortschatzentwicklung Gebrauch macht. Für Eltern ist es hilfreich, den „Sinn" und die Notwendigkeit der tatsächlich oft anstrengenden Fragen ihres Kindes zu kennen.

Einsatz von Handpuppen

Ein wichtiges Element in der Wortschatzsammler-Therapie ist die Arbeit mit einer Zweihandpuppe, dem Piraten Tom.

Über die Handpuppe kann die Therapeutin dem Kind die unterschiedlichen Strategien immer wieder modellhaft demonstrieren. Da Tom in der Regel von den Kindern als außerordentlich positive Identifikationsfigur gesehen wird, gelingt die Imitation der Strategien über das Lernen am Modell der Handpuppe in den meisten Fällen sehr leicht. Zudem schafft der Einsatz einer Handpuppe eine Kommunikationssituation, in der sowohl Tom als auch das Kind die Therapeutin als „3. Person" nach fehlendem lexikalischen Wissen fragen können.

> **Demonstration von Fragestrategien bei fehlendem lexikalischen Wissen**
> Die Handpuppe Tom greift in die Schatzkiste und holt einen Apfel heraus.
> Tom: „Oh, das habe ich schon einmal gesehen. Das ist was zum Essen, glaube ich. Aber – wie heißt denn das nochmal, Frau S.?"
> Therapeutin: „Das ist ein Apfel, Tom."
> An dieser Stelle wäre es für das Kind wenig plausibel, wenn die Therapeutin vorgeben würde, die Bezeichnung „Apfel" nicht zu kennen. Dass Tom nicht mehr genau weiß, wie diese Frucht heißt, ist für das Kind hingegen nachvollziehbar. An dieser Stelle kann die Therapeutin somit über die Handpuppe Tom eine Fragestrategie – die Frage nach der Wortform – demonstrieren.

Die Handpuppe Tom begleitet das Kind in jeder Stunde mit dem Wortschatzsammler auf seiner Schatzsuche. In der ersten Therapiestunde kann Tom sich selbst dem Kind vorstellen oder die Handpuppe wird durch die Therapeutin eingeführt (s. Therapieeinheit 1).

Das Kind und der Pirat Tom erhalten zu Beginn jeder Stunde für ihre Schatzsuche je einen Schatzsack, in den sie ihre Schätze stecken können. Zudem bekommt das Kind für die Dauer der Wortschatzsammler-Therapiephase ein „Schatzheft", in das es seine gesammelten Schätze als kleine Fotos einkleben kann.

In der dritten Therapiephase taucht eine weitere Handpuppe auf – der Zauberer. Er fungiert als „Kontrollinstanz", die es erforderlich macht, dass das Kind gezielt semantische und phonologische Informationen zu dem gefundenen Schatz abruft bzw. diese erfragt, wenn sie ihm in der Situation nicht zur Verfügung stehen.

Strategien

Um sich das fehlende lexikalische Wissen eigenaktiv erschließen zu können, werden den Kindern unterschiedliche lexikalische Lernstrategien an die Hand gegeben. Konkret sind dies Selbstevaluationsstrategien, Fragestrategien, Strategien zum verbesserten Einspeichern des Wortmaterials, Self-Cueing-Strategien bei Abrufschwierigkeiten sowie Kategorisierungsstrategien. Eine Übersicht aller Strategien, die im Wortschatzsammler-Konzept zum Einsatz kommen, findet sich in Tab. 9 in Kap. 5.1.

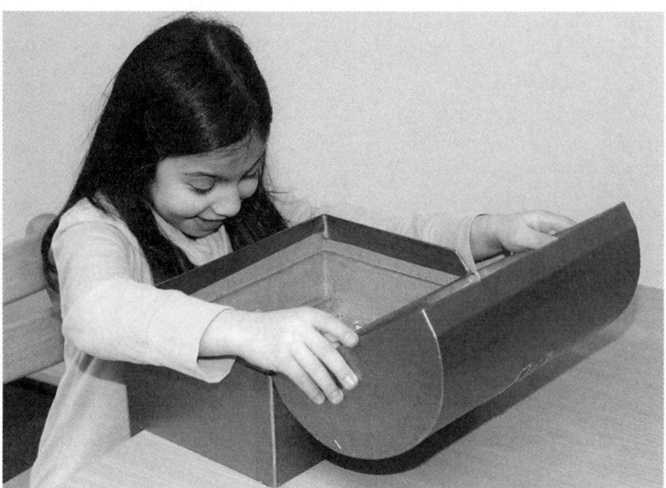

Abb. 20: „Entdeckerblick"

Als **Selbstevaluationsstrategie** wird die Bereitschaft des Kindes bezeichnet, sich aktiv auf die Suche nach unbekannten Wörtern zu begeben. Beim Blick in die Schatzkiste soll sich der Aufmerksamkeitsfokus des Kindes weniger auf die Dinge richten, die es schon kennt, als vielmehr auf die ihm unbekannten Dinge („der neue Blick", Kap. 5.1). Dieser „Entdeckerblick" für Neues und Unbekanntes wird über die Hausaufgaben anschließend auch auf den Alltag des Kindes ausgeweitet (Abb. 20, vgl. auch Kap. 5.2).

Mithilfe von verschiedenen Fragestrategien kann das Kind genau den Teil des lexikalischen Wissens erfragen, der ihm fehlt. Ist ihm die Bedeutung von Dingen oder Tätigkeiten unbekannt, setzt es Fragestrategien nach der Wortbedeutung ein. Die Bedeutungen von unbekannten Gegenständen oder Tätigkeiten werden so erfragt und ausdifferenziert – das Kind kann die Dinge eigenaktiv semantisch elaborieren (Selbstelaboration).

Fragen nach der Wortbedeutung der Realgegenstände (Nomina)
- Was kann man damit machen?
- Wofür braucht man so etwas?
- Wer hat so etwas?
- Wo hat man das?
- Wie sieht das aus?
- Wie fühlt sich das an?
- Wie schmeckt das/riecht das?
- Kennst du etwas Ähnliches?

Fragen nach der Wortbedeutung der Handlungen (Verben)
- Wer macht so etwas?
- Wozu macht man das?
- Wann macht man das?
- Wo kann man das machen?
- Wer macht das bei euch zu Hause?
- Was braucht man, um das zu machen?

Ist dem Kind die Funktion eines Gegenstandes zwar bekannt, es kann das entsprechende Wort dafür aber nicht benennen, so fragt es nach der Wortform. So kann es die Schätze eigenaktiv phonologisch elaborieren.

Mögliche Fragen nach der Wortform sind
- Wie heißt das?
- Was ist das?
- Wie nennt man das?
- Wie heißt das, was der da macht?

Strategien zum verbesserten Einspeichern (Speicherstrategien) kommen besonders bei schwierigen – in der Regel also längeren oder phonologisch komplexen Wörtern – zum Einsatz. Sie helfen gerade Kindern mit eingeschränkter auditiver Gedächtnisspanne, die phonologischen Wortformen differenziert zu durchgliedern und ausreichend lange im Arbeitsgedächtnis zu halten, um eine detaillierte phonologische Repräsentation im mentalen Lexikon abspeichern zu können (Ulrich 2012; Ulrich/Schneggenburger 2012).

Im Vorschulalter bieten wir den Kindern zwei unterschiedliche Strategien zum verbesserten Einspeichern lexikalischer Einträge an:

- **Verbessertes Enkodieren durch Segmentieren der Wortform:**
  Das Einspeichern der Wortform wird erleichtert, indem diese silbisch durchgliedert wird. Je nach Vorliebe des Kindes wird zu den Silben des Wortes gehüpft, geklatscht oder geklopft. Diese Strategie sollte vor allem dann zum Einsatz kommen, wenn die Kinder Schwierigkeiten bei der Realisierung der korrekten Silbenstruktur haben (z.B. „lackieren“ als „lacken“, „Bügeleisen“ als „Bügeleis“ benennen; vgl. auch die Indikationen in Tab. 9).
- **Verbessertes Einspeichern durch Memorieren der Wortform:**
  Der „Zaubertrick“ stellt eine äußerst effektive und hilfreiche Strategie zum verbesserten Einspeichern des Wortmaterials für Vorschulkinder dar. Diese Strategie zielt auf eine Aktivierung des „Rehearsal“-Prozesses, also dem mehrfachen Wiederholen des Wortmaterials. So wird die Wortform ausreichend lange in der phonologischen Schleife gehalten, um differenziert analysiert und abgespeichert zu werden. Auch wenn „Rehearsal“-Prozesse automatisiert vermutlich erst ab dem Schulalter ausgelöst werden (Gathercole et al. 1994), sind bereits vierjährige Kinder über den spielerischen Zugang mit dem „Zaubertrick“ dazu in der Lage, diese sehr effektive Enkodierstrategie bewusst zu nutzen (Abb. 21).

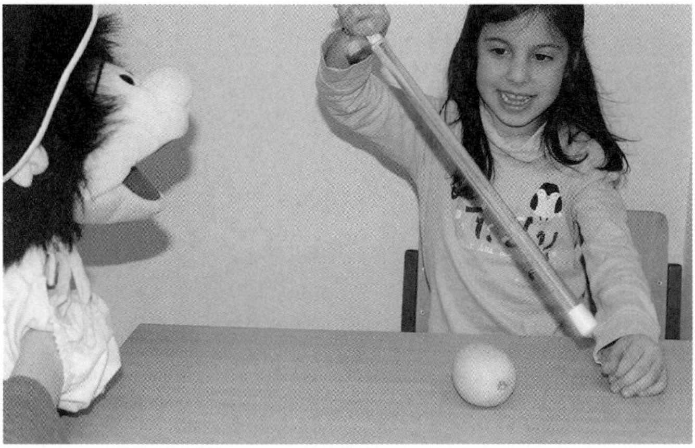

Abb. 21: Der „Zaubertrick“ zum verbesserten Einspeichern

Konkret werden die Kinder dazu ermutigt, „schwierige" Wörter gemeinsam mit der Therapeutin dreimal langsam und mit korrekter Betonung zu sprechen. Dabei schwingen sie gemeinsam den Zauberstab. Anschließend übergibt die Therapeutin dem Kind den Zauberstab und Tom oder die Therapeutin fragen: „Wie heißt es?". Nun darf das Kind ausprobieren, ob es das Wort ohne Hilfe durch die Therapeutin benennen kann, ob es also erfolgreich „in seinen Kopf gezaubert" wurde. Später lernen die Kinder, dass sie den Zaubertrick auch ohne Zauberstab machen können, denn im Alltag werden sie keinen Zauberstab dabei haben. Entweder ersetzen sie den Zauberstab mit ihrem Zeigefinger oder verzichten ganz auf diese Unterstützung.

Bei Zugriffsschwierigkeiten auf vorhandene lexikalische Einträge werden die Kinder ermutigt, so viele Informationen wie möglich zu dem entsprechenden Wort zu erinnern, um sich dadurch selbst zu deblockieren (**Self-Cueing/Self-Priming**). Auch diese Strategie wird bewusst erst von Kindern ab dem Schulalter eingesetzt, kann über das Modell der Handpuppe Tom jedoch bereits von Vorschulkindern imitiert und umgesetzt werden (Ulrich /Schneggenburger 2012). Unsere bisherigen Erfahrungen haben gezeigt, dass nicht alle vierjährigen Kinder dazu in der Lage waren, diese Abrufstrategien zu übernehmen und eigenständig einzusetzen. Mit zunehmenden metasprachlichen Kompetenzen gelingt es älteren Vorschulkindern sowie Kindern zu Beginn des Grundschulalters jedoch immer besser, diese Abrufstrategien zum eigenständigen Deblockieren anzuwenden.

Kategorisierungsstrategien dienen dazu, den Kindern deutlich zu machen, dass Wörter auf vielfältige Art und Weise miteinander vernetzt sind und nach verschiedenen Gesichtspunkten zueinander sortiert und geordnet werden können. Kinder, die noch stark nach thematischen Gliederungsprinzipien sortieren, können dazu angeregt werden, stärker nach kategorialen Aspekten zu sortieren sowie auf Oberbegriffe aufmerksam zu werden (Ulrich/Schneggenburger 2012). Allerdings sollte hier auch stets im Blick behalten werden, dass thematische Gliederungsstrukturen bis ins Erwachsenenalter hinein weiterhin eine zentrale Ordnungsstruktur des Lexikons darstellen.

Material für jede Stunde
Unabhängig vom jeweiligen Stundenthema wird für jede Stunde mit dem Wortschatzsammler folgendes Material benötigt:

- Handpuppe Tom
- Handpuppe Zauberer
- Schatzkiste
- zwei Schatzsäcke
- Schatzheft
- evtl. Zauberstab zum Ausführen des Zaubertricks

Stundenthemen und Wortmaterial

Das Therapieformat folgt einem festen Aufbau und wiederkehrenden Ablauf von Therapiephasen. Dies gibt den Kindern Sicherheit und Orientierung. Die Phasen 1–3 werden obligatorisch in jeder Stunde, die Phase 4 (Einkleben der Schatzbilder ins Schatzheft) nur in jeder zweiten Therapiestunde durchgeführt.

Unterschiedlich sind hingegen das Wortmaterial in der Schatzkiste und damit auch die Stundenthemen und Aktivitäten.

Pro Therapiestunde sollten sich in der Schatzkiste maximal sechs verschiedene „Schätze" befinden: Vier Nomina in Form von Realgegenständen sowie zwei Verben, die anhand von Fotos dargestellt sind. Bei der Auswahl des Materials für die Schatzkiste spielen folgende Überlegungen eine Rolle:

- In jeder Therapiestunde müssen in der Schatzkiste mindestens drei Schätze sein, die das Kind mit großer Wahrscheinlichkeit nicht kennt (bzw. nicht benennen kann). Dies ist notwendig, damit das Kind in der ersten Therapiephase drei ihm unbekannte Dinge als Schätze in seinen Schatzsack stecken kann. Aus diesem Grund wurden in den Vorschlägen für die Stundenthemen und das Wortmaterial ganz bewusst viele Wörter ausgesucht, die eher nicht dem Basiswortschatz eines Vorschulkindes entsprechen (z. B. „kontrollieren, einfädeln, Zylinder, Federschmuck").
- Zusätzlich sollten sich in der Schatzkiste aber auch ein bis zwei Schätze befinden, die das Kind mit großer Wahrscheinlichkeit kennt und evtl. auch schon benennen kann. Der „Neue Blick" soll dazu führen, Bekanntes von Unbekanntem zu unterscheiden. Zudem ermöglicht es, dass Tom zu diesen Dingen Fragen an das Kind richten kann, also auch das Kind einmal sein „Expertenwissen" weitergeben kann. Beispiele für eher „einfache" Wörter in den untenstehenden Stundenvorschlägen sind „Apfel, Becher, waschen, stempeln".

- Die Füllungen der Schatzkisten sollten zu einem gemeinsamen Thema gehören und es ermöglichen, dass in der Therapiephase 2 eine gemeinsame Aktivität damit ausgeführt werden kann. Die Auswahl des Wortmaterials auf der Basis der Zugehörigkeit zu einem bestimmten Thema entspricht der vorrangig thematischen Gliederungsstruktur des mentalen Lexikons im frühen Vorschulalter (Schwarz /Chur 2014; Szagun 2016). Erst mit dem Ende des Vorschulalters und dem Beginn des Schulalters treten klassifikatorische Gliederungsstrukturen (also bspw. das Sortieren nach Oberbegriffen) stärker in den Vordergrund. Assoziativ-thematische Bezüge zwischen Wörtern spielen jedoch bis ins Erwachsenenalter eine wichtige Rolle für die Speicherung, die Verknüpfung und den Abruf von Wörtern (Glück 2010).
- Kinder im Vorschulalter lernen neue Wörter, indem sie konkrete Erfahrungen damit machen. Aus diesem Grund werden Realgegenstände verwendet, die in der Therapiephase 2 ausführlich erkundet und ausprobiert werden. So werden den Kindern vielfältige und multisensorische Erfahrungen ermöglicht, die zu möglichst facettenreichen semantisch-konzeptuellen Repräsentationen neuer lexikalischer Einträge beitragen (multimodales Enkodieren, Glück 2010). Aus Gründen der Darstellbarkeit müssen für Verben hingegen Farbfotos der entsprechenden Handlungen verwendet werden. Die Ausführung der Handlungen in der zweiten Therapiephase ermöglicht die unmittelbare Anreicherung der Wortbedeutung mit dem konkreten motorischen Muster, was eine erfolgreiche Speicherung der Verben unterstützt (Glück 2010).

Grundsätzlich wäre es natürlich wünschenswert, dass für den exemplarischen Therapiewortschatz in der Schatzkiste sämtliche Grundwortarten berücksichtigt werden könnten. Dies würde bedeuten, dass zumindest auch noch Adjektive als Füllungen in die Schatzkiste gehören würden. Allerdings haben die bisherigen Erfahrungen mit dem Wortschatzsammler-Konzept an dieser Stelle erhebliche methodische Schwierigkeiten aufgezeigt. Adjektive sind für Vorschulkinder am besten über Realgegenstände darstellbar, die die entsprechenden Eigenschaften repräsentieren (z. B. ein Stein für „schwer“, eine Feder für „leicht“). Befinden sich nun in der Schatzkiste aber sowohl Realgegenstände, die die entsprechenden Nomina darstellen, als auch solche, die nur als Repräsentanten einer bestimmten Eigenschaft fungieren, so wird das oftmals als sehr verwirrend empfunden (Zimmermann 2009). Die Kinder haben große Schwierigkeiten, zu entscheiden, ob sie nun bei einem Gegenstand „Was ist das?/Wie heißt das?“ (für Nomen) oder „Wie ist das?“ (für Adjektive) fragen sollen. Ebenso muss der Therapeut beim Auspacken der Schatztruhe immer wieder einspringen und deutlich machen, ob es bei dem entsprechenden Gegenstand nun um diesen Gegenstand selbst oder um seine Eigenschaften geht und aus welchem Grund er dann als unbekannter Schatz in den Schatzsack gesteckt werden darf. Aus diesen Gründen haben wir uns dafür entschieden, ausschließlich Nomen und Verben – die am häufigsten vertretenen Wortarten – im exemplarischen Wortmaterial zu berücksichtigen. Die unterschiedliche Darstellung – Nomina als Realgegenstände, Verben als Fotos – erleichtert es den Kindern, zwischen diesen beiden unterschiedlichen Wortarten zu differenzieren und entsprechend unterschiedliche Fragestrategien einzusetzen.

Auch wenn im Zusammenhang mit dem Material in der Schatzkiste von exemplarischem Therapiewortschatz die Rede ist, so sollte stets beachtet werden, dass es in der Wortschatzsammler-Therapie nicht um die gezielte Vermittlung eines exemplarischen Therapiewortschatzes geht. Darin unterscheidet sich die strategieorientierte Therapie von traditionellen Elaborations- und Abruftherapien (Kap. 4 sowie Tab. 10 in Kap. 5.1). Das exemplarische Wortmaterial in der Schatzkiste dient in erster Linie als „Transporter", als Vehikel, um die unterschiedlichen Strategien zu vermitteln. Daher ist die Auswahl dieses Wortmaterials im Prinzip auch beliebig (solange die oben aufgeführten Überlegungen berücksichtigt werden). Dies ist unserer Erfahrung nach ein sehr wichtiger Punkt, der in der Elternberatung angesprochen und erläutert werden sollte. Viele Eltern sind zunächst irritiert, dass ihr Kind scheinbar „unwichtige" Wörter wie „Schnorchel, Kriegsbemalung" oder „Staubwedel" lernen soll. An dieser Stelle ist es notwendig, den Eltern zu erläutern, dass es nicht um das Lernen dieser Wörter, sondern um die Vermittlung der Strategien geht.

Im folgenden Kapitel werden 20 exemplarische Therapiestunden – jeweils mit einem bestimmten Stundenthema und dem entsprechenden Wortmaterial – beschrieben. Sie wurden auf der Grundlage der oben beschriebenen Überlegungen zusammengestellt und sind als Vorschläge zu verstehen. Selbstverständlich obliegt es jedem Therapeuten, zusätzliche oder andere Themen nach Interesse des Kindes und eigenen Ideen durchzuführen. Die Nummerierung der Therapiestunden entspricht keinem chronologischen Stundenaufbau; die Stundenthemen können also in beliebiger Reihenfolge durchgeführt werden. Das gesamte Bildmaterial zu diesen 20 exemplarischen Therapieeinheiten ist im Zusatzonlinematerial zu finden.

Beschreibung der 20 Therapieeinheiten

Therapieeinheit 1 – Thema: „Obstsaft auspressen“

Material für die Schatzkiste:
Gegenstände: Zitrone, Orange, Krug, Becher
Fotokarten: auspressen, einschütten

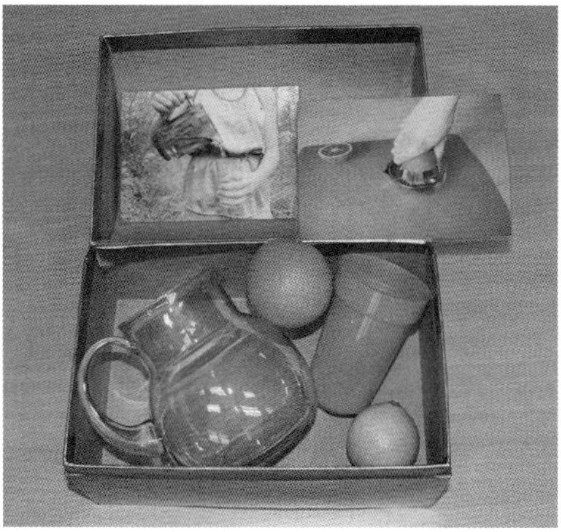

Abb. 22: Material für die Therapieeinheit 1 – „Obstsaft auspressen“

Zusätzlich benötigtes Material für die Stunde:
Saftpresse, Brettchen, Messer

Vorbereitung: Die vier Realgegenstände und die zwei Bildkarten der Handlungen werden in die Schatzkiste gelegt und die Schatzkiste im Therapieraum versteckt.

Phase 1: Entdecken und Auspacken der Schatztruhe

Ziele:

- Die Aufmerksamkeit des Kindes auf die lexikalischen Lücken lenken
- Erstmaliges Angebot der Fragestrategien durch die Handpuppe Tom

Durchführung: Da dies die erste Stunde der Wortschatzsammler-Therapie ist, wird zunächst der Pirat Tom und die übergreifende Rahmenhandlung der folgenden Therapiestunden, die Schatzsuche, eingeführt. Dies kann entweder durch die Handpuppe selbst oder über die Therapeutin geschehen.

Einführung Pirat Tom

Therapeutin: „Schau mal, heute haben wir Besuch bekommen. Das ist Tom. Tom ist ein richtiger Pirat. Und vielleicht hast du schon gehört, dass Piraten gerne auf Schatzsuche gehen? Tom möchte heute gerne mit dir auf Schatzsuche gehen."

Kind: „Auf Schatzsuche?"

Tom: „Ja, genau, wir suchen zusammen Schätze. Sieh mal, dazu bekommen wir beide noch einen Schatzsack. Da können wir unsere Schätze reinstecken. Und weißt du auch, was für Schätze wir suchen?"

Kind: „Nein."

Tom: „Wir suchen nach Dingen, die wir noch nicht kennen oder deren Namen wir noch nicht kennen. Das sind unsere Schätze. Nur die Dinge, die wir noch nicht kennen, dürfen wir in unseren Schatzsack stecken."

Das Kind und der Pirat Tom erhalten je einen Schatzsack, in dem die Schätze gesammelt werden.

Dann macht sich das Kind auf die Suche nach der Schatztruhe, die von der Therapeutin zuvor gefüllt und im Therapieraum versteckt wurde. Sobald die Schatzkiste gefunden ist, wird sie vom Kind geöffnet (Abb. 23).

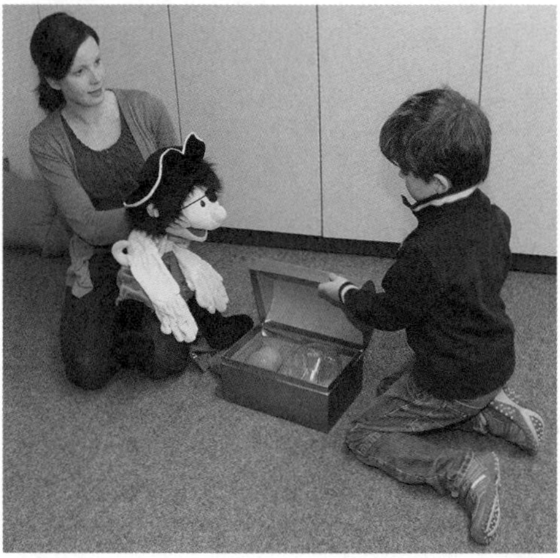

Abb. 23: Das Kind findet die Schatztruhe

Abwechselnd dürfen nun das Kind und der Pirat Tom je einen Gegenstand oder eine Verbkarte herausnehmen und entscheiden, ob das ein Schatz für sie ist. Schätze sind dabei nur die Gegenstände und Tätigkeiten, deren Bedeutung oder Wortform nicht bekannt bzw. nicht abrufbar sind. Nur diese Gegenstände oder Tätigkeiten dürfen dann vom Kind oder von Tom in den Schatzsack gesteckt werden. Findet das Kind einen Schatz, wird es von der

Therapeutin oder Tom positiv verstärkt. Kennt es hingegen etwas bereits, ist das langweilig („Schade, kennst du schon. Dann ist das kein Schatz."). Alle Gegenstände und Tätigkeiten, die das Kind kennt, sind für Tom unbekannt. Dies führt dazu, dass am Ende alle sechs Gegenstände/Fotokarten in den beiden Schatzsäcken verschwunden sind.

Schätze suchen
Das Kind holt den Krug aus der Schatztruhe und sieht die Therapeutin fragend an.
Therapeutin: „Was hast du denn da? Kennst du das schon?"
Das Kind schüttelt den Kopf.
Therapeutin: „Na super, dann hast du ja schon deinen ersten Schatz gefunden! Den darfst du in deinen Schatzsack stecken!"

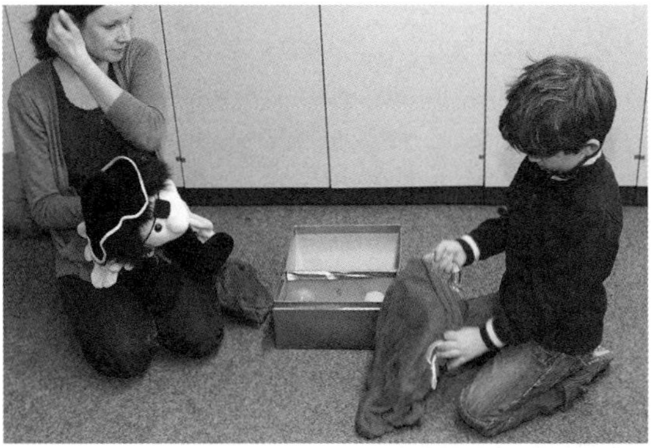

Abb. 24: Das Kind findet einen Schatz

Der Pirat Tom findet in der Schatztruhe ebenfalls ihm unbekannte Schätze und fungiert so erstmals als Modell für den Einsatz der Fragestrategien.

Tom als Modell für den Einsatz von Fragestrategien
Tom: „Oh, schau mal, was ich in der Kiste gefunden habe. Ein Foto. Da macht jemand etwas mit der Orange. Was macht der denn da? Das kenne ich nicht. Prima, dann hab ich schon einen Schatz für meinen Schatzsack gefunden!"

Zieht das Kind einen Gegenstand oder eine Verbkarte aus der Kiste und benennt diese semantisch oder phonologisch ungenau, so ist auch dies ein Schatz für den Schatzsack.

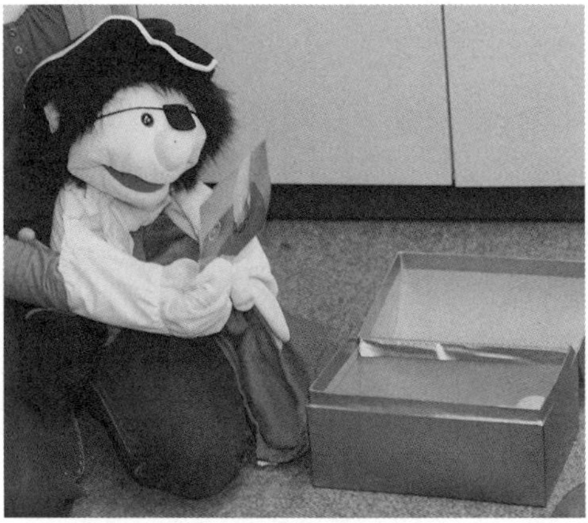

Abb. 25: Tom findet einen Schatz in der Kiste

Ungenaue Benennung
Die Verbkarte „einschütten" wird aus der Kiste gezogen.
Tom: „Oh, was macht die denn da auf dem Bild?"
Kind: „Das kenn ich schon, die tut da was ins Glas rein."
Therapeutin: „Hm, das hast du gut erkannt. Aber es gibt einen ganz bestimmten Namen für das, was sie da macht. Kennst du den auch?"
Das Kind schüttelt den Kopf.
Tom: „Prima, dann hast du ja noch einen Schatz gefunden!"

In der ersten Phase der Therapiestunde ist es nicht das Ziel, die Fragen von Tom und dem Kind bereits vollständig zu beantworten und die entsprechenden Gegenstände ausführlich zu erkunden. Dies geschieht in der zweiten Therapiephase. Daher hat die Therapeutin an dieser Stelle stets die Möglichkeit, gestellte Fragen entweder bereits kurz zu beantworten oder für die Beantwortung der Frage auf die sich anschließende Phase 2 zu verweisen.

Fragen beantworten
Tom: „Frau S., was macht die denn hier auf dem Bild?"
Therapeutin: „Sie schüttet Saft ein."
Tom: „Einschütten? Wie geht denn das?"
Therapeutin: „Steck doch die Karte mal in deinen Schatzsack, Tom. Wenn alle Schätze verteilt sind, probieren wir das zusammen aus."

Wenn Kind und Tom jeweils drei Schätze in ihren Schatzsack gesteckt haben, werden diese in der anschließenden Phase 2 erkundet und ausprobiert.

Phase 2: Erkunden und Ausprobieren der gesammelten Schätze

Ziele:

- Fragestrategien zur semantischen und phonologischen Elaboration erlernen und einsetzen
- Strategien zum verbesserten Einspeichern erlernen und anwenden

Durchführung: Das Kind, der Pirat Tom und die Therapeutin setzen sich mit den Schatzsäcken an den Tisch. Abwechselnd holen Tom und das Kind je einen Schatz aus ihrem Sack hervor. In der ersten Therapieeinheit beginnt sinnvollerweise Tom, um dem Kind als Modell zu zeigen, wie er mit den Schätzen umgeht. Der Schatz wird nun ausführlich betrachtet, erkundet und ausprobiert.

Variation

Je nach Stundenthema kann die Phase 2 unterschiedlich strukturiert werden:

a Es werden zunächst einmal alle Schätze erkundet und durch den Einsatz von Fragestrategien semantisch und/oder phonologisch elaboriert, bevor anschließend die Aktivität dazu durchgeführt wird.

b Die entsprechenden Handlungen werden bereits beim Erkunden und Elaborieren jedes einzelnen Schatzes durchgeführt.

Die Entscheidung für die eine oder die andere Variante kann von der Kistenfüllung, aber auch von der Aufmerksamkeit und dem Interesse des Kindes abhängen.

Für das Stundenthema „Obstsaft auspressen“ bietet es sich an, zunächst sämtliche Schätze zu betrachten und zu erkunden, bevor anschließend die Handlungen, die auf den Bildkarten dargestellt sind – das Auspressen und das Einschütten des Saftes – ausgeführt werden.

Über die Handpuppe Tom demonstriert die Therapeutin dem Kind immer wieder mögliche Fragestrategien zur semantischen und/oder phonologischen Elaboration.

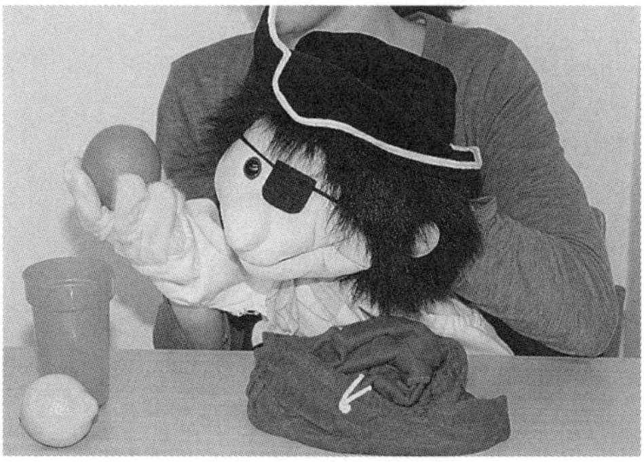

Abb. 26: Tom holt eine Orange aus dem Sack

Mögliche Fragestrategien

Tom holt die Orange aus dem Sack heraus.
Tom: „Hmh, was ist denn das?"
Kind: „Essen."
Tom: „Das kann man essen? Aha. Und wie schmeckt das?"
Kind: „Weiß nicht."
Tom: „Wie riecht denn das? Hier – riech mal daran!"
Kind: „Gut."
Tom: „Das riecht süß, ne? Was ist denn das für ein Essen, Frau S.?"
Therapeutin: „Das ist Obst, Tom."
Tom: „Eine Obstsorte? Und wie heißt das Obst?"
Therapeutin: „Das ist eine Orange."

In den ersten Stunden werden die Kinder in der Regel noch keine oder nur sehr wenige eigene Fragen stellen. Daher ist es umso wichtiger, dass diese besonders häufig über das Modell von Tom angeboten werden. Zudem sollten die Kinder immer wieder darauf aufmerksam gemacht werden, dass sie sich fehlendes Wissen erfragen können, und dazu ermutigt werden, dies auch zu tun. Schüchternen Kindern kann es in der ersten Stunde helfen, wenn Tom oder die Therapeutin das Fragen für sie übernehmen.

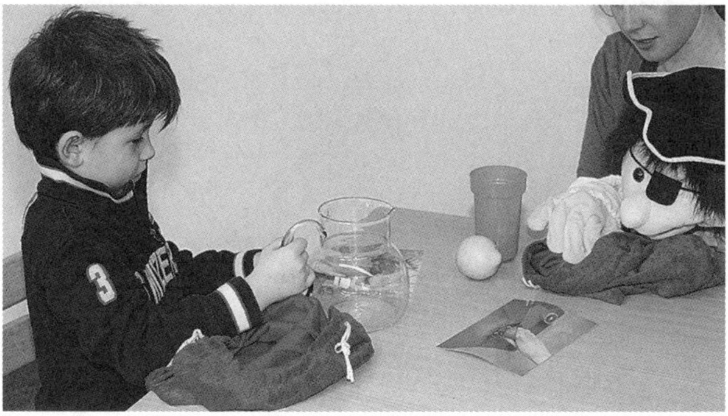

Abb. 27: Das Kind holt den Krug aus dem Sack

Fragen übernehmen
Das Kind holt den Krug aus seinem Sack und schaut die Therapeutin fragend an.
Therapeutin: „Ja, was hast du denn da aus deinem Sack geholt?“
Kind: „Weiß nicht.“
Tom: „Was kannst du denn machen, wenn du den Namen nicht kennst?“
Kind: „Weiß nicht.“
Tom: „Hm, du könntest jemanden danach fragen. Möchtest du Frau S. einmal fragen? Die kennt den Namen, glaube ich.“
Das Kind schüttelt den Kopf.
Tom: „Soll ich einmal für dich fragen?“ Das Kind nickt erleichtert.
Tom: „Frau S., ich soll für Jan fragen, wie das heißt! Weißt du das?“
Therapeutin: „Toll, dass du gefragt hast, Tom! Das ist ein Krug.“

Nachdem alle Schätze aus den Schatzsäcken geholt und erkundet wurden, sowie semantische und phonologische Informationen dazu erfragt wurden, werden anschließend die auf den Bildkarten dargestellten Handlungen ausgeführt: Orange und Zitrone werden ausgepresst und der Obstsaft mit dem Krug in Becher eingeschüttet und probiert (Abb. 28).

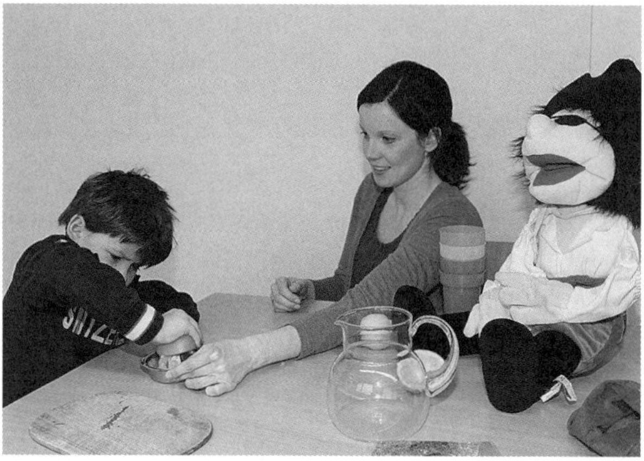

Abb. 28: Aktivität „Obstsaft auspressen“

Zeigen sich während der Phase 2 Schwierigkeiten bei der Speicherung oder dem Abruf von Wortformen, werden unmittelbar die entsprechenden Speicherstrategien (Segmentieren oder Memorieren des Wortmaterials) eingesetzt. Der „Zaubertrick“, also das mehrfache Sprechen (Rehearsal) des Wortmaterials, kommt insbesondere dann zum Einsatz, wenn das Kind eine Wortform auch nach mehrmaliger Präsentation nicht abspeichern bzw. für die Produktion abrufen kann.

Zaubertrick

Therapeutin: „So, jetzt schauen wir mal, was wir mit unseren Schätzen machen können. Hast du eine Idee?"

Das Kind zeigt auf die Bildkarte mit „auspressen".

Therapeutin: „Ja, das ist eine gute Idee. Das könnten wir auch ausprobieren. Wie hieß das denn nochmal, was die hier macht?"

Das Kind zuckt mit den Schultern.

Tom: „Ich weiß es auch nicht mehr. Da müssen wir wohl fragen. Fragst du Frau S. oder soll ich fragen?"

Kind: „Du!"

Tom: „Frau S., was macht die da nochmal?"

Therapeutin: „Sie presst eine Orange aus. Auspressen – das ist wirklich ein schweres Wort."

Tom: „Ich hab eine Idee! Da können wir mal den Zaubertrick machen! Den mache ich immer, wenn ich mir ein schwieriges Wort merken möchte! Hier – fass mal meinen Zauberstab mit an! Wir sprechen das Wort jetzt dreimal langsam zusammen mit dem Zauberstab: Auspressen, auspressen, auspressen. Und hat es geklappt? Wie heißt das Wort?"

Kind: „Auspressen."

Tom: „Super – das hat gut geklappt! Du hast das Wort in deinen Kopf gezaubert!"

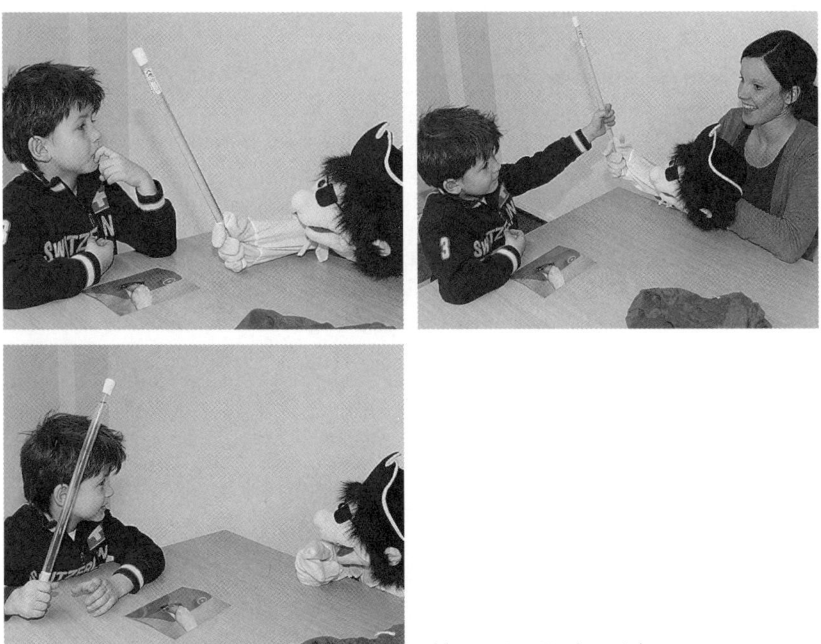

Abb. 29: Der Zaubertrick

Phase 3: Die Kontrollinstanz – der Zauberer

Ziele:

- Gezielter Abruf der semantischen und phonologischen Informationen zu den Wörtern
- Einsatz der Fragestrategien bei fehlendem lexikalischen Wissen

Durchführung: Tom bereitet das Erscheinen des Zauberers vor. Er erzählt dem Kind, dass er leider nicht alle gefundenen Schätze mit sich herumtragen kann. Nächste Woche will er ja wieder neue Schätze mit dem Kind sammeln. Er wüsste aber gerne, was er schon alles gesammelt hat. Dazu hilft ihm ein Zauberer. Der kommt immer vorbei und interessiert sich für die gefundenen Schätze. Wenn man dem Zauberer erzählt, welche Schätze man gefunden hat, verzaubert der Zauberer diese Schätze in kleine Schatzbilder. Die Bilder kann man dann in das Schatzheft einkleben und immer wieder nachschauen, welche Schätze man schon besitzt.

Eine zweite Handpuppe, der Zauberer, erscheint nun. Der Zauberer verzaubert die gefundenen Schätze in kleine Schatzfotos für das Schatzheft des Kindes. Allerdings gelingt der Zauber nur dann, wenn das Kind ihm etwas über diesen Schatz erzählen kann. Der Zauberer möchte sowohl etwas über die Funktion (die Wortbedeutung) als auch den Namen (die Wortform) des Schatzes wissen.

Alternativen zur Zauberer-Handpuppe

Einige Therapeutinnen empfinden das zeitgleiche Handling von zwei Handpuppen in dieser Phase der Therapie als sehr herausfordernd. In diesen Fällen bietet es sich an, alternativ eine Zauberer-Spielfigur zu verwenden. Diese kann auf den Therapietisch gestellt werden und ebenso mit Tom und dem Kind interagieren, ohne dass eine Hand der Therapeutin „besetzt“ ist. Kolleginnen aus der Praxis berichten zudem von guten Erfahrungen mit einem selbstgebastelten Zauber-Automaten: in einen Schuhkarton wird ein Schlitz hineingeschnitten sowie ein Spiel-Mikrofon mit einer Schnur am Karton befestigt. Das Kind und Tom können nun die Informationen über Wortform und Wortbedeutung ihres Schatzes in das Mikrofon sprechen. Sobald die Maschine die notwendigen Informationen erhalten hat, spuckt sie die Schatzkarte aus dem Schlitz im Karton aus.

Abwechselnd dürfen Tom und das Kind dem Zauberer einen Schatz, den sie in der Schatztruhe gefunden haben, zeigen und ihm etwas darüber erzählen. Dabei geht es nicht vorrangig darum, dass die Kinder das entsprechende lexikalische Wissen unmittelbar zur Verfügung haben müssen, sondern vor allem um den erneuten Einsatz der Fragestrategien bei fehlendem lexikalischen Wissen. Dies wird am Modell des Piraten Tom wiederholt demonstriert.

In den ersten Stunden ist es sinnvoll, dass sich der Zauberer zuerst an Tom richtet und dieser zeigen kann, wie er sich bei fehlendem Wissen die erforderlichen Informationen erfragt.

Einsatz von Fragestrategien bei fehlendem lexikalischen Wissen
Zauberer: „Tom, was hast du denn heute für einen Schatz gefunden?"
Tom: „Hier, das hab ich gefunden."
Zauberer: „Aha. Kannst du mir etwas dazu erzählen?"
Tom: „Wir haben das aufgeschnitten und dann den Saft ausgepresst. Der war orange und schmeckte ganz süß."
Zauberer: „Das hört sich ja toll an. Und weißt du noch, wie diese Frucht heißt?"
Tom: „Nein. ... Da muss ich nochmal die Frau S. fragen. Frau S., wie heißt das nochmal?"
Therapeutin: „Das ist die Orange, Tom."
Tom: „Ich weiß es, Zauberer – das ist eine Orange!"

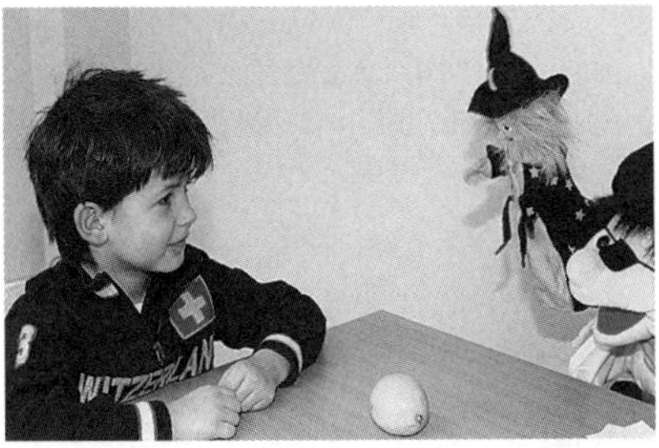

Abb. 30: Der Zauberer fragt das Kind nach seinem Schatz (Zitrone)

Anschließend fragt der Zauberer das Kind nach einem der drei Schätze, die es gesammelt hat. Kann das Kind die nötigen Informationen zur Wortbedeutung bzw. zur Wortform seines Schatzes nicht abrufen, wird es ermutigt nachzufragen.

Ermutigung zum Nachfragen
Zauberer: „Oh, was hast du denn heute für einen Schatz gefunden?"
Kind: „Das hier. Das war so sauer."
Zauberer: „Das hat sauer geschmeckt? Und weißt du noch, wie das heißt?"
Kind schüttelt den Kopf.
Zauberer: „Dann frag doch mal Frau S. oder Tom. Bestimmt weiß es einer."
Kind: „Tom, weißt du noch, wie das heißt?"
Tom: „War das nicht die Zitrone?"

Kind: „Ja! Zauberer, das ist eine Zitrone!"
Zauberer: „Mensch! Gut, dass du Tom gefragt hast. Jetzt kann ich dir ein Foto von deinem Schatz zaubern."

Das Kind erhält für jeden seiner drei Schätze je ein kleines Foto für sein Schatzheft vom Zauberer.

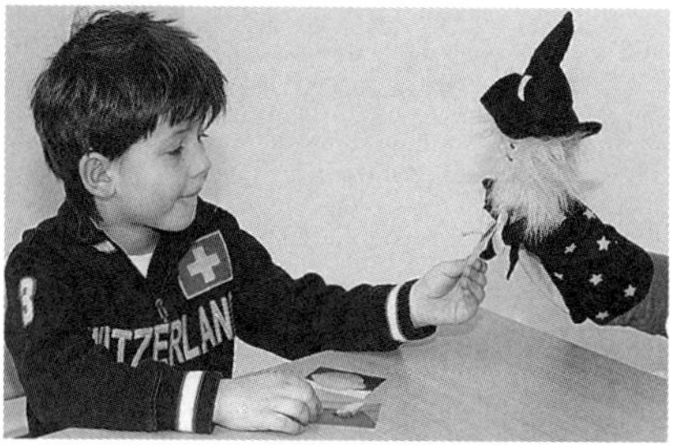

Abb. 31: Der Zauberer zaubert kleine Fotos für das Schatzheft

Umgang mit Synonymen
Synonyme Bezeichnungen des Kindes sollten akzeptiert werden. So ist es innerhalb dieser Therapieeinheit ebenso korrekt, wenn die „Orange" als „Apfelsine" bezeichnet wird. Semantisch ungenaues Benennen oder der Gebrauch von Oberbegriffen (z.B. „das zum Essen", „das Obst hier") sollten jedoch nicht als korrekt akzeptiert werden; hier bietet sich erneut ein Anlass, nach „dem richtigen Namen" zu fragen (s.o., ungenaues Benennen).

Phase 4: Kategorisieren – Einkleben ins Schatzheft

Diese Phase wird nur in jeder zweiten Therapiestunde durchgeführt, damit es möglich ist, kleine Fotos von mindestens zwei unterschiedlichen Themen sortieren und einkleben zu können. Daher entfällt diese Phase in der ersten Therapieeinheit. Die kleinen Schatzfotos werden von der Therapeutin bis zum nächsten Mal ins Schatzheft des Kindes gelegt und aufbewahrt.

Therapieeinheit 2 – Thema: „Im Bad“

Material für die Schatzkiste:
Gegenstände: Nagellack, Watte, Haarspange, Nagelfeile
Fotokarten: lackieren, bürsten

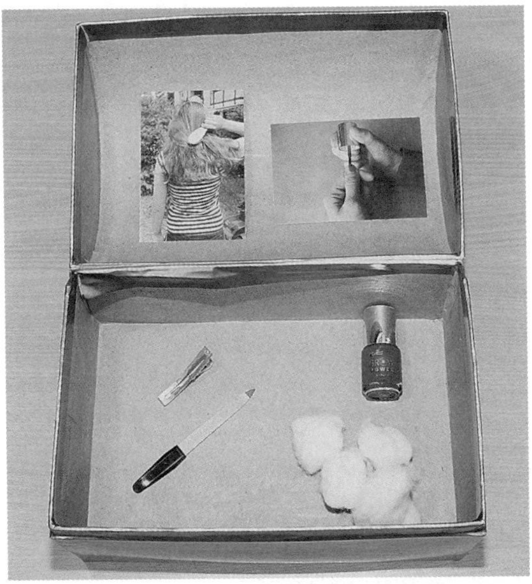

Abb. 32: Material für die Therapieeinheit 2 – „Im Bad“

Zusätzlich benötigtes Material für die Stunde:
Bürste, evtl. Nagellackentferner

Vorbereitung: Die vier Realgegenstände und die zwei Bildkarten der Handlungen werden in die Schatzkiste gelegt und die Schatzkiste wird im Therapieraum versteckt.

Phase 1: Entdecken und Auspacken der Schatztruhe

Ziele:
- Die Aufmerksamkeit des Kindes auf die lexikalischen Lücken lenken
- Erstmaliges Angebot der Fragestrategien durch die Handpuppe Tom

Durchführung: Auch in der heutigen Therapiestunde ist der Pirat Tom zu Besuch gekommen, um mit dem Kind auf Schatzsuche zu gehen. Nachdem sich Tom und das Kind begrüßt haben, darf sich das Kind auf die Suche nach der Schatztruhe machen. Ist die Schatztruhe gefunden, versuchen Tom und das Kind erneut, unbekannte Dinge in der Schatztruhe zu entdecken. Diese „Schätze“ dürfen abwechselnd in den Schatzsack gesteckt werden.

Auch in dieser zweiten Stunde ist es wichtig, das Finden eines unbekannten Gegenstandes oder das Nicht-Kennen der Wortform eines Gegenstandes unmittelbar positiv zu verstärken.

Positive Verstärkung

Das Kind nimmt den Nagellack aus der Schatztruhe. Kind: „Das hier kenn' ich nicht.“

Therapeutin: „Prima, dann hast du deinen ersten Schatz schon gefunden! Den darfst du in deinen Schatzsack stecken!“

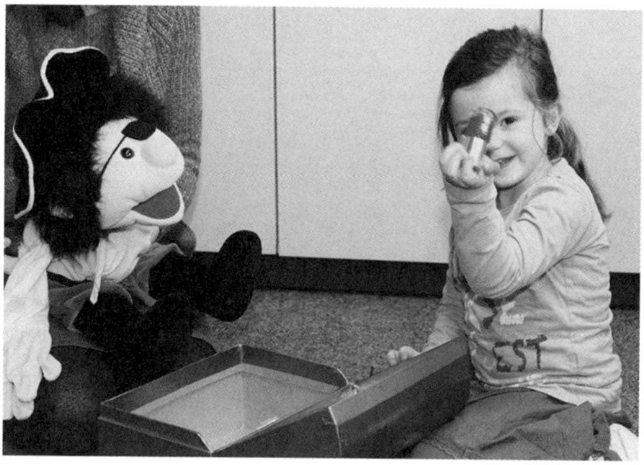

Abb. 33: Das Kind findet einen ersten Schatz

Die Therapeutin hat erneut die Gelegenheit, über das Modell von Tom die Fragestrategien anzubieten. Sollte das Kind bereits erste eigene Fragen stellen, wird dies unmittelbar positiv verstärkt.

Wenn die Handpuppe Tom einen Schatz für sich entdeckt, über den das Kind bereits etwas weiß, so verschafft dies dem Kind ein Erfolgserlebnis, da es auf die Frage von Tom antworten und auch einmal sein „Expertenwissen“ preisgeben kann.

Erfolgserlebnis verschaffen

Das Kind nimmt die Haarspange aus der Schatzkiste.

Kind: „Das kenn' ich.“ (Gibt die Haarspange an Tom weiter.)

Tom: „Ja? Du kennst das? Ich kenn das nicht. Wie heißt das denn?“

Kind: „Das ist doch eine Haarspange!“

Tom: „Aha – eine Haarspange ... Was kann man damit wohl machen?“

Kind: „So in die Haare tun!“

Tom: „Du, ich steck' das mal als Schatz in meinen Sack und gleich zeigst du mir mal.

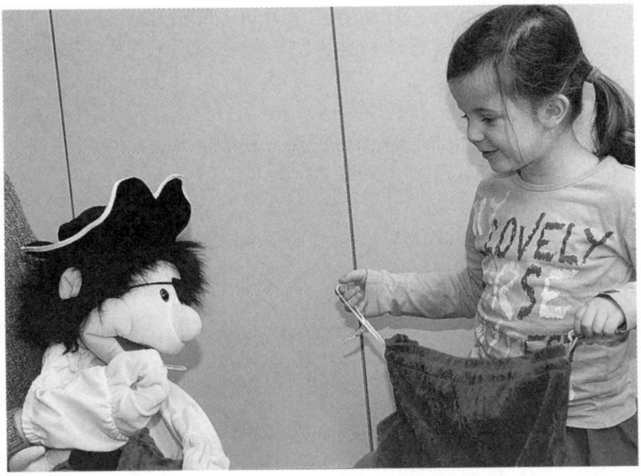

Abb. 34: Tom findet einen Schatz, den das Kind bereits kennt

Nachdem Tom und das Kind je drei Schätze in ihren Schatzsack gesammelt haben, gehen sie mit ihren Schatzsuchersäcken zum Tisch, um die Schätze genau „unter die Lupe zu nehmen".

Phase 2: Erkunden und Ausprobieren der gesammelten Schätze

Ziele:

- Fragestrategien zur semantischen und phonologischen Elaboration erlernen und einsetzen
- Strategien zum verbesserten Einspeichern erlernen und anwenden
- Einführung der Tipp-Tafel zur Visualisierung der Strategien

Durchführung: Tom, das Kind und die Therapeutin sitzen mit ihren Schatzsäcken am Tisch. Abwechselnd holen Tom und das Kind je einen Schatz aus ihrem Sack heraus. Dieser wird nun ausführlich erkundet, ausprobiert und semantisch und phonologisch elaboriert. Im Unterschied zum Vorgehen bei der klassischen Elaborationstherapie werden semantische und phonologische Informationen zu den Schätzen nicht unmittelbar über den Sprachinput der Therapeutin angeboten, sondern erst gegeben, wenn Tom oder das Kind entsprechend danach fragen. Aufgabe der Therapeutin ist es, möglichst häufig die Fragestrategien zur semantischen und phonologischen Elaboration über das Modell der Handpuppe Tom zu demonstrieren sowie das Kind immer wieder dazu zu ermutigen, selbst nachzufragen.

Fragestrategien zur semantischen und phonologischen Elaboration
Tom zieht die Bildkarte zum Verb „lackieren" aus dem Sack.
Tom: **„Was macht die denn da?"**
Kind: „Die macht Nägel."
Tom an die Therapeutin gerichtet: **„Was macht sie mit den Nägeln?"**
Therapeutin: „Sie lackiert ihre Nägel."
Tom: „Lackieren? **Wie geht denn das?**"
Kind: „Ich weiß – wir brauchen das hier!" (holt den Nagellack)
Therapeutin: „Genau, dafür brauchen wir diesen Schatz, den du gerade gefunden hattest. Wie hieß der denn nochmal?"
Kind zuckt mit den Schultern.
Tom zum Kind: „Ich weiß es auch nicht mehr. Frag doch nochmal die Frau S.!"
Kind: „Frau S., wie heißt das?"
Therapeutin: „Das ist der Nagellack. Prima, dass du gefragt hast!"

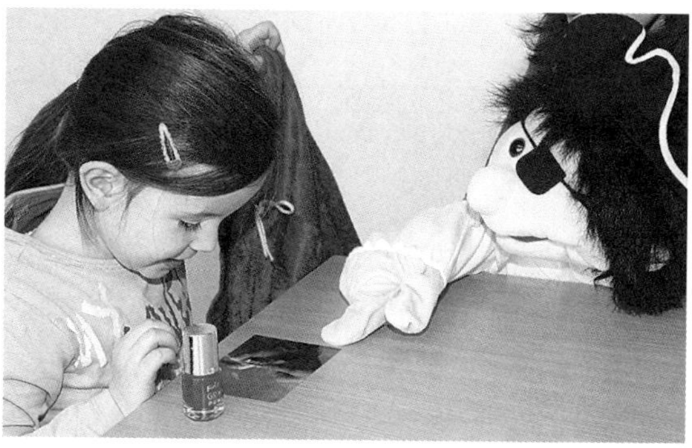

Abb. 35: Einsatz der Fragestrategien zur Elaboration der Schätze

In dieser Stunde bietet es sich an, die Handlungen mit den Objekten sowie die auf den Bildkarten dargestellten Tätigkeiten unmittelbar auszuführen. So wird die Funktion der Nagelfeile direkt erprobt, wenn sie aus dem Sack gezogen wurde, die Handlung „bürsten" wird direkt ausprobiert, nachdem die entsprechende Bildkarte betrachtet wurde, und die Nägel werden lackiert, nachdem der Nagellack und die Bildkarte „lackieren" elaboriert wurden.

Funktion ausprobieren
Tom: „Jetzt möchte ich aber mal wissen, wie das geht mit dem Lackieren."
Kind: „Ich auch! Frau S., darf ich zuerst?"
Therapeutin: „Ok, dann lackieren wir zuerst deine Nägel."

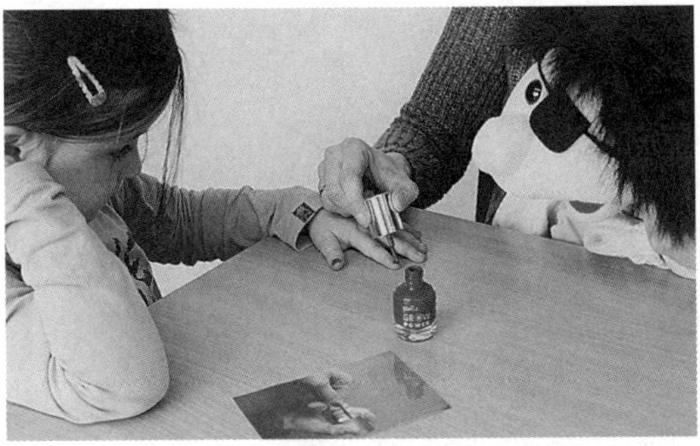

Abb. 36: Aktivität „Nägel lackieren“

Treten Schwierigkeiten beim Abspeichern von Wortformen auf, werden die Speicherstrategien (silbisches Segmentieren oder Memorieren) eingesetzt.

Indikation für den Einsatz des Segmentierens

Tom: „Mensch, deine Fingernägel sehen aber toll aus. Die hast du aber toll ... ähm – wie heißt das nochmal, was du gemacht hast? Das mit dem Nagellack? Lacken? ... Nee ... Wie heißt das nochmal, Frau S.?“

Therapeutin: „Ja, so ähnlich hat es sich angehört – lackieren heißt das. Das ist ein ganz schön langes Wort, oder?“

Tom: „Oh ja, aber ich kenne einen guten Trick: Ich hüpfe immer zu langen Wörtern, dann kann ich sie mir besser merken: la-ckie-ren, la-ckie-ren, la-ckie-ren.“ Tom, das Kind und die Therapeutin hüpfen zu den Silben des Wortes „lackieren“.

Indikation für den Einsatz des Memorierens (Zaubertrick)

Kind: „Frau S., können wir nächstes Mal wieder die Nägel so rot machen mit dem ... mit dem ... ? Wie heißt das nochmal?“

Therapeutin: „Nagellack. Mit dem Nagellack haben wir das gemacht. Toll, dass du mich direkt gefragt hast! Das ist ein ziemlich schwieriges Wort, oder? Ich hab’ eine Idee – damit ihr euch das besser merken könnt, machen wir zusammen den Zaubertrick!“

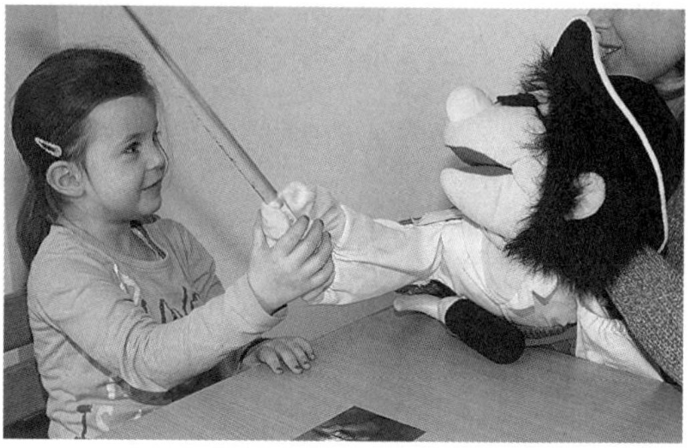

Abb. 37: Der Zaubertrick

Tom, das Kind und die Therapeutin sprechen das Wort dreimal langsam und gedehnt, aber mit korrektem, metrischem Muster und führen dabei gemeinsam den Zauberstab. Anschließend dürfen das Kind und Tom einmal alleine den Zauberstab schwingen und das Wort sprechen. Wurde es bereits in den Kopf gezaubert? Wenn nicht – wird der Zaubertrick noch einmal wiederholt.

Einführung der Tipp-Tafel: Nachdem das Kind sich nun bereits mit den zentralen Strategien vertraut machen konnte, werden diese in vereinfachter Form auf der Tipp-Tafel für das Vorschulalter visualisiert (Kopiervorlage im Onlinematerial). Die Tipp-Tafel dient als Merkhilfe und Gedächtnisstütze für die Kinder und sollte ab sofort immer sichtbar und griffbereit sein. Sobald der Transfer der Strategien in den Alltag beginnt (Tagespirat; Kap. 5.2), kann die Tipp-Tafel auch mit nach Hause gegeben werden und auch dort das Kind an die Strategien erinnern.

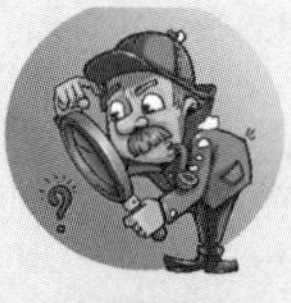	Wie heißt das? Was kann man damit machen? Was macht jemand?
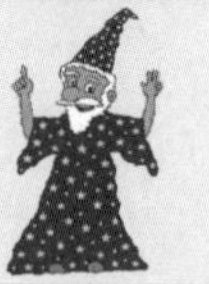	Zaubertrick
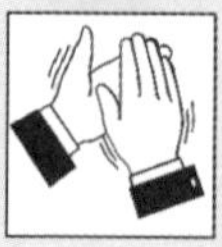	Silben-Trick

Abb. 38: Tipp-Tafel Vorschulalter

Phase 3: Die Kontrollinstanz – der Zauberer

Ziele:
- Gezielter Abruf der semantischen und phonologischen Informationen zu den Wörtern
- Einsatz der Fragestrategien bei fehlendem lexikalischen Wissen

Durchführung: Auch heute erscheint an dieser Stelle der Zauberer, der sich für die Schätze interessiert, die Tom und das Kind in der Schatzkiste gefunden haben. Am Modell von Tom kann die Therapeutin den erneuten Einsatz der Fragestrategien demonstrieren, wenn das erforderliche lexikalische Wissen nicht mehr verfügbar ist. Zudem ermutigt sie das Kind direkt oder über eine der Handpuppen, Fragen zu stellen.

Erneuter Einsatz der Fragestrategien
Zauberer: „So, ich bin ja schon gespannt, was du heute alles für Schätze in der Schatztruhe gefunden hast."
Das Kind zeigt dem Zauberer die Bildkarte mit „lackieren".
Kind: „Die Frau macht Nagellack drauf."
Zauberer: „Ah ja, schönen roten Nagellack macht sie auf die Nägel. Aber wie heißt denn das, was sie macht?"
Kind: „Weiß nicht mehr."
Therapeutin: „Du kannst mich oder Tom danach fragen."
Kind: „Tom – wie heißt das denn nochmal?"
Tom: „Ich glaube, das heißt lackieren."
Kind an den Zauberer: „Das heißt lackieren! Krieg' ich jetzt mein Bild?"
Zauberer: „Ja, da hast du ja toll gefragt! Natürlich bekommst du jetzt dein Bild."

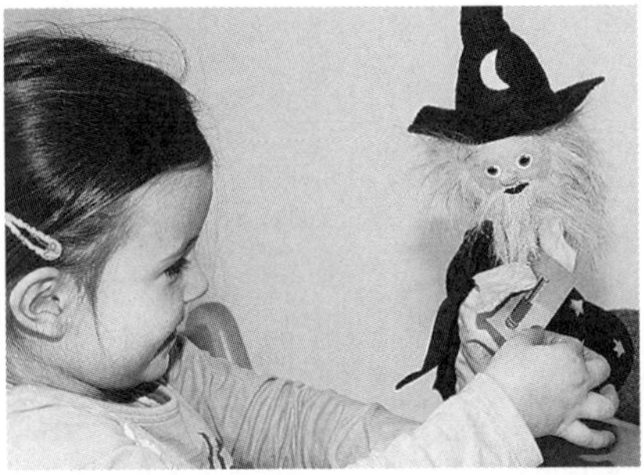

Abb. 39: Der Zauberer zaubert das Foto für das Schatzheft

In dieser dritten Therapiephase bietet es sich vor allem für ältere Vorschulkinder sowie Kinder im frühen Grundschulalter an, über das Modell der Handpuppe Tom die Abrufstrategien zu demonstrieren. Hier geht es darum, sich alle verfügbaren semantischen und phonologischen Informationen zu einem Wort in Erinnerung zu rufen, um sich darüber selbst beim Wortabruf zu deblockieren (Self-Priming/Self-Cueing).

Self-Priming/Self-Cueing
Tom zeigt dem Zauberer die Watte.
Zauberer: „Ah, was hast du denn in der Kiste gefunden?"
Tom: „Hier das. Ich weiß gar nicht mehr, wie das heißt. Das ist ganz weich und leicht und man kann damit die Nägel wieder sauber machen oder die in die Ohren reinstopfen. Aber wie heißt das denn nochmal? Ich glaub das fing an mit ‚w' ... wi, we, wa – Watte!"

Phase 4: Kategorisieren – Einkleben ins Schatzheft

Aus dieser und der vorherigen Therapieeinheit haben das Kind und Tom nun insgesamt 12 Schatzfotos aus zwei unterschiedlichen Themenbereichen bekommen (im Bad /Obstsaft). Diese werden nun erstmals in die Schatzhefte geklebt. Tom hat nur in dieser zweiten und in der vierten Therapieeinheit sein Schatzheft dabei. Er fängt an, seine Schatzbilder einzukleben, indem er dabei laut denkt. Er gibt dadurch dem Kind wieder ein Modell für das kategorisierende Einkleben der Schatzfotos, indem er immer wieder laut überlegt, was denn gerade in dieser Stunde und in der Stunde davor mit den Schätzen gemacht wurde.

Modell für das kategorisierende Einkleben
Die sechs Schatzfotos von Tom liegen durcheinander vor dem Schatzheft.
Tom: „Ich klebe mal hier auf die [leere] Seite die Orange [klebt]. Was passt denn noch zur Orange? Was haben wir denn in der letzten Stunde damit gemacht? Stimmt, wir haben Saft ausgepresst! Dann klebe ich das ‚auspressen' neben die Orange."

Aufgabe der Therapeutin ist es, das Kind mithilfe von Tom auf Gemeinsamkeiten und Unterschiede zwischen den Dingen aufmerksam zu machen und Anregungen zur Kategorisierung nach bestimmten Gesichtspunkten zu geben. Dies soll nicht durch Sortierübungen geschehen, sondern durch Fragen, um das Kind selbst aufgrund seiner gemachten Erfahrungen zur Kategorienbildung (Oberbegriffe, semantische Felder) anzuregen.

Ausgangspunkt ist also immer die Sortierung, die das Kind vorschlägt. Tom sollte das Kind fragen, warum es ausgerechnet diese Fotos zusammen auf eine Seite kleben möchte bzw. ein anderes Foto eben nicht. Entscheidend ist nicht, wie das Kind die Fotos tatsächlich sortiert und aufklebt, sondern dass das Kind versteht, dass man Dinge auf unterschiedliche Art und Weise sortieren kann.

Kategorisierung

Tom: „Ah, ich sehe schon, du hast hier auf die eine Seite ein paar Fotos von heute aufgeklebt. Und hier auf die andere Seite klebst du jetzt ein paar andere Fotos von heute?"

Kind: „Hm."

Tom: „Warum passen denn diese Fotos hier zusammen?" (Fotos: bürsten, Haarspange)

Kind: „Weil das alles was mit Haaren ist."

Tom: „Ah, das hat alles was mit Haaren zu tun! Das ist ja eine gute Idee von dir! Und auf der anderen Seite?"

Kind: „Passt alles zu Fingern." (Fotos: Nagellack, lackieren)

Tom: „Ja, stimmt. Das hat alles was mit den Fingernägeln zu tun. Das hast du dir aber gut überlegt. Was hältst du davon, wenn das Frau S. als Überschriften über die Seiten schreibt? ‚Haare' und ‚Fingernägel'?"

Tom bringt sein Schatzheft (Ringordner mit einigen Blättern) ab der vierten Therapieeinheit nicht mehr mit („Ich klebe meine Schätze zu Hause ein. Dann haben wir mehr Zeit für dich."). Diese Zeit wird auch benötigt, weil ab diesem Zeitpunkt das Kind jede Woche drei Schätze von außerhalb der Therapie mitbringt (Kap. 5.2 Transferarbeit), sodass 9 Schatzbilder einzukleben sind. Dabei unterstützt Tom das Kind mit Fragen. Nach einem Einklebevorschlag des Kindes fragt er regelmäßig „warum" und fordert damit das Kind auf, eine Begründung zu geben. Dabei kommt es zu Begründungen, die Tom akzeptiert, z. B. wenn ein vierjähriges Kind das Flugzeug neben den Adler kleben will, weil beide fliegen. Andere Begründungen („Da ist noch Platz.", „Die sind beide gelb.") gefallen Tom nicht und er ermuntert das Kind, einen besseren

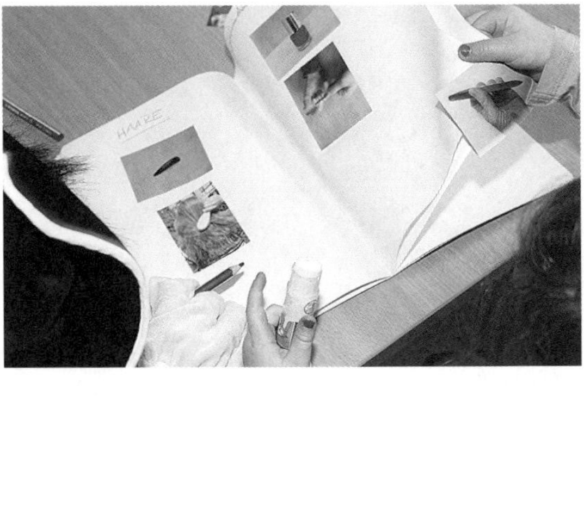

Abb. 40: Einkleben der Schatzfotos ins Schatzheft

> **Ordnungsvorschlag**
> Das Kind will die Zitrone neben das Flugzeug kleben.
> *Tom:* „Warum?"
> *Kind:* „Die sind beide gelb."
> *Tom:* „Stimmt, die sind beide gelb. Aber was hast du denn mit dem Flugzeug gemacht?"
> *Kind:* „Bin geflogen."
> *Tom:* „Genau. Aber haben wir mit der Zitrone nicht etwas anderes gemacht? Sind wir mit der auch geflogen?"
> *Kind:* „Saft! Wir haben Saft gepresst. Der war sauer."
> *Tom:* „Siehst du. Das war doch etwas ganz anderes. Vielleicht findest du ja noch etwas, das besser zum Flugzeug passt als die Zitrone."

Nachdem die ersten beiden Therapieeinheiten ausführlich beschrieben wurden, beschränken wir uns bei den folgenden 18 Therapieeinheiten auf die Darstellung des Materials und der Aktivitäten in Phase 2, also der Elemente, die in jeder Therapiestunde mit dem Wortschatzsammler unterschiedlich sind. Bei den Aktivitäten geht es im Wesentlichen um das Erfahren der auf den Verbkarten abgebildeten Tätigkeiten. Ziel ist dabei jedoch nicht das handlungsorientierte Erarbeiten exemplarischer Zielwörter (wie es in Elaborationstherapien der Fall wäre; Kap. 4.2 sowie Tab. 10), sondern die Vermittlung der unterschiedlichen Strategien. Die oben beschriebenen Phasen, deren Ziele und methodische Umsetzung sowie das Angebot von Strategien auf der Basis der spezifischen Bedürfnisse des Kindes bleiben also auch in den nun folgenden Therapieeinheiten gleich.

Therapieeinheit 3 – Thema „Schreibtisch“

Material für die Schatzkiste:
Gegenstände: Lineal, Locher, Büroklammer, Stempelkissen
Fotokarten: einwerfen, stempeln

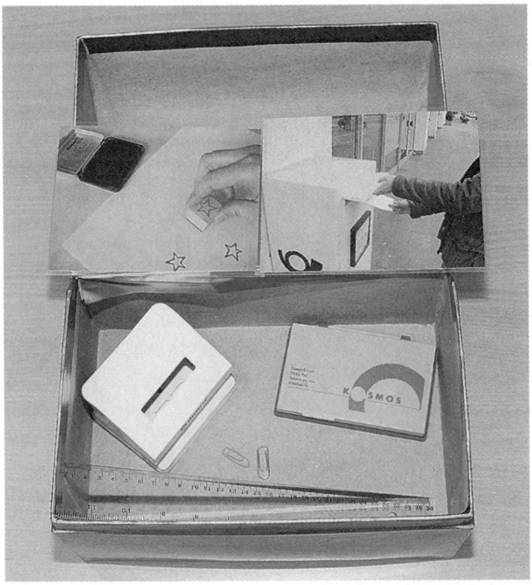

Abb. 41: Material für die Therapieeinheit 3 – „Schreibtisch“

Zusätzlich benötigtes Material für die Stunde:
Stempel, Papier, „Briefkasten“ (z.B. aus Schuhkarton gebastelt)

Phase 1: Entdecken und Auspacken der Schatztruhe

Ziele:
- Die Aufmerksamkeit des Kindes auf die lexikalischen Lücken richten
- Erstmaliges Angebot der Fragestrategien durch die Handpuppe Tom

Durchführung: s. o.
Viele Kinder öffnen die Schatztruhe inzwischen bereits mit dem neuen Blick, dem „Entdeckerblick“, suchen also beim Öffnen der Schatztruhe aktiv nach den Dingen, die sie noch nicht kennen und die damit Schätze für ihren Schatzsack sein könnten. Sie machen bereits von der Selbstevaluationsstrategie Gebrauch (Kap. 5.1): Kenne ich diese Dinge? Wo sehe ich etwas, das ich noch nicht genau kenne oder dessen Namen ich nicht kenne?

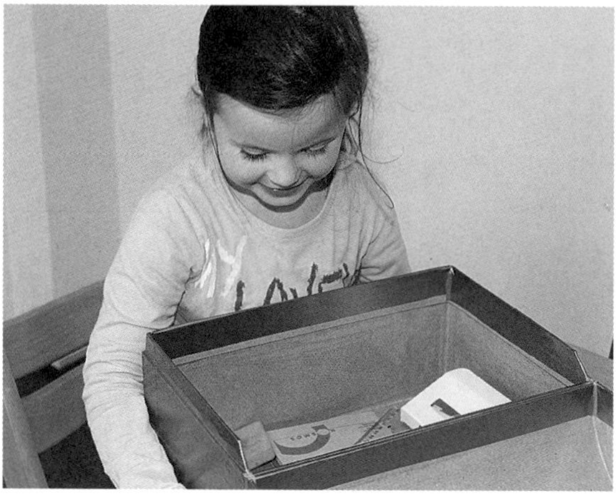

Abb. 42: „Entdeckerblick" beim Öffnen der Schatztruhe

Phase 2: Erkunden und Ausprobieren der gesammelten Schätze

Auch in dieser Stunde bietet es sich wieder an, die Schätze unmittelbar auszuprobieren, sobald sie aus dem Schatzsack gezogen wurden. Als Rahmenaktivität für die Elaborationsphase kann ein Brief gebastelt und geschrieben, mit einem Stempel verziert und schließlich in den Briefkasten eingeworfen werden.

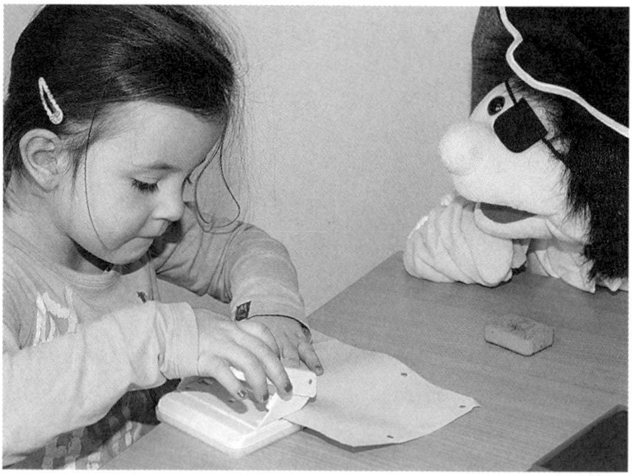

Abb. 43: Das Büromaterial wird ausprobiert

Phase 4: Kategorisieren – Einkleben ins Schatzheft

Diese Phase entfällt – die kleinen Schatzfotos werden bis zum Einkleben in der nächsten Stunde aufgehoben.

Therapieeinheit 4 – Thema „Im Schwimmbad“

Material für die Schatzkiste:
Gegenstände: Schnorchel, Flossen, Schwimmflügel, Taucherbrille
Fotokarten: eincremen, tauchen

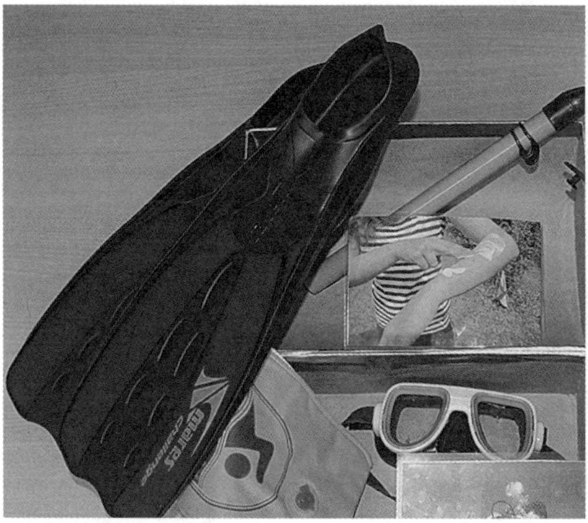

Abb. 44: Material für die Therapieeinheit 4 – „Im Schwimmbad“

Zusätzlich benötigtes Material: Sonnencreme

Aktivität in Phase 2

Das Kind und Tom spielen einen Schwimmbadbesuch nach. Sie cremen sich mit Sonnencreme ein und ziehen Schwimmflügel, Flossen, Schnorchel und Taucherbrille an.

Phase 4: Kategorisieren – Einkleben ins Schatzheft

In dieser Stunde werden die kleinen Schatzfotos aus dieser und der vorherigen Therapiestunde in das Schatzheft des Kindes eingeklebt.

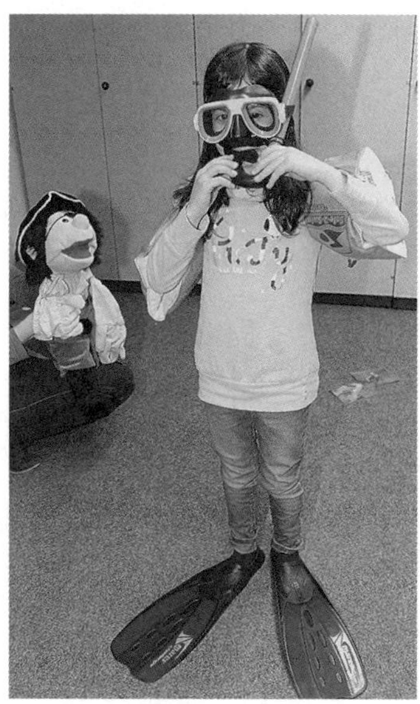

Abb. 45: Die Taucherausrüstung wird ausprobiert

Therapieeinheit 5 – Thema „Obstsalat“

Material für die Schatzkiste:
Gegenstände: Himbeeren, Mango, Kiwi, Apfel
Fotokarten: entkernen, waschen

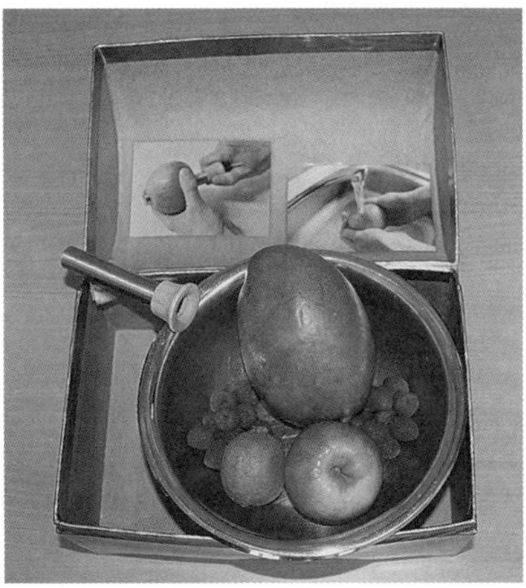

Abb. 46: Material für die Therapieeinheit 5 – „Obstsalat“

Zusätzlich benötigtes Material für die Stunde:
Entkerner, Messer, Brettchen, Schüsseln, Löffel

Phase 1

Unserer Erfahrung nach verwenden spracherwerbsgestörte Vorschulkinder spätestens nach vier bis fünf Therapieeinheiten mit dem Wortschatzsammler erste eigene Fragen (Schneggenburger 2010). Sobald das Kind beginnt, in der Therapiesituation eigenaktiv zu fragen, sollte der Transfer der Strategien in den häuslichen Alltag beginnen (Kap. 5.2).

Aktivität in Phase 2

Das Kind und die Therapeutin bereiten gemeinsam einen Obstsalat zu. Aus praktischen Gründen schaut Tom dabei zu. Zunächst wird das Obst gewaschen (Bildkarte „waschen“ als heutiger Schatz). Mit dem Entkerner wird das Kerngehäuse aus dem Apfel entfernt und so die auf der Bildkarte dargestellte Handlung „entkernen“ durchgeführt. Alle Obstsorten werden nun ausgiebig erkundet und probiert. Anschließend können sie in kleine Stücke geschnitten und zu einem Obstsalat in kleine Schüsseln verteilt werden. Tom, die Therapeutin und das Kind essen gemeinsam den Obstsalat.

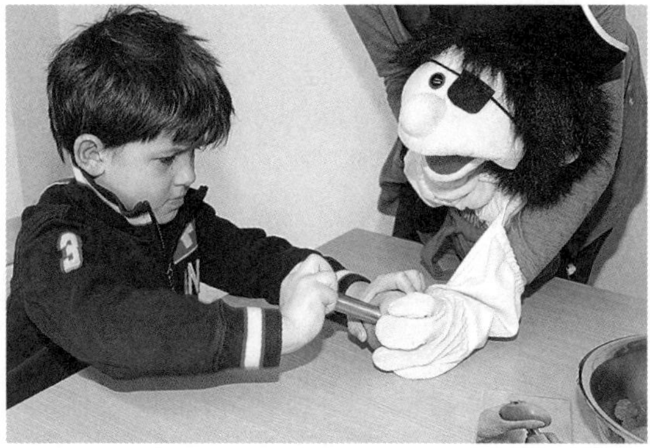

Abb. 47: Der Apfel wird entkernt

Phase 3: Die Kontrollinstanz – der Zauberer

Damit dem Zauberer die Schätze der heutigen Stunde gezeigt werden können, sollte entweder eine kleine Schüssel mit Obstsalat für diese Phase aufgehoben oder die Früchte sollten nochmals in der Hinterhand gehalten werden.

Therapieeinheit 6 – Thema „Kleidung bügeln"

Material für die Schatzkiste:
Gegenstände: Wäscheklammer, Bügeleisen, Taschentuch, Unterhemd
Fotokarten: zusammenlegen, aufhängen

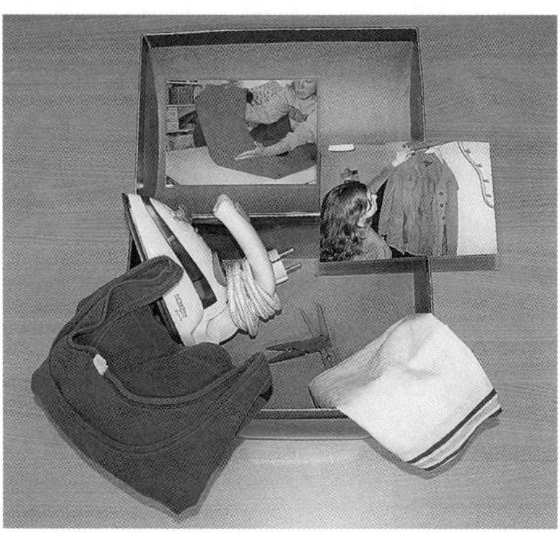

Abb. 48: Material für die Therapieeinheit

Zusätzlich benötigtes Material für die Stunde: Wäscheleine

Aktivität in Phase 2

Das Taschentuch und das Unterhemd werden zunächst zum Trocknen mit den Wäscheklammern auf die Wäscheleine gehängt. Anschließend darf das Kind die Kleidung bügeln.

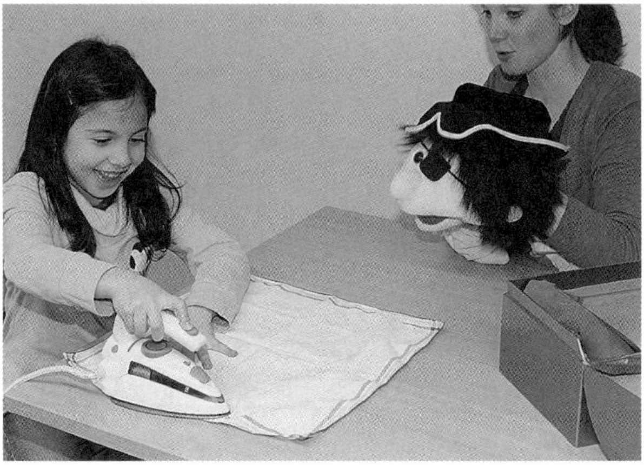

Abb. 49: Aktivität „bügeln"

Phase 4: Kategorisieren – Einkleben ins Schatzheft

In dieser Stunde werden die Schatzfotos aus der aktuellen sowie der vorherigen Therapieeinheit ins Schatzheft des Kindes eingeklebt. Zudem kommen in dieser Woche erstmals die Fotos dazu, die das Kind zu Hause gesammelt hat („Tagespirat"; Kap. 5.2.3).

Therapieeinheit 7 – Thema „Werkzeug"

Material für die Schatzkiste:
Gegenstände: Zange, Schraubenzieher, Hammer, Nägel
Fotokarten: sägen, schrauben

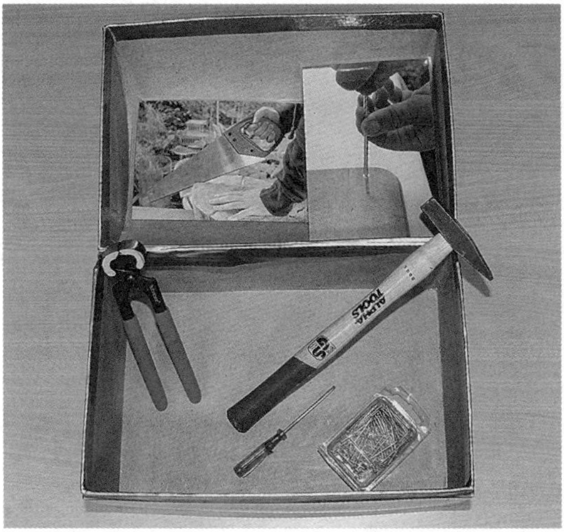

Abb. 50: Material für die Therapiestunde 7 – „Werkzeug"

Zusätzlich benötigtes Material für diese Stunde:
Schrauben, ein Brett oder ein Stück Holz

Aktivität in Phase 2

Die Nägel können mit dem Hammer in das Holz eingeschlagen und anschließend mit der Zange wieder entfernt werden. Die Schrauben können mit dem Schraubenzieher ins Holz geschraubt werden. Mit der Säge kann ein kleines Stück von dem Brett abgesägt werden.

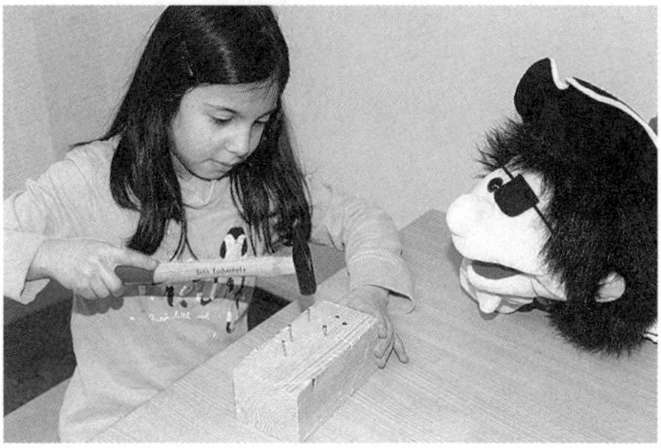

Abb. 51: Aktivität „Werkeln"

Therapieeinheit 8 – Thema „Nähen“

Material für die Schatzkiste:
Gegenstände: Nadel, Garn, Knopf, Hemd
Fotokarten: nähen, einfädeln

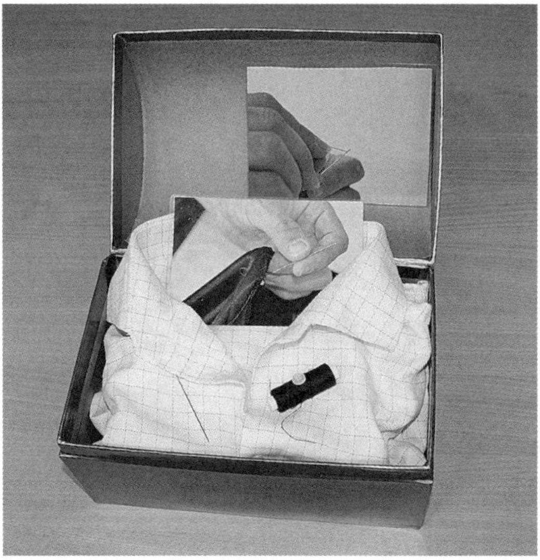

Abb. 52: Material für die Therapieeinheit 8 – „Nähen“

Aktivität für die Phase 2

Einen Knopf an das Hemd annähen.

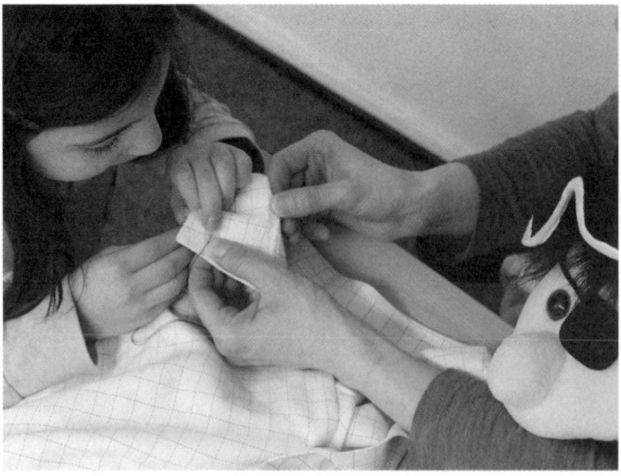

Abb. 53: Aktivität „nähen“

Therapieeinheit 9 – Thema „Fahrzeuge“

Material für die Schatzkiste:
Gegenstände: Flugzeug, Lastwagen/LKW, Abschleppwagen
Fotokarten: starten, landen, kippen

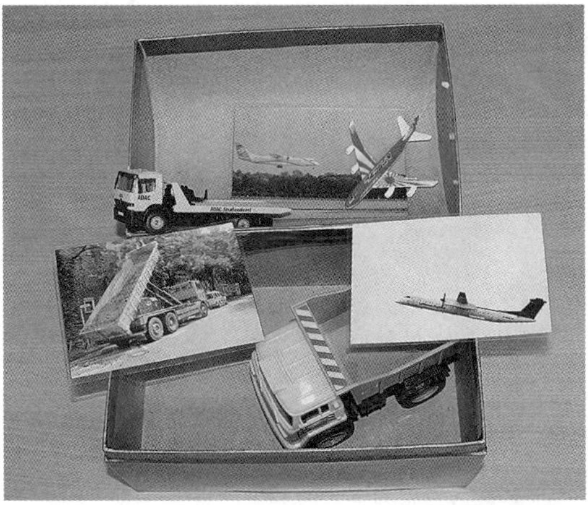

Abb. 54: Material für die Therapieeinheit 9 – „Fahrzeuge“

Zusätzlich benötigtes Material für diese Stunde: evtl. ein Autoteppich

Aktivität in Phase 2

Im Spiel mit den Fahrzeugen werden die auf den Bildkarten dargestellten Handlungen („starten, landen, kippen“) ausagiert.

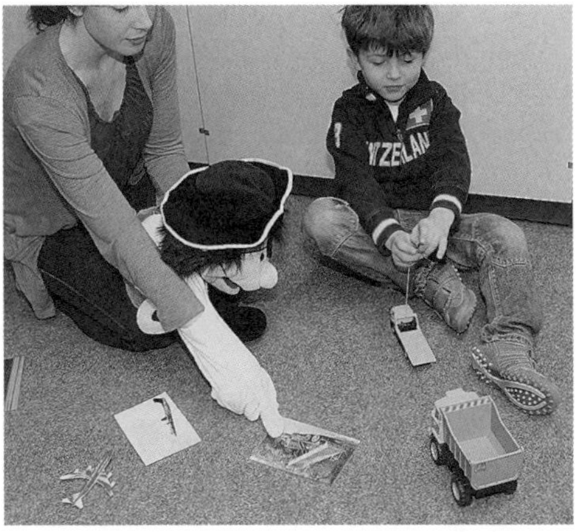

Abb. 55: Spiel mit den Fahrzeugen

Therapieeinheit 10 – Thema „Tierbewegungen“

Material für die Schatzkiste:
Gegenstände: Adler, Regenwurm, Känguru
Fotokarten: fliegen, kriechen, hüpfen

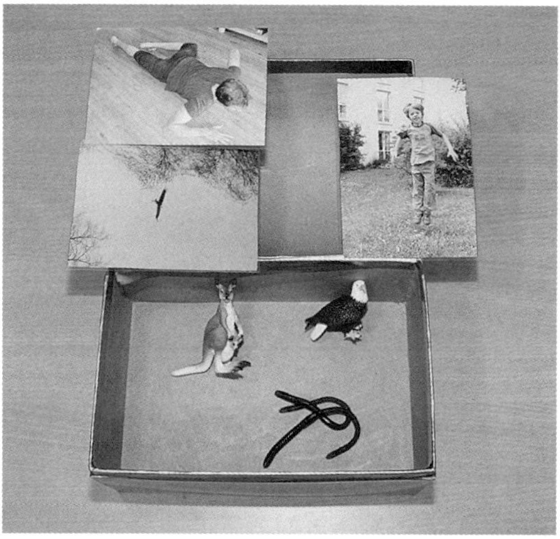

Abb. 56: Material für die Therapieeinheit 10 – „Tierbewegungen“

Aktivität für die Phase 2

Tom und das Kind ahmen die Bewegungen der Tiere, die auf den Verbkarten dargestellt sind, nach („kriechen, hüpfen, fliegen“). Im Anschluss spielen sie das Spiel „Pantomime“. Dabei muss die entsprechende Bewegung dargestellt und vom anderen erraten werden. Wer die Bewegung richtig erraten hat, bekommt einen Punkt, wer zusätzlich das (oder ein anderes) Tier nennen kann, das sich so fortbewegt, erhält einen weiteren Punkt. Natürlich erhält man auch einen Punkt, wenn man durch Nachfragen auf die Antwort kommt.

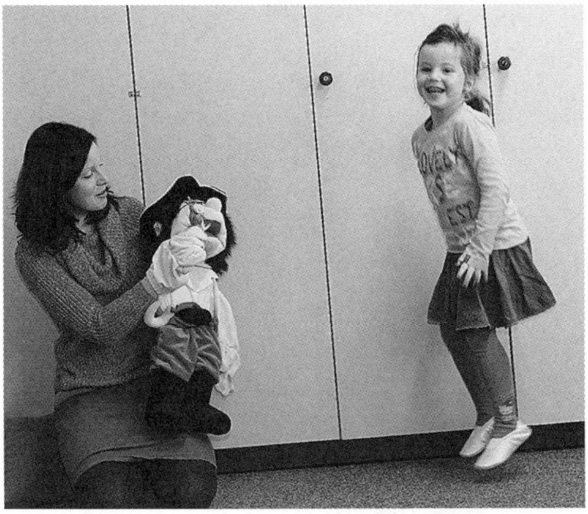

Abb. 57: Aktivität „Pantomime"

Therapieeinheit 11 – Thema „In der Küche"

Material für die Schatzkiste:
Gegenstände: Nudelholz, Schneebesen, Kochlöffel, Salz
Fotokarten: abtrocknen, spülen

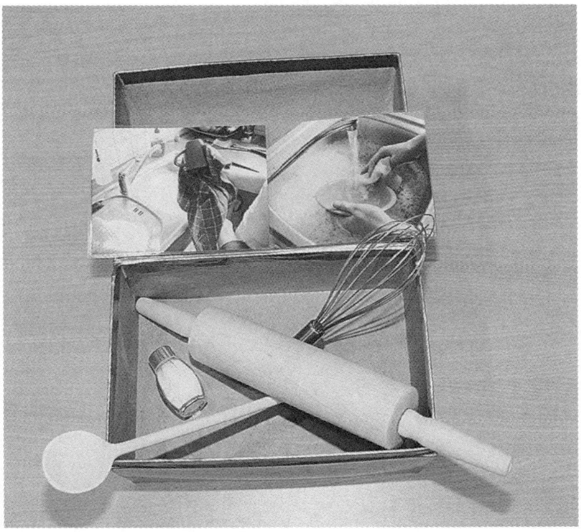

Abb. 58: Material für die Therapieeinheit 11 – „In der Küche"

Zusätzlich benötigtes Material für diese Stunde:
Knete, Spülschüssel, Spülschwamm, Geschirrhandtuch

Phase 2: Erkunden und Ausprobieren der gesammelten Schätze

In dieser Stunde bietet es sich an, zwei verschiedene Aktivitäten mit den Schätzen durchzuführen: Zunächst werden Brezeln gebacken, anschließend werden die Küchengeräte gespült und abgetrocknet.

Für die semantische Elaboration von „Kochlöffel“ und „Schneebesen“ kann z. B. in einer Schüssel mit Wasser der Unterschied beim Rühren mit den verschiedenen Küchengeräten ausprobiert werden. Welches Küchengerät wird für die Zubereitung welcher Speisen benutzt? Woher kennen die Kinder diese Geräte zu Hause (z. B. Kochlöffel: vorsichtiges, langsames Umrühren von Nudeln oder Gemüse im Kochtopf, Schneebesen: schnelles Rühren von Saucen oder bei der Zubereitung von Speisen, die nicht anbrennen oder klumpen dürfen, z. B. Pudding)?

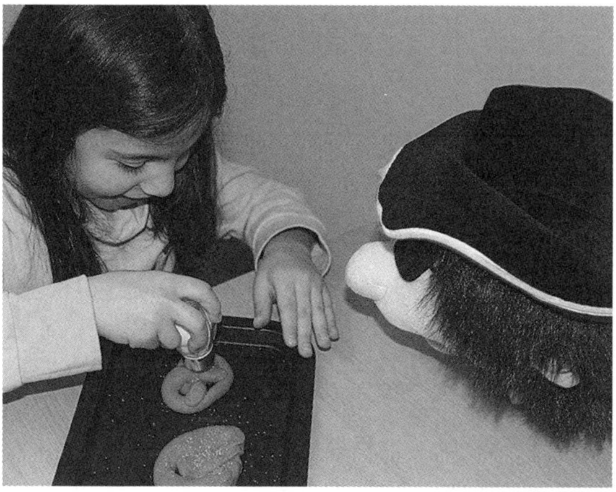

Abb. 59: Aktivität Phase 2 – Tom und das Kind backen Brezeln

Mit dem Nudelholz wird ein Teig aus Knete ausgerollt. Anschließend werden aus diesem Teig „Knetwürste“ gerollt und Brezeln geformt. Nun streuen das Kind und Tom noch Salz auf die Brezeln und dann werden sie in den Backofen geschoben.

Nachdem die Brezeln gebacken sind, folgt der zweite Teil der Aktivität: Alle Küchenutensilien müssen gespült und anschließend abgetrocknet werden. So werden nun noch die beiden Handlungen, die auf den Verbkarten dargestellt sind, ausagiert.

Therapieeinheit 12 – Thema „Tiere im Wald“

Material für die Schatzkiste:
Gegenstände: Eichhörnchen, Reh, Wildschwein, Fotokarten: Höhle, beobachten, füttern

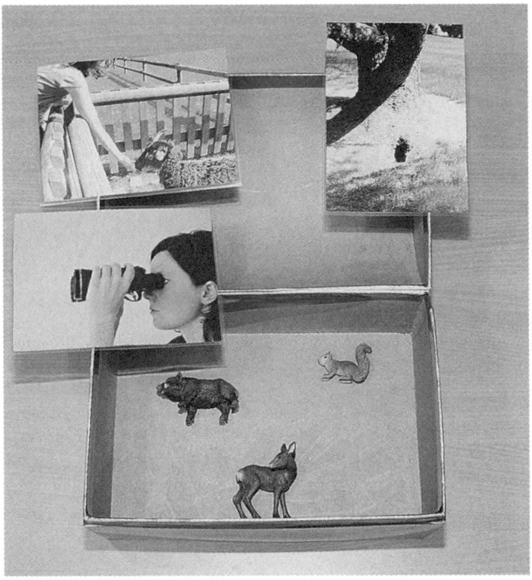

Abb. 60: Material für die Therapieeinheit 12 – „Tiere im Wald“

Zusätzlich benötigtes Material für diese Stunde:
Tierfutter, Fernrohr aus Papier oder Fernglas

Aktivität für die Phase 2

- Tiere füttern
- Tiere mit dem Fernrohr oder Fernglas beobachten: Wo wohnen die Tiere? Wer könnte in der Höhle wohnen?

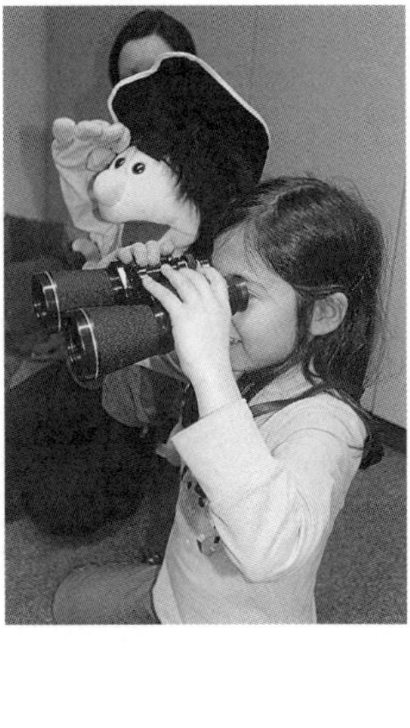

Abb. 61: Tom und das Kind beobachten die Tiere

Therapieeinheit 13 – Thema „Einkaufen“

Material für die Schatzkiste:
Gegenstände: Münzen, Scheine, Einkaufskorb, Tüte
Fotokarten: bezahlen, schleppen

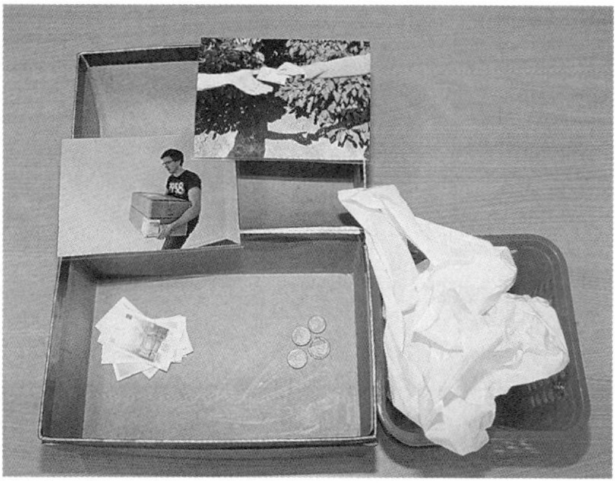

Abb. 62: Material für die Therapieeinheit 13 – „Einkaufen“

Zusätzlich benötigtes Material für diese Stunde:
einige Waren zum Einkaufen

Aktivität für die Phase 2

Nachdem alle Schätze einmal angeschaut und semantisch und phonologisch elaboriert wurden, folgt ein freies Spiel mit dem Kaufladen.

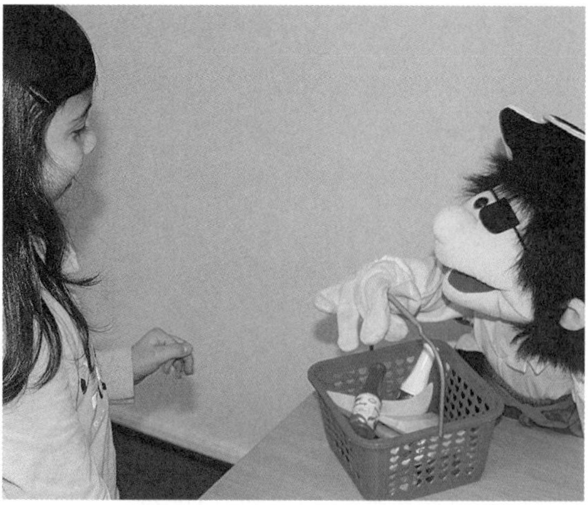

Abb. 63: Aktivität Phase 2 – Spiel mit dem Kaufladen

Therapieeinheit 14 – Thema „In den Urlaub fahren"

Material für die Schatzkiste:
Gegenstande: Rucksack, Bademantel, Lokomotive, Fahrkarte
Fotokarten: packen, entwerten

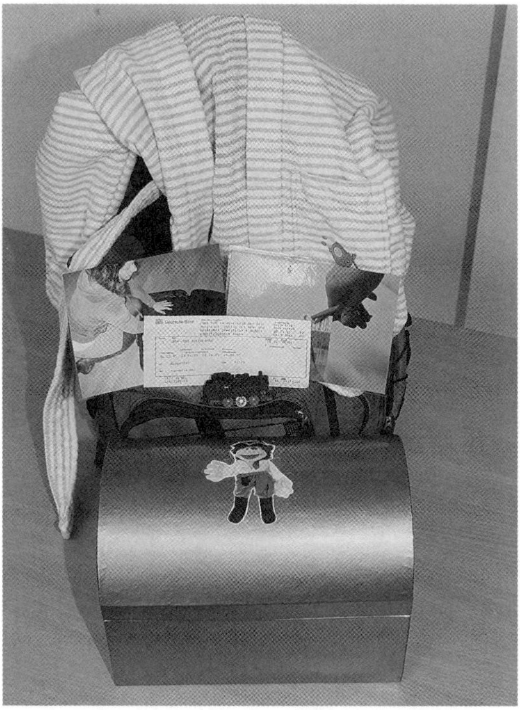

Abb. 64: Material für die Therapieeinheit 14 – „In den Urlaub fahren"

Zusätzlich benötigtes Material für diese Stunde: Zange zum Entwerten der Fahrkarte, evtl. noch andere Kleidungsstücke für den Urlaub

Aktivität für die Phase 2

Mit den Schätzen aus der Schatzkiste können verschiedene Teilhandlungen zu dem Thema „In den Urlaub fahren" durchgeführt werden:

- Die Kleidungsstücke für den Urlaub werden in den Rucksack gepackt.
- Der Zug (die Lokomotive) fährt in den Bahnhof ein.
- Der Schaffner entwertet die Fahrkarte.

Je nach der Aufmerksamkeit und dem Interesse des Kindes kann diese Handlung nach der Elaborationsphase komplett oder jeweils in Teilschritten durchgespielt werden.

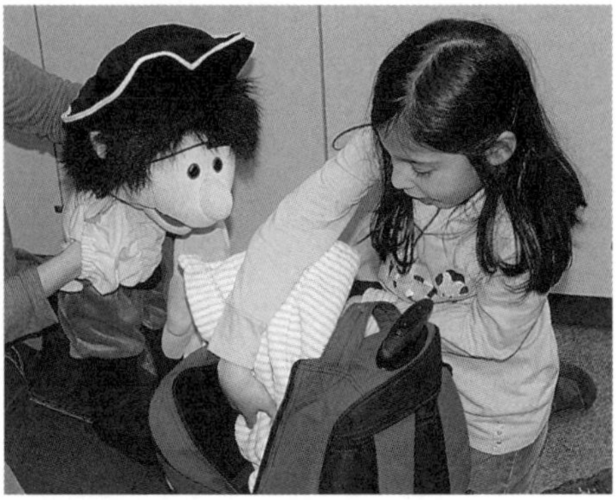

Abb. 65: Der Bademantel wird in den Rucksack gepackt

Therapieeinheit 15 – Thema „Pflanzen"

Material für die Schatzkiste:
Material: Erde, Blumentopf, Samen, Pflanzer
Fotokarten: säen, gießen

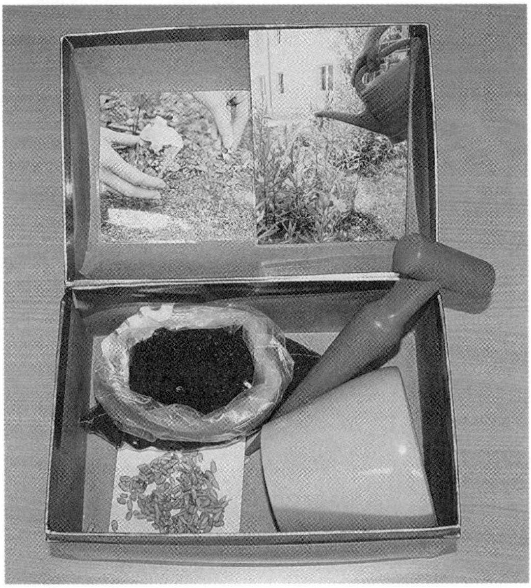

Abb. 66: Material für die Therapieeinheit 15 – „Pflanzen"

Aktivität für die Phase 2

Kresse oder Blumensamen einsäen.

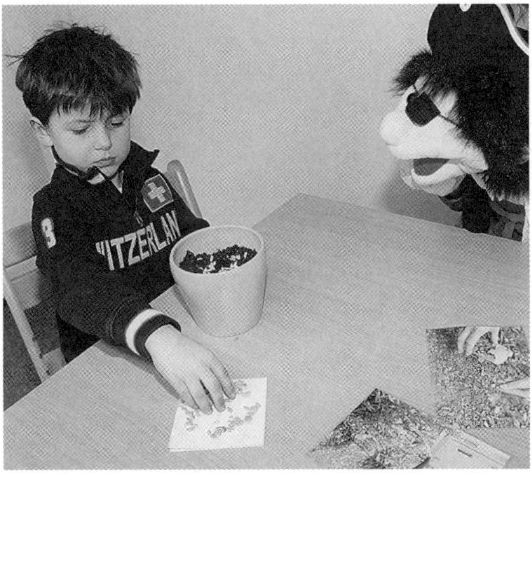

Abb. 67: Aktivität Phase 2 – „Sonnenblumen einsäen"

Therapieeinheit 16 – Thema „Indianer“

Material für die Schatzkiste:
Gegenstände: Federschmuck, Friedenspfeife, Tipi
Fotokarten: Kriegsbemalung, anschleichen, jagen

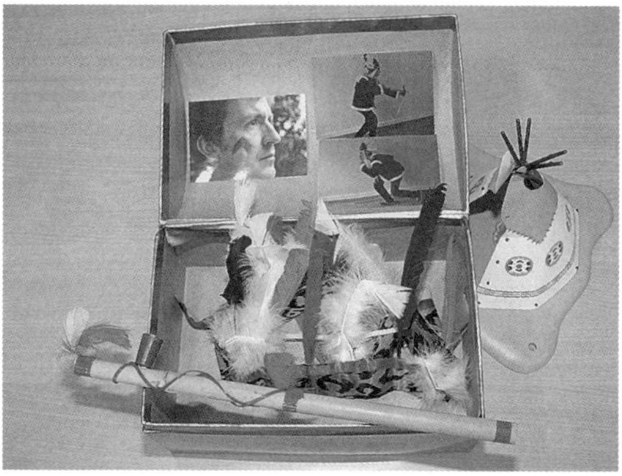

Abb. 68: Material für die Therapieeinheit 16 – „Indianer“

Zusätzlich benötigtes Material für diese Stunde:
Pfeil und Bogen, Schminkstifte für die Kriegsbemalung

Aktivität für die Phase 2

Tom und das Kind verkleiden sich als Indianer, malen sich Kriegsbemalung ins Gesicht und gehen auf die Jagd (Handlungen „jagen“ und „anschleichen“).

Phase 4: Kategorisieren – Einkleben ins Schatzheft

(s. o.)

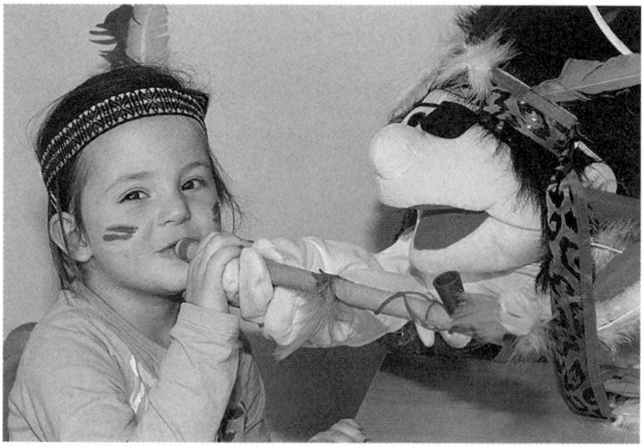

Abb. 69: Tom und das Kind verkleiden sich als Indianer

Therapieeinheit 17 – Thema „Hausputz"

Material für die Schatzkiste:
Gegenstände: Wischmopp, Staubwedel, Handfeger, Abzieher
Fotokarten: staubsaugen, einsprühen

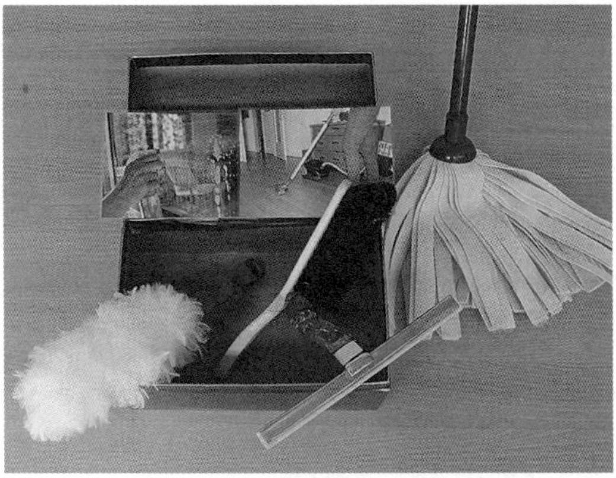

Abb. 70: Material für die Therapieeinheit 17 – „Hausputz"

Zusätzlich benötigtes Material:
evtl. kleiner Kinderstaubsauger, Zerstäuber zum Einsprühen

Aktivität für die Phase 2

Tom und das Kind machen einen „Hausputz": staubwischen, staubsaugen, den Boden fegen und wischen, die Fenster einsprühen und abziehen.

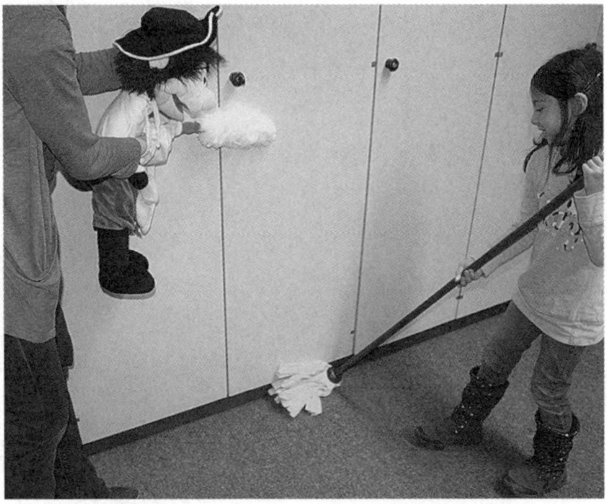

Abb. 71: Tom und das Kind beim Hausputz

Therapieeinheit 18 – Thema „Zirkus“

Material für die Schatzkiste:
Gegenstände: Zylinder, Kaninchen, Zauberumhang, Keulen
Fotokarten: jonglieren, balancieren

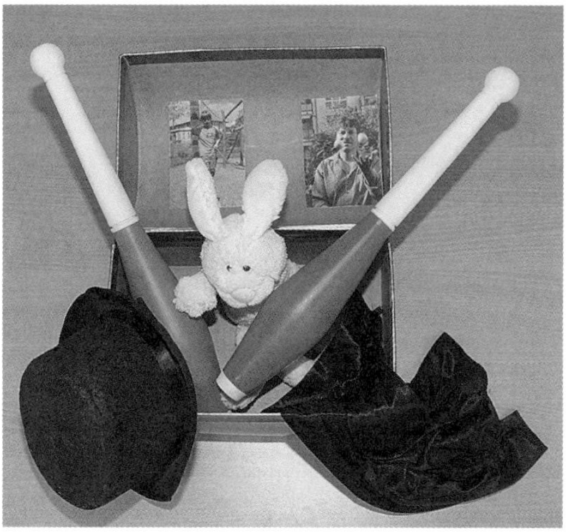

Abb. 72: Material für die Therapieeinheit 18 – „Zirkus“

Aktivität für die Phase 2

Das Kind und Tom sind Zirkusartisten, die zaubern und jonglieren.

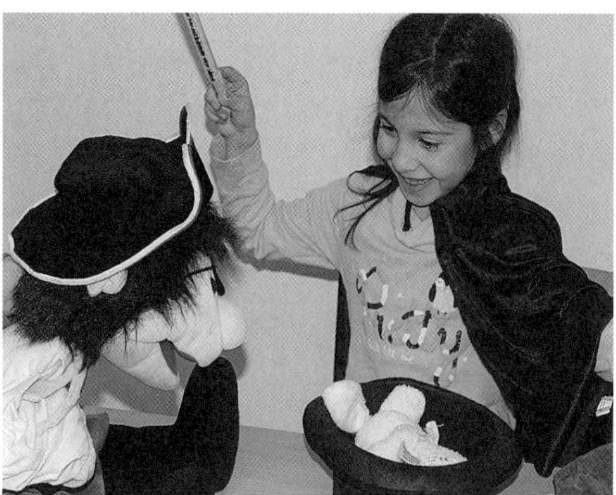

Abb. 73: Das Kind hat ein Kaninchen hervorgezaubert

Therapieeinheit 19 – Thema „Beim Arzt“

Material für die Schatzkiste:
Gegenstände: Stethoskop, Otoskop, Spatel, Medikament
Fotokarten: verbinden, abhören

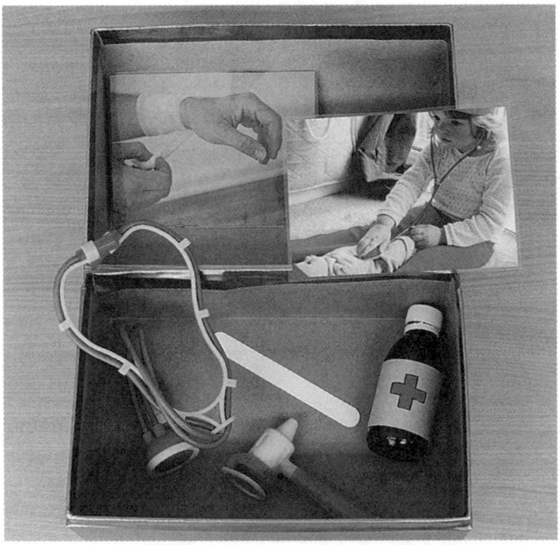

Abb. 74: Material für die Therapieeinheit 19 – „Beim Arzt“

Aktivität für die Phase 2

Tom und das Kind spielen einen Arztbesuch:

- sich abhören mit dem Stethoskop
- mit dem Otoskop in die Ohren schauen
- mit dem Spatel in den Mund schauen
- eine Verletzung verbinden
- ein Medikament einnehmen

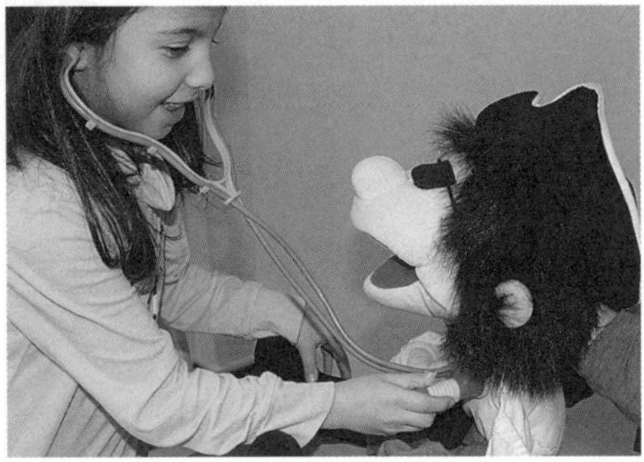

Abb. 75: Tom und das Kind spielen Arzt

Therapieeinheit 20 – Thema „Polizei“

Material für die Schatzkiste:
Gegenstände: Kelle, Trillerpfeife, Handschellen, Absperrband
Fotokarten: verhaften, kontrollieren

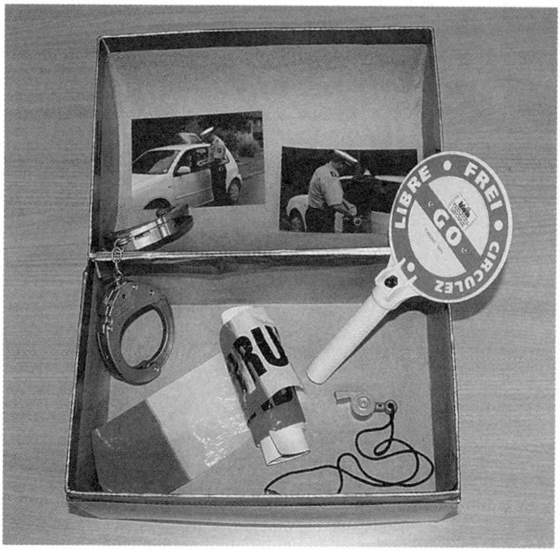

Abb. 76: Material für die Therapieeinheit 20 – „Polizei“

Aktivität Phase 2

Tom und das Kind spielen Polizei:

- Absperrband anbringen
- Autofahrer herauswinken und mit der Trillerpfeife pfeifen
- den Führerschein kontrollieren
- jemanden verhaften und in Handschellen abführen

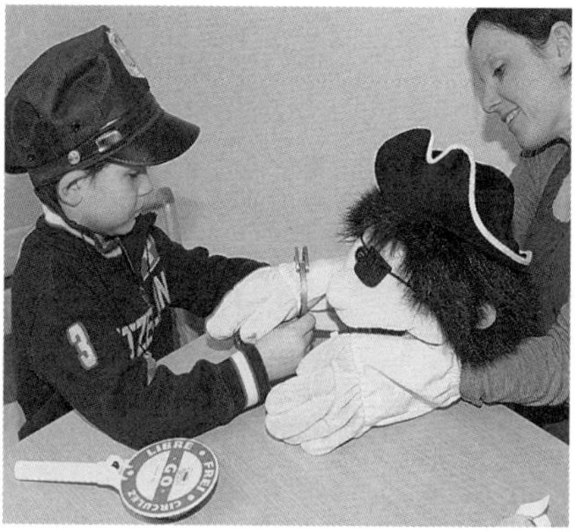

Abb. 77: Tom wird verhaftet

In der letzten Therapiestunde mit dem Wortschatzsammler verabschiedet sich Tom vom Kind. Das Kind darf sein Schatzheft nun natürlich mit nach Hause nehmen und es erhält eine Wortschatzsammler-Urkunde.

5.4 Umsetzung des Wortschatzsammlers im Schulalter

5.4.1 Unterschiede im Vergleich zum Vorschulalter

Das Therapieformat „Der Wortschatzsammler" wurde unter Berücksichtigung der Umstrukturierung und Weiterentwicklung des mentalen Lexikons im Grundschulalter (Menyuk 2000), kindlicher Interessen und Spielformate sowie der Erfahrungen aus Pilotstudien (Tietig 2011; Kap. 5.5) theoriegeleitet überarbeitet und an die spezifischen Bedürfnisse und Möglichkeiten von lexikalisch gestörten Schulkindern adaptiert (Marks 2017).

Das Wortmaterial

Eine der im Schulalter vollzogenen Änderungen betrifft das thematisierte Wortmaterial, welches sich nicht länger aus Vertretern eines semantischen Feldes und einfachen Oberbegriffen zusammensetzt. **Inhaltlich** dienen im Schulalter semantische Relationen als Transportmittel, um lexikalische Strategien zum Worterwerb, zur Speicherung und zur Vernetzung des Wortwissens zu vermitteln. Um den Kindern den Einstieg zu erleichtern, wird in den ersten Therapieeinheiten mit sprachstrukturell sehr einfachem Wortmaterial (Objektnamen) gearbeitet. Nach diesen Einführungsstunden beginnt die Arbeit mit semantischen Relationen über die ebenfalls relativ früh erworbene Fähigkeit zur Kategorisierung nach Oberbegriffen (Hyperonyme). Die nachfolgenden Einheiten werden hinsichtlich der Art der semantischen Relation zunehmend anspruchsvoller (Antonymie, Polysemie, Homonymie, Synonymie) und beziehen teilweise neben Nomen und Verben nun auch Adjektive mit ein. Zusätzlich wurden bewusst morphologisch komplexere Wortformen (wie Nomina Komposita und Präfixverben) in das Therapieformat aufgenommen, die für das Verständnis unserer Sprache äußerst relevant sind und auch einen kreativen Umgang mit Wortmaterial erlauben (Therapieeinheiten zum Kreativen Wortschatz).

Methodisch wird das Schriftbild der Wörter als zusätzliche Informationsquelle einbezogen, die als Mittel zur verbesserten Einspeicherung der Wortform dient. Das Wortmaterial wird zudem nicht mehr über Realgegenstände präsentiert, sondern ausschließlich als Foto, Zeichnung oder geschriebenes Wort.

Sukzessive Einführung der Tipp-Tafel zur Visualisierung lexikalischer Strategien

Bereits im Vorschulalter wird eine Tipp-Tafel zur Visualisierung von zentralen lexikalischen Strategien eingesetzt. Der Unterschied zum Schulalter ist, dass diese für die älteren Kinder doch deutlich umfangreicher ist und daher in den ersten drei Therapieeinheiten sukzessiv erarbeitet werden sollte. Im Anschluss dient die Tipp-Tafel wie bereits im Vorschulalter als „Spickzettel" während der Therapie. Sie soll Tom und das Kind bei fehlendem lexikalischen Wissen oder nicht gelungenem Wortabruf bei der Anwendung der gelernten Strategien unterstützen.

Arbeit mit dem Schatzkasten

Statt eines Schatzheftes wird im Schulalter ein Schatzkasten (Karteikasten) eingesetzt, um die erarbeiteten neuen Wörter zu sammeln und festzuhalten. Die Schätze werden auf Karteikarten geschrieben. Die Schrift sollte immer auf der linken Seite der Karte stehen, sodass die rechte Seite für die kleinen Schatzfotos frei bleibt. Diese Anordnung (Schrift links, Fotos rechts) ist für die Durchführung der drei letzten Therapieeinheiten nötig. Das Einsortieren folgt nicht mehr der im Vorschulalter bevorzugten Kategorisierung nach semantischen Feldern (syntagmatische Struktur), sondern gebraucht die ab dem Schulalter übliche alphabetische Sortierungsstrategie. Da während der gesamten Therapie Kategorisierungsaktivitäten im Sinne der paradigmatischen Relationen stattfinden, rücken weitere Kategorisierungsstrategien, wie sie im Vorschulalter durch die Arbeit mit dem Schatzheft vorgenommen werden („Welche Schätze passen zusammen?"), in den Hintergrund. Die thematisierten Relationen zwischen bestimmten Wörtern (Hyperonyme, Antonyme, Polyseme) werden durch den Schatzkasten in verschiedener Form hervorgehoben (siehe dazu Ausführungen in den einzelnen Therapieeinheiten). Die Wochenend- und Unterrichtsschätze werden im Übrigen auch auf Karteikarten festgehalten und anschließend ebenfalls in den Schatzkasten einsortiert.

Rahmenhandlung und Phasen der Therapie

Die übergreifende Rahmenhandlung der Therapie bleibt die Schatzsuche, auf die das Kind zusammen mit dem Piraten Tom geht. Gesucht werden unbekannte oder gerade nicht abrufbare Wörter, die es zu klären gilt. Der Einsatz von Tom, der Handpuppe, ermöglicht es der Therapeutin, alle Strategien (Selbstevaluations-, Frage-, Einspeicher- und Abrufstrategien; Tab. 9) immer wieder modellhaft anzubieten. Eine Therapieeinheit folgt nach wie vor einem festen Ablauf aus den folgenden Therapiephasen.

Phase 1: Suchen, Auspacken der Schatztruhe und Verteilen der Schätze

Ziel: Entdecken von lexikalischen Lücken, Nicht-Wissen als Erfolgserlebnis wahrnehmen, Präsentation der Fragestrategien

Tom ist zu Beginn jeder Therapiestunde sehr aufgeregt, weil er wieder etwas spannendes Neues entdeckt hat (z. B. dass es ein Wort gibt, das man zu zwei völlig unterschiedlichen Dingen sagen kann = Homonym). Dafür nennt er Beispiele und sucht mit dem Kind neue Beispiele. Am Anfang der Phase 1 geht es also um die Verständnissicherung, welche Schätze Tom im Anschluss mit dem Kind in der Schatztruhe suchen will. Nachdem das Kind die Schatztruhe gefunden hat, darf es nachschauen, ob sich darin Schätze befinden: also Dinge, die es noch nicht kennt oder nicht benennen kann (Kap. 5.1). Jeder darf drei Fotos in seinen Sack stecken.

Phase 2: Klären der gesammelten „Schätze" – Aktivitäten mit den gesammelten Schätzen

Ziel: Semantische und phonologische Elaborationsstrategien sowie Speicher- und Abrufstrategien erlernen und anwenden

Die Phase 2 besteht aus zwei Teilen. Zunächst ziehen Tom und das Kind abwechselnd eine Bildkarte aus ihrem Schatzsack und klären sowohl die Wortbedeutung als auch die Wortform ihrer eigenen Schätze (im Weiteren als „Selbstelaboration" bezeichnet). Im Gegensatz zu den klassischen Elaborationstherapien werden die Informationen zur Wortform und Wortbedeutung dem Kind nicht von der Therapeutin oder Tom vorgegeben, sondern das Kind wird dazu ermutigt, selbst semantisch und phonologisch zu elaborieren. Dafür regt die Therapeutin durch ihr beziehungsweise Toms Sprachmodell das Kind immer wieder zum Einsatz der Frage- oder Speicherstrategien an. Im späteren Verlauf der Therapie kann sie das Kind auch direkt auffordern, eine Frage zu stellen, wenn ihm ein Wort (Wortform oder Konzept) nicht einfällt. In dieser Phase kommt verstärkt die Tipp-Tafel zur Visualisierung lexikalischer Strategien zum Einsatz. Im Laufe der Therapie soll diese wieder in den Hintergrund treten (nur noch ggf. als Hilfestellung dienen) und durch eine zunehmend selbstständige Anwendung der Fragestrategien ersetzt werden.

Die drei Items des Kindes sollten in jedem Fall sehr ausführlich, die Bilder von Tom – die das Kind möglicherweise schon kennt – können recht zügig erkundet und elaboriert werden. Um die Modellfunktion von Tom zu erhalten, sollte als Faustregel 2:1 gelten: Ein Schatz von Tom wird ausführlich unter Einsatz der Strategien erkundet, die beiden anderen Dinge von Tom können weniger intensiv angeschaut werden.

Ab der vierten Therapieeinheit (Arbeit mit semantischen Relationen) folgt in jeder Stunde ein Spiel zur weiteren Auseinandersetzung mit dem zu erarbeitenden Wortmaterial („Fang den Hut"-Spiel, „Botendienst"-Spiel, Lücken- und Quizsätze, Pantomime u.v. m.). Dies ist der zweite Teil der Phase 2. Hierbei geht es einerseits darum, dem Kind einen konstruktiven Umgang mit Nicht-Wissen und Speicher- und Abrufproblematiken zu demonstrieren und es zu diesem durch die Anwendung verschiedener lexikalischer Strategien zu ermuntern (Tab. 9). Andererseits setzen viele dieser Aktivitäten das isolierte Wortwissen mit größeren Sprachkontexten wie Satzbedeutungen in Verbindung (z.B. Lücken-, Quiz- und Ratesätze).

Im Onlinematerial wird eine große Sammlung von Beispielsätzen bereitgestellt, die für die in Phase 2 geplanten Sprachspiele genutzt werden kann. Selbstverständlich können die aufgeführten Beispiele jederzeit mit eigenen kreativen Ideen ergänzt oder durch diese ersetzt werden. Dabei hat es sich als vorteilhaft herausgestellt, wenn aktuelle und/oder regionale Personen und Ereignisse oder auch persönliche Interessen des Kindes in die Sätze einbezogen werden. Derartig individualisierte Quizsätze sind für die Kinder sehr motivierend.

Phase 3: Kontrolle durch die Therapeutin – Erhalt kleiner Schatzfotos

Ziel: Gezielter Abruf von semantischen und phonologischen Informationen und Einsatz der Strategien

Einen Zauberer, wie es im Vorschulalter der Fall war, gibt es im Schulalter für diese Phase nicht mehr. Um die gesammelten Schätze auf Dauer für den „Schatzkasten" behalten zu dürfen, erfolgt die Kontrolle nun durch die Therapeutin. Diese fragt das Kind nach der Funktion, dem Aussehen oder den Besonderheiten (semantische Relation) des Gegenstandes, der Handlung oder der dargestellten Eigenschaft sowie nach der Wortform. Kann das Kind diese Informationen nicht abrufen, ermutigt Tom es, Fragen an ihn zu stellen, um diese Informationen zu erhalten. Konnte das Kind der Therapeutin, evtl. auch erst nach dem Einsatz der Fragestrategien, erklären, was für einen Schatz es da gefunden hat, erhält es ein kleines Foto des Schatzes, welches in Phase 4 in den Schatzkasten einsortiert wird. Darüber hinaus erhält es für jeden gesammelten Schatz aus der Therapiestunde einen Stempel auf eine Wortschatzsammler-Stempelvorlage. Das Kind erhält die Stempel (unabhängig davon, ob eine Phase 4 folgt oder nicht) immer direkt im Anschluss an die Kontrolle durch die Therapeutin.

Phase 4: Der Schatzkasten – Sichern und Sortieren der Schätze

Ziel: Kategorisierungsstrategien erarbeiten und anwenden

Wie bereits erläutert, folgt nun die Sicherung der gefundenen Schätze durch die Nutzung des Schatzkastens. Die Fotos der gesammelten Schätze werden auf Karteikarten geklebt, der Name wird notiert und gegebenenfalls werden weitere wichtige semantische Merkmale bzw. Relationen vermerkt. Die Karteikarten werden in alphabetischer Reihenfolge in den Schatzkasten einsortiert. Dieser verbleibt bis zum Ende der Therapie im Therapieraum und wird bei ausreichend Zeit in jeder, spätestens jedoch in jeder zweiten Therapiestunde, hervorgeholt und zum Einsortieren genutzt.

Nach der Einführung des Tagespiraten in der dritten Therapieeinheit erfolgt zu Beginn jeder Einheit die Überprüfung der Ergebnisse. Eine direkte Belohnung folgt mittels des Stempelsystems.

Die Tabelle 11 gibt einen Überblick über die 20 Therapieeinheiten, die für das Schulalter konzipiert wurden. Eine Kurzzusammenfassung mit kasuistischen Illustrationen zum Therapiekonzept für Schulkinder findet sich in Marks (2015). Die Beschreibung der einzelnen Therapieeinheiten im Detail folgt im Anschluss in Kapitel 5.4.2.

Der Übergang zwischen dem Vorschulalter- und dem Schulalterformat verläuft fließend. Mit Schülern der ersten Klasse kann mit Therapieeinheiten des Vorschulalterformats begonnen und beim Erreichen ausreichender schriftsprachlicher Fähigkeiten mit Therapieeinheiten des Schulalterformats (Einstieg: semantische Relationen) fortgefahren werden.

Tab. 11: Überblick über die 20 Therapieeinheiten

Einheit	Stundenthema	Aktivitäten in Phase 2
	Einführung	
1–2	**Einführung:** Tom und die Schatzsuche kennenlernen	Einführung der Tipp-Tafel und des Schatzkastens
3	Tom und die Schatzsuche kennenlernen, Einführung des Wochenend- und Unterrichtspiraten	Schatzsuche im Therapieraum, Vervollständigung der Tipp-Tafel
	Arbeit mit semantischen Relationen	
4–5	**Hyperonyme (Oberbegriffe)**	„Fang den Hut"-Spiel
	Antonyme (Gegenteile)	
6	Adjektive	Botendienst
7	Nomen	Lückensätze
8	Verben	Pantomime
9 10	**Polyseme („Teekesselchen")**	Ratespiel Quizsätze
11–12	**Homonyme („Teekesselchen")**	Trimory I und II
13 14	**Synonyme**	„Fang den Hut"-Spiel Botendienst
	Kreativer Wortschatz	
15 16	**Präfigierung mit Verben**	Ratespiel Pantomime
17	**Nomina Komposita (Zusammengesetzte Nomen)**	Memory
	Self-Priming	
18 19 20	**Mind-Map-Arbeit**	Mind-Map-Einführung Mind-Map-Bingo Mind-Map-Wettkampf
	Abschluss: Erhalt der Wortschatzsammler-Urkunde; Verabschiedung von Tom	

5.4.2 Therapiemethodik und 20 Therapieeinheiten

Die Einführungsstunden

Die ersten drei Therapieeinheiten verfolgen das Ziel, eine positive Grundhaltung gegenüber lexikalischen Lücken sowie das modellierte Frageverhalten zu etablieren. Dementsprechend ist das gewählte Wortmaterial zunächst sprachstrukturell einfacher als das der folgenden Therapieeinheiten.

Die erste Therapiestunde

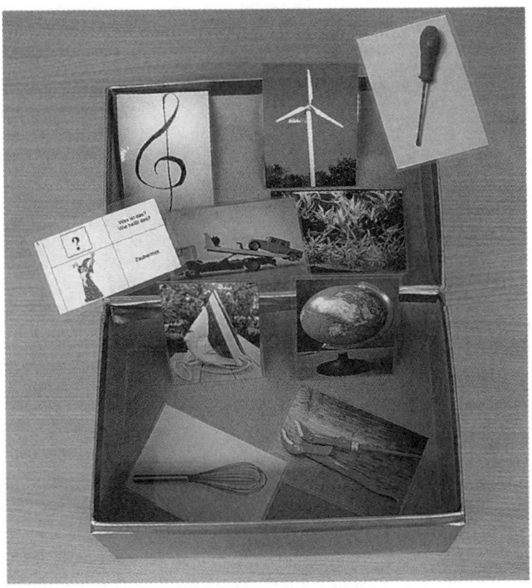

Abb. 78: Material für die erste Therapiestunde

Tab. 12: Wortmaterial für die erste Therapiestunde

Notenschlüssel	Windrad	Schraubenzieher
Globus	Bügeleisen	Schneebesen
(Rohr-)Zange	Abschleppwagen	Aquarium

Vorbereitungen: Bevor das Kind den Therapieraum betritt, wird die Schatztruhe mit allen benötigten Fotos (Tab. 12) bestückt und im Raum versteckt. Zwei Schatzsäcke sowie die Handpuppe Tom werden bereitgelegt. Ebenso wird für die Phase 2 der erste Teil der Tipp-Tafel bereitgelegt (Abb. 78). In der heutigen Sitzung dürfen Tom und das Kind je vier Schätze sammeln.

Phase 1

Da dies die erste Stunde der Wortschatzsammler-Therapie ist, wird zunächst der Pirat Tom und die übergreifende Rahmenhandlung der nächsten Therapiestunden, die Schatzsuche, eingeführt. Dies kann entweder über die Handpuppe selbst oder über die Therapeutin geschehen.

Verständnissicherung: Der Pirat Tom erwartet das Kind bereits und stellt sich aufgeregt vor:

> **Vorstellung**
> *Tom:* „Hallo! Ich bin Tom und ich bin ein Schatzsucher! Ich will heute mit dir auf Schatzsuche gehen! Hast du Lust?"
> Die Handpuppe Tom erzählt von einer im Therapieraum versteckten Schatztruhe, in der sich Schätze befinden. Doch nicht alles, was sich in der Schatztruhe befindet, sind auch Schätze! Er erläutert die Regeln der Schatzsuche.
> *Tom:* „In der Schatztruhe sind Fotos. Schätze sind aber nur die Dinge auf den Fotos, die man nicht kennt oder deren Namen man nicht weiß! Bist du bereit? Gehen wir auf Schatzsuche?"
> Die Handpuppe Tom holt dazu je einen Schatzsack für sich und für das Kind.

Schatzsuche: Tom und das Kind machen sich gemeinsam auf die Suche nach der Schatztruhe. Nachdem sie sie gefunden haben, öffnen sie diese und Tom erklärt, dass heute jeder vier Schätze sammeln darf. In den Einführungsstunden ist es ratsam, dass Tom als Erster in die Schatztruhe greifen darf, um den „neuen Blick" auf die Dinge in der Welt zu modellieren und das Interesse auf das Unbekannte zu lenken.

> **Interesse auf das Unbekannte lenken**
> Tom greift in die Schatztruhe und nimmt sich das Foto des Schraubenziehers.
> *Tom:* „Was soll denn das hier sein? Das habe ich ja noch nie gesehen! Das kenne ich nicht! Ich habe keine Ahnung, was man damit machen kann oder wie das Ding hier heißt. Das ist ein Schatz für mich! Diesen Schatz stecke ich in meinen Schatzsack! Willst du auch mal nachschauen, ob ein Schatz für dich dabei ist?"
> Tom greift in die Schatztruhe und nimmt sich das Foto des Aquariums.
> *Tom:* „Ui – das habe ich schon einmal gesehen! Das steht im Wohnzimmer meiner Oma! Da leben Fische drin! … Aber wie heißt das denn noch gleich? Den Namen kenne ich gar nicht! Dann ist es auch ein Schatz für mich und ich darf es einstecken!"

Abwechselnd werden so jeweils vier Schätze gesammelt, also vier Fotos in den eigenen Schatzsack gepackt, auf denen Gegenstände abgebildet sind, die nicht bekannt sind oder momentan nicht benannt werden können.

Phase 2 (Zusätzliches Material: Tipp-Tafel Teil I)

Selbstelaboration: In der zweiten Phase geht es der Vorgehensweise im Vorschulalter vergleichbar darum, den Namen der Schätze herauszufinden, die Schätze abwechselnd ausführlich zu besprechen und in ihrer Wortbedeutung zu klären. Anders als im Vorschulalter können die Gegenstände hier nicht in ihrer Funktion ausprobiert werden. Im Schulalter stehen nun das Gespräch darüber und weitere semantische und phonologische Merkmale und Assoziationen im Vordergrund.

> **Semantische und phonologische Merkmale und Assoziationen**
> *Tom:* „Da haben wir aber einige Schätze gefunden! Lass sie uns nun einmal genauer anschauen! Ich fange mal mit dem Schatz an (Foto des Schneebesens). Also, ich weiß nicht, wie das heißt! Ich glaube, ich frage mal Frau S. Frau S., wie heißt das hier?"
> *Therapeutin:* „Toll, dass du gefragt hast! Das ist ein Schneebesen, Tom."

Nach dem Einsatz der ersten Fragestrategie erfolgt nun die semantische und phonologische Elaboration über den Einsatz weiterer Fragestrategien.

> **Das Nachfragen modellieren**
> *Tom:* „Den Namen meines Schatzes kenne ich nun schon. Das reicht mir aber nicht! Jetzt will ich genau wissen, was mein Schatz eigentlich ist! Was mache ich denn überhaupt damit?"
> *Therapeutin:* „Damit rührt man zum Beispiel einen Teig an."
> *Tom:* „Dann haben das also Bäcker? Oder können das auch andere Menschen benutzen?"
> *Therapeutin:* „Das können auch andere Leute benutzen. Ich habe das auch zu Hause. Ich habe das schon benutzt, als ich einen Kuchen gebacken habe."

Tom macht vor, wie er seinen ersten Schatz mithilfe von Fragestrategien elaboriert (Tab. 9). Danach unterstützt Tom das Kind beim Elaborieren seines ersten Schatzes. Abwechselnd wird so jeder Schatz elaboriert, bis dieser bekannt und in seiner Bedeutung geklärt ist.

Innerhalb dieser Gespräche wird die erste lexikalische Speicherstrategie, das Rehearsal, als „Zaubertrick" (analog zum Vorschulalter; Tab. 9) mit Zuhilfenahme der Tipp-Tafel eingeführt.

Rehearsal: Zaubertrick

Bei einem langen Wort, wie „Schneebesen“ oder „Aquarium“ merkt Tom, dass er Schwierigkeiten hat, sich dieses zu merken:

Tom: „Akrarirum? Akwarirum ... Wie heißt das nochmal, Frau S.?“

Therapeutin: „Aquarium.“

Tom: „Hey, das ist aber ein schwieriges Wort! Dafür brauche ich meinen Zaubertrick! Kennst du den schon? Pass auf, ich führe ihn dir vor!“

Tom führt seinen „Zaubertrick“ vor, den er immer macht, wenn er sich ein schwieriges Wort nicht direkt merken kann.

Er zeigt dem Kind dazu auch seine Tipp-Tafel, auf der der Zaubertrick und die erste Fragestrategie (Was ist das?/Wie heißt das?) festgehalten sind.

Tom: „Schau mal, das hier ist meine Tipp-Tafel – sie gibt mir Tipps, wenn ich mal mit meinen Schätzen nicht weiter weiß, wie ein Spickzettel! Hier sind schon die ersten beiden Tipps aufgeschrieben!“

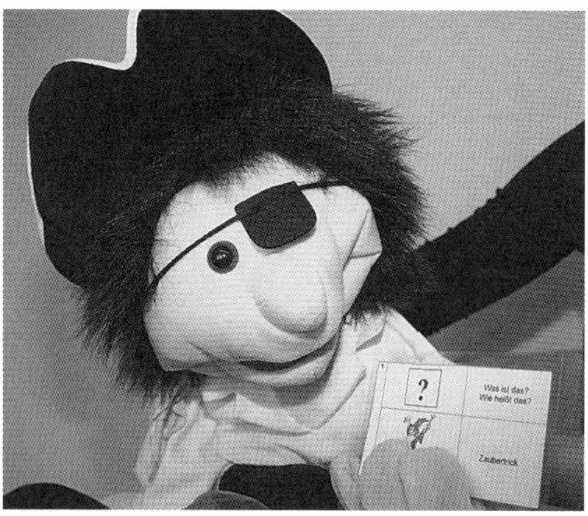

Abb. 79: Einführung der ersten lexikalischen Strategien mithilfe der Tipp-Tafel

Phase 3 (Material: kleine Schatzfotos, Stempel und -vorlage)

In dieser Phase lässt sich die Therapeutin nun die gefundenen Schätze zeigen und erklären. In den ersten Therapieeinheiten ist es auch hier sinnvoll, dass Tom mit einem seiner Schätze beginnt und erzählt, was er darüber herausgefunden hat. Nachdem er der Therapeutin den Namen seines Schatzes nennen und dessen Bedeutung erklären konnte, erhält er ein kleines Foto des Schatzes. Nun darf das Kind einen seiner Schätze vorstellen. Für jeden in der Therapiestunde gesammelten und erfolgreich abgerufenen Schatz erhält das Kind zusätzlich zu dem kleinen Schatzfoto je einen Stempel auf seine Wortschatzsammler-Stempelvorlage (Abb. 80). Die Vorstellung der gefundenen Schätze geschieht abwechselnd, bis Tom und das Kind kleine Fotos all ihrer gesammelten Schätze und vier Stempel besitzen. Diese werden in der nun anschließenden Phase 4 gebraucht.

Auch in der Phase 3 kann es passieren, dass Tom oder dem Kind der Name eines Schatzes nicht einfällt. Dies ist jedoch kein Grund zu verzweifeln, denn eine Fragestrategie ist ja schon bekannt und kann von Tom modelliert werden.

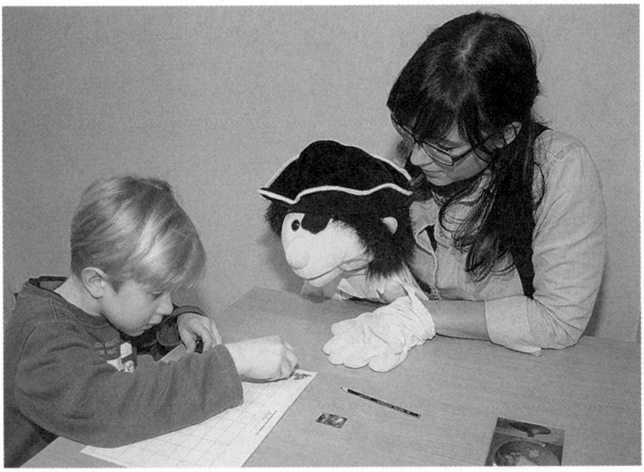

Abb. 80: Einführung des Stempelbelohnungssystems

Modellierung
Ausgerechnet jetzt fällt Tom das Wort nicht mehr ein! Er blickt sich suchend um, schaut auf die Tipp-Tafel und demonstriert dann die erste erlernte Strategie, indem er das Kind nach dem Namen seines Schatzes fragt.
Tom: „Psst! Weißt du noch, wie das hieß?" *Er fügt hinzu:* „Mensch, da muss ich aber versuchen, mir das noch besser zu merken!", und demonstriert den Zaubertrick.

Wenn Tom merkt, dass das Kind Schwierigkeiten beim Benennen des Schatzes hat, macht er es auf die Tipp-Tafel aufmerksam und rät ihm, doch einmal nachzufragen und im Anschluss den Zaubertrick zu versuchen.

Anders als im Vorschulalter können Tom und das Kind nicht mehr die Therapeutin nach dem Namen des Schatzes fragen, da sie in dieser Phase die Kontrollfunktion übernommen hat. Sie dürfen sich aber gegenseitig helfen.

Phase 4 (Material: Schatzkasten, 3–4 Karteikarten und 1 Klebestift)

Die Phase 4 ist ähnlich dem Vorschulalter ein Therapiebaustein, der nach Möglichkeit in jeder, spätestens jedoch in jeder zweiten Therapiestunde durchgeführt wird. Ein Karteikasten (Schatzkasten) wird hervorgeholt und dient der Wertschätzung der gefundenen Schätze, indem diese in dem „Schatzkasten" sicher und alphabetisch sortiert aufbewahrt werden.

Der Schatzkasten
Tom holt einen Schatzkasten hervor und hat eine tolle Idee:
Tom: „Meine Schätze kann ich auf mein Piratenschiff bringen. Dort sind sie sicher. Aber deine Schätze? Deine Schätze müssen wir auch an einen sicheren Ort bringen! Ich habe da eine Idee! Ich habe diesen Schatzkasten mitgebracht! Hier gibt es kleine Karten, auf die wir das Foto deiner Schätze kleben und den Namen daneben schreiben können. Diese Karten schließen wir dann sicher in dem Schatzkasten ein!"
Tom unterstützt das Kind beim Aufkleben der kleinen Schatzfotos auf die Karteikarten. Gemeinsam notieren sie das entsprechende Wort zu den gesammelten Schätzen.
Tom: „Aber wie finden wir denn einen Schatz schnell wieder, wenn irgendwann einmal der Kasten voll ist? Ich weiß! Wir sortieren es nach dem ABC. Dafür gibt es in dem Schatzkasten sogar spezielle Karten (Registerkarten)!"

Darüber hinaus werden auf der Karteikarte semantische und/oder phonologische Merkmale oder die relationalen Besonderheiten des thematisierten Wortmaterials festgehalten. Wenn während der Sortierarbeit auffällt, dass einige Schätze etwas gemeinsam haben, darf dieses ebenfalls auf der Karteikarte notiert werden (z. B. beginnen manche Schätze mit dem gleichen Anlaut, andere haben einen gemeinsamen Oberbegriff, z. B. Werkzeug). Benötigt werden für diese Phase immer der Schatzkasten, drei bis vier Karteikarten und ein Klebestift.

Die zweite Therapiestunde

Tab. 13: Material für die zweite Therapiestunde

Kaktus	Stethoskop	Büroklammer
Kastanie	Thermometer	Nagelfeile
Mikroskop	Schnorchel	Staubwedel

Vorbereitungen: Bevor das Kind den Therapieraum betritt, wird die Schatztruhe mit den neuen Fotos bestückt und im Raum versteckt. Zwei Schatzsäcke sowie die Handpuppe „Tom“ werden bereitgelegt. In der heutigen Sitzung dürfen Tom und das Kind erneut je vier Schätze sammeln.

Phase 1

Verständnissicherung: Auch in dieser Stunde begrüßt Tom das Kind aufgeregt und erzählt, dass schon wieder eine Schatztruhe versteckt wurde.

> **Einführung**
> Tom: „Komm, wir gehen heute wieder auf Schatzsuche! Ich brauche deine Hilfe! Wo könnte die Schatztruhe sein? Ich bin schon ganz gespannt, was wir heute in der Schatztruhe finden werden!“

Schatzsuche: Tom und das Kind nehmen ihre Schatzsäcke und begeben sich erneut auf die Suche nach der Kiste. Nachdem sie sie gefunden haben, wiederholen sie kurz die Regeln der Schatzsuche: nur die Dinge sind Schätze, die man nicht kennt oder gerade nicht benennen kann. Heute darf das Kind beginnen und öffnet die Kiste. Danach folgt Tom. Abwechselnd werden so jeweils vier Fotos in den eigenen Schatzsack gepackt.

Phase 2 (Zusätzliches Material: Tipp-Tafel Teil II)

Selbstelaboration: Tom führt in die nächste Phase über, die Phase der semantischen und phonologischen Elaboration. Tom macht vor, wie er seinen ersten Schatz mithilfe von Fragestrategien elaboriert. Dazu hat er erneut die Tipp-Tafel mitgebracht. Die erste Fragestrategie (Was ist das?/Wie heißt das?) und der Zaubertrick aus der vergangenen Stunde sind bereits darauf festgehalten und werden kurz wiederholt. Heute sind drei weitere Tipps hinzugekommen, die Tom nun für das Klären seines Schatzes nutzt. Dabei handelt es sich um Fragestrategien zur semantischen Elaboration – Fragen also, die auf perzeptuelle, funktionelle oder assoziative Merkmale zielen – und später auch als semantische Abrufhilfen dienen können (Überblick in Tab. 9). Die auf der Tipp-Tafel visualisierten Fragen sind lediglich als Beispielfragen zu verstehen. Je nach Stundenthema sind diese zu individualisieren und an den jeweiligen, gefundenen Schatz (auch in Abhängigkeit von der Wortart) anzupassen. Danach unterstützt Tom das Kind beim Elaborieren des ersten Schatzes des Kindes. Abwechselnd darf jeder seine Schätze unter Einsatz der Fragestrategien elaborieren, bis alle bekannt sind. Tom hat den Namen seines ersten Schatzes wieder vergessen. Er wiederholt seinen „Zaubertrick“ aus der vergangenen Stunde, den er immer macht, wenn er sich ein schwieriges Wort nicht direkt merken kann.

1	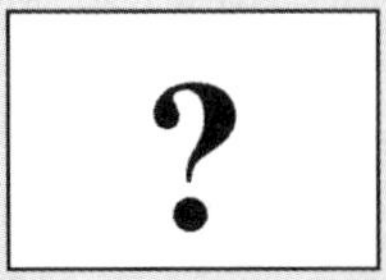	Was ist das? Wie heißt das?
	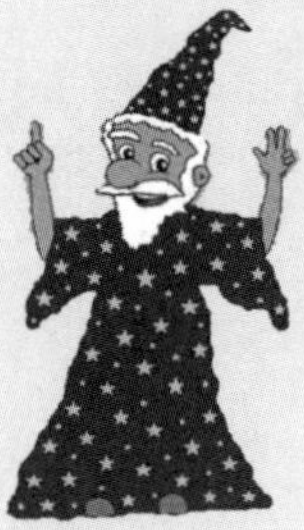	Zaubertrick
2	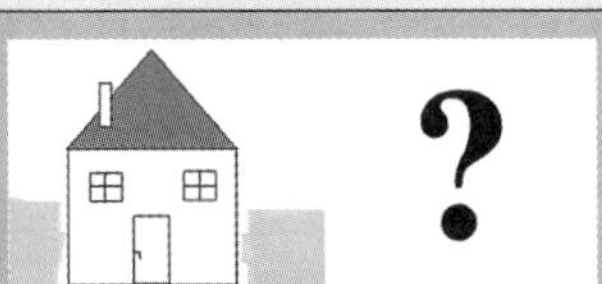	Woher kenne ich das? Wer hat so etwas? Wer macht das zu Hause?
	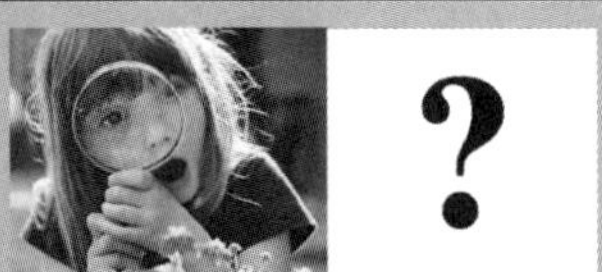	Wie sieht das aus?
	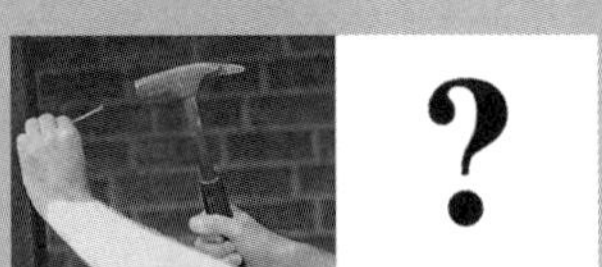	Was mache ich damit? Wofür brauche ich das?

Abb. 81: Die Tipp-Tafel – erweitert nach der zweiten Therapiesitzung

Phase 3 (Material: kleine Schatzfotos, Stempel und -vorlage)

Die Kontrolle durch die Therapeutin erfolgt wie in der vergangenen Stunde.

Kontrolle durch die Therapeutin

Therapeutin: „Zeigt mir doch noch einmal, welche Schätze ihr heute gesammelt habt! Vielleicht habe ich ja wieder kleine Fotos für euch dabei!"

Tom beginnt mit einem seiner Schätze und sagt, was er darüber herausgefunden hat. Er gerät ins Stocken. Sein Blick fällt auf die Tipp-Tafel.

Mithilfe dieser fragt er

a den Schüler nach einer bestimmten Information oder

b memoriert eigenständig Informationen zu seinem Schatz und demonstriert so kennengelernte, abrufförderliche Fragestrategien:

Tom: „Was mache ich nochmal damit? Ach ja, das Herz abhören. Woher kenne ich das? Vom Arzt … Der Arzt benutzt das, um das Herz abzuhören. So … Ste … Stetha … Stethoskop!"

Nachdem er der Therapeutin den Schatz nennen und dessen Bedeutung erklären konnte, erhält er ein kleines Foto des Schatzes. Nun darf das Kind einen seiner Schätze vorstellen. Dies geschieht abwechselnd, bis Tom und das Kind kleine Fotos all ihrer gesammelten Schätze besitzen. Wenn Tom merkt, dass das Kind Schwierigkeiten beim Benennen des Schatzes hat, macht er es ebenfalls auf die Tipp-Tafel aufmerksam und rät ihm, doch noch einmal nachzufragen oder die gesammelten lexikalischen Informationen zu memorieren. Wie bereits in der letzten Stunde erhält das Kind für jeden gesammelten Schatz einen Stempel auf der Wortschatzsammler-Stempelvorlage.

Phase 4

Der Schatzkasten der letzten Therapiestunde wird hervorgeholt.

Abschluss

Tom: „Wir haben wieder neue Schätze für den Schatzkasten gesammelt. Lass uns diese erneut sicher wegschließen! Hier sind die kleinen Karten, auf die wir deine Ausbeute kleben und den Namen deiner Schätze schreiben wollen."

Tom unterstützt das Kind beim Aufkleben der kleinen Schatzfotos auf die Karteikarten. Gemeinsam notieren sie das entsprechende Wort zu den gesammelten Schätzen. Fällt ihnen während der Sortierarbeit erneut auf, dass manche Schätze einen gemeinsamen Oberbegriff haben (z. B. Messgeräte), wird dieses ebenfalls auf der Karteikarte notiert.

Selbstverständlich kann die Gestaltung der Karteikarte weiter individualisiert werden. Es bietet sich zum Beispiel an, auch den Artikel des Nomens auf der Karteikarte zu vermerken, da das Lernen des korrekten Genus vielmehr lexikalisches als regelgeleitetes Lernen darstellt (Motsch 2017; Riehemann 2021). Ob der Artikel ausgeschrieben wird oder über Farben bzw. Formen symbolisiert wird, sollte u. a. in Abhängigkeit vom jeweiligen Gebrauch im schulischen Kontext entschieden werden.

<u>Stethoskop</u>

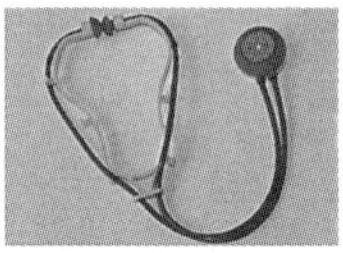

- Arzt
- untersuchen
- 3x klatschen

Abb. 82: Beispiel einer gestalteten Karteikarte (Stethoskop)

Die dritte Therapiestunde: Entdecken lexikalischer Lücken in der unmittelbaren Umwelt des Kindes – Schatzsuche im Therapieraum und Einführung der therapeutischen Hausaufgabe

Wortmaterial /Vorbereitungen: Da heute der Therapieraum selbst nach Schätzen durchsucht werden soll, wird kein Wort- oder Fotomaterial vorgegeben. Entsprechend wird für diese Stunde auch keine Schatztruhe benötigt. Es ist jedoch ratsam, sich im Vorfeld den Therapieraum genauer anzuschauen und zu überlegen, welche Dinge dem Kind nicht bekannt sein oder nicht benannt werden könnten. Gegebenenfalls können auch bewusst Alltagsgegenstände für diese Einheit in den Therapieraum gelegt werden. Folgende Gegenstände sind mögliche Schätze: Büroklammer, Buchstütze, Mappe, Akte, Karteikasten, Textmarker, Garderobe, Haken, Kleiderbügel, Heizungsrohr, Fußbodenleiste, Thermostat, Türzarge, Sprossen, Fenstersturz, Griff, Klinke, Blumentopferde, Name des Bodenbelags …

Es werden jeweils vier Schätze für Tom und für das Kind benötigt.

Phase 1

Verständnissicherung: Die heutige Therapiestunde widmet sich einem ersten Transfer, indem der „neue Blick" auf die Welt und auf unbekannte Dinge ausgeweitet werden soll – von der sehr begrenzten Schatztruhe auf den schon etwas größeren Therapieraum. Tom hat heute also eine ganz besondere Idee: Er will mit dem Kind innerhalb des Therapieraumes auf Schatzsuche gehen!

Einführung in die Schatzsuche

Tom: „Unser Raum ist bestimmt auch voll von Schätzen! Ich bin sicher, dass wir hier auch Dinge finden, die wir noch nicht kennen oder deren Namen wir nicht wissen! Komm, wir schauen uns mal um!"

Schatzsuche: Tom und das Kind wandern mit ihren Schatzsäcken durch den Therapieraum, auf der Suche nach unbekannten Gegenständen. Tom hat einen Radiator (Heizkörper) entdeckt.

> **Erste Entdeckungen**
> *Tom:* „Ich habe etwas gefunden! Also, was soll denn das hier sein? Wie heißt das denn? Das kenne ich nicht! Das ist ein Schatz für mich! Das kann ich aber nicht in meinen Schatzsack stecken. Dann klebe ich einfach einen Zettel dran! … Das hier (eine Tastatur) kann ich aber einstecken (…)."
> Das Kind entdeckt eine Buchstütze.
> *Therapeutin:* „Mensch! Das ist ja ein interessanter Schatz, den du da gefunden hast! Toll!"

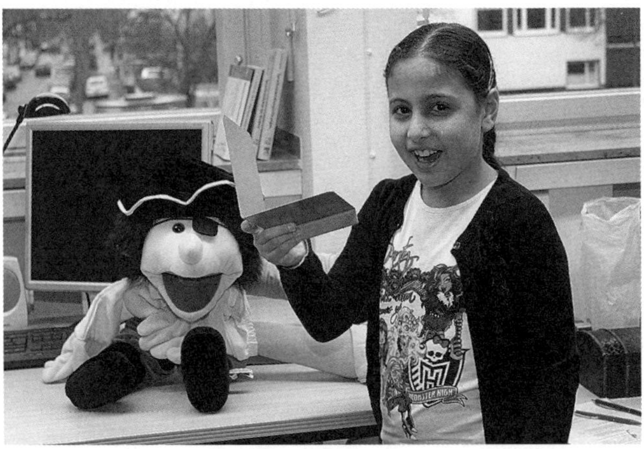

Abb. 83: Schatzsuche im Therapieraum

Die Schätze werden in den eigenen Schatzsack gesteckt, beziehungsweise mit einem Hinweiszettel bestückt, falls sie nicht in den Schatzsack passen. Abwechselnd werden so jeweils bis zu vier Schätze gesammelt.

Phase 2 (Zusätzliches Material: Tipp-Tafel Teil III)

Selbstelaboration: Die semantische und phonologische Elaboration erfolgt unter Anwendung der bereits bekannten Fragestrategien. Als Tom an der Reihe ist, holt er die Tipp-Tafel hervor, die heute vervollständigt wird. Die Strategien der letzten Sitzungen sind nach wie vor darauf festgehalten. In dieser Einheit kommen Frage-, Speicher- und Abrufstrategien hinzu, die sich auf die Wortform beziehen. Die Frage nach bzw. das Memorieren des Anlautes sowie die Frage nach bzw. das Memorieren eines Reimwortes sind auf der Tipp-Tafel visualisiert. Es ist aber absolut gewünscht, weitere Strategien hinzuzufügen (Tab. 9, Kap. 5.1).

Anwenden von Fragestrategien zur Wortform
Tom: „Also, ich weiß schon, dass es das bei uns zu Hause im Flur auch gibt und dass man das benötigt, um die Jacke aufzuhängen! Was will ich denn noch wissen? Wie fängt das Wort denn an, Frau S.?"
Therapeutin: „Mit ‚K'."
Tom: „Und wie heißt das?"
Therapeutin: „Das ist ein Kleiderbügel."
Tom: „Das ist aber ein langes Wort. Wie lang ist das?"
Therapeutin: „Ja, das stimmt. Das Wort hat vier Silben. Viermal muss man klatschen."
Tom: „Klei-der-bü-gel. Stimmt. Viermal. Und mit K am Anfang. Kennst du noch ein Reimwort?"
Therapeutin: „Mhm … Der Schluss klingt so ähnlich wie Hügel."
Tom: „Hügel? Hügel – Kleiderbügel. Ja, stimmt."

Die verbleibenden Schätze werden auf diese Weise abwechselnd elaboriert. Manchmal fällt es den Schulkindern noch schwer, eine Frage zu ihren Schätzen zu formulieren. Daher modelliert Tom ein ähnliches Verhalten, woraufhin die Therapeutin ihn auf die Tipp-Tafel und die Möglichkeit hinweist, sich auch beim Kind nach weiteren möglichen Fragen zu erkundigen. Tom und das Kind dürfen sich so gegenseitig beim Elaborieren ihrer Schätze unterstützen und bei Bedarf mögliche Frageformen vorsagen oder auf Fragen antworten.

Wenn Tom bemerkt, dass das Kind Schwierigkeiten in der Wiedergabe der korrekten Wortform hat, kann er ihm nachfolgende Tipps geben:

a Silben werden verändert, ausgelassen, vertauscht oder hinzugefügt – Segmentieren des Wortes in Silben:
Tom: „Das ist aber auch ein schwieriges Wort. Ich kenne da noch einen Trick bei solch langen Wörtern: Wir können es in Silben zerlegen. Blu-men-topf-er-de."

b Substitution von Mehrfachkonsonanz oder einzelner Phoneme – Gedehnte Sprechweise, um die einzelnen Phoneme besser wahrnehmbar zu machen:
Tom: „Manchmal hilft es mir auch, das Wort ganz langsam zu sagen. Hör mal: B-lll-uuu-mmm-eee-nnn-t-ooo-p-fff-eee-rrr-d-eee. Wollen wir das mal zusammen ausprobieren? So kann ich mir das dann viel besser merken!"

1		Was ist das? Wie heißt das?
	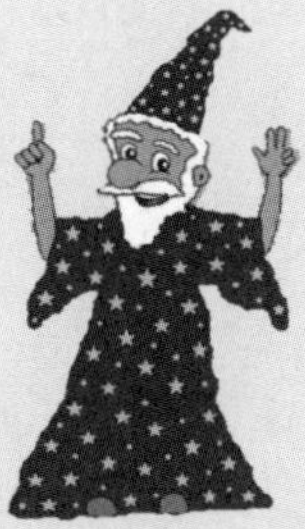	Zaubertrick
2	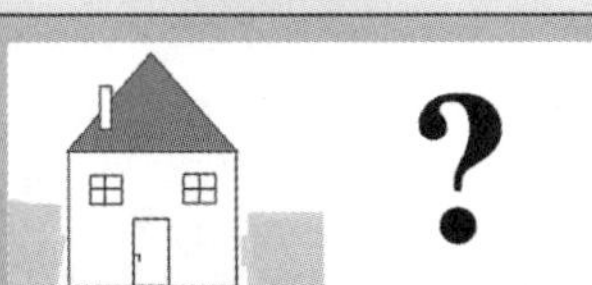	Woher kenne ich das? Wer hat so etwas? Wer macht das zu Hause?
	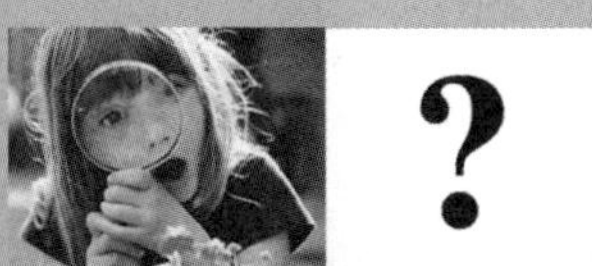	Wie sieht das aus?
	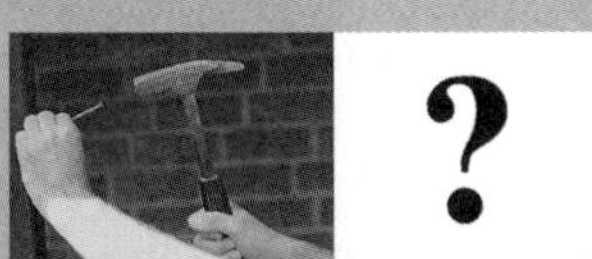	Was mache ich damit? Wofür brauche ich das?
3	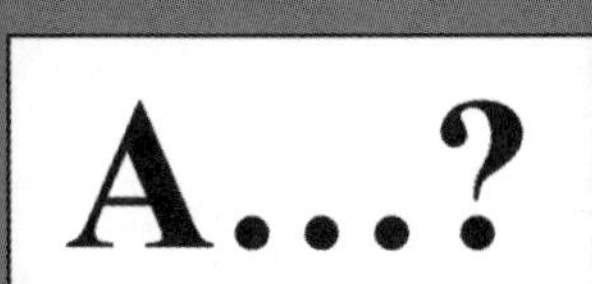	Wie fängt das nochmal an ...?
	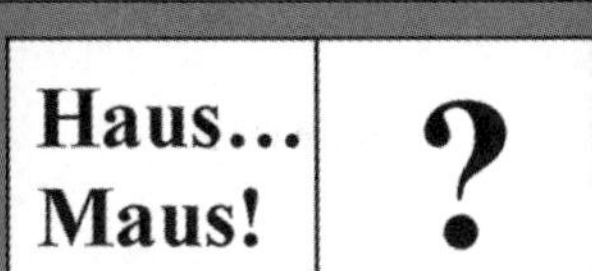	Das hört sich so ähnlich an wie ...?

Abb. 84: Vollständige Tipp-Tafel zur Visualisierung zentraler lexikalischer Strategien

Phase 3

Die Kontrolle durch die Therapeutin erfolgt nach bereits bekanntem Muster. Tom beginnt mit einem seiner Schätze und sagt, was er darüber herausgefunden hat. Tom fällt der Name eines Schatzes schon wieder nicht ein. Er blickt jedoch auf die Tipp-Tafel und demonstriert die kennengelernten, abrufförderlichen Strategien.

Strategiedemonstration

Tom: „Moment ... Das hört sich so ähnlich an wie ... wie Hügel! Aber länger ... Bügel ... Klei ... Kleider ... Kleiderbügel!"

Wenn Tom merkt, dass das Kind Schwierigkeiten beim Benennen eines Schatzes hat, kann er ihm ebenso Folgendes raten.

Tom: „Du, überleg' doch noch einmal: Wie hörte sich das Wort an (Betonungsmuster vormachen)? Wie fing das noch einmal an? Du könntest mich auch noch einmal fragen, wie es heißt!"

Nachdem Tom der Therapeutin den Namen seines Schatzes nennen konnte, schreibt die Therapeutin dessen Namen auf eine Karteikarte. Nun darf das Kind einen seiner Schätze vorstellen. Dies geschieht abwechselnd, bis Tom und das Kind Karteikarten mit den Namen all ihrer gesammelten Schätze und den jeweiligen Stempeln erhalten haben.

Phase 4

Der Schatzkasten und alle Schätze der vergangenen drei Therapieeinheiten werden noch einmal angeschaut. Mittlerweile dürfte es einige Gemeinsamkeiten unter den Schätzen wie einen gemeinsamen Anlaut oder einen gemeinsamen Oberbegriff geben, die besprochen werden. Der gefundene Oberbegriff kann dann auch auf den Karteikarten ergänzt werden. Die Schätze der heutigen Sitzung werden ohne Foto in den Schatzkasten einsortiert. Zum Schluss werden die Schätze des Kindes wieder nach dem bekannten Sortierkriterium (ABC) einsortiert.

Einführung der therapeutischen Hausaufgabe

Nun kann der Tagespirat eingeführt werden: Die Therapeutin überlegt gemeinsam mit dem Kind, wo und wie es in der Schule (Unterrichtspirat) und zu Hause (Wochenendpirat) selbstständig Wortschätze finden kann (Kap. 5.2.4). Das Kind erhält jede Woche ein Blatt mit vier leeren Zeilen, auf die es seine gefundenen Schätze schreibt (Wochen-Schatzplan). Der Plan mit dem Tagespiraten wird in die nächste Therapieeinheit mitgebracht. Die Schätze werden Tom und der Therapeutin vorgestellt und dann in den Schatzkasten eingefügt.

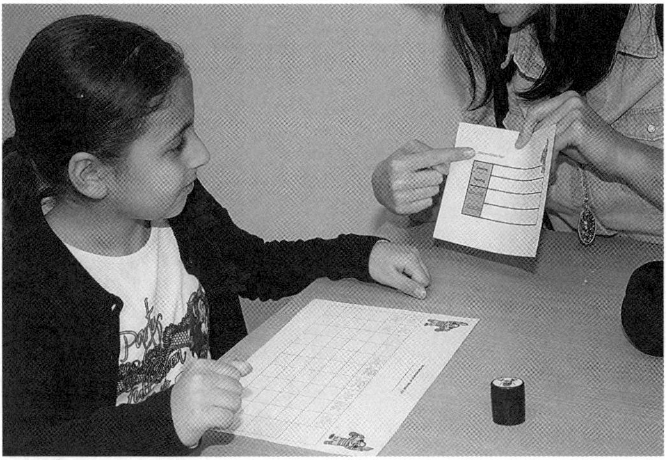

Abb. 85: Einführung des Wochenend- und Unterrichtspiraten

Da der Tagespirat Teil des Belohnungssystems ist, bekommt das Kind nun zusätzlich zu den in der Therapie gesammelten Stempeln je einen Stempel, wenn es das Blatt mit den selbstständig gesuchten Schätzen aus dem Unterricht und mit den Schätzen aus dem Wochenende mitbringt und ausgefüllt hat (insgesamt maximal zwei Stempel).

Nach der Einführung des Tagespiraten erfolgt die Überprüfung dessen nun zu Beginn jeder Stunde nach folgendem Muster: Tom begrüßt das Kind freudig und möchte sogleich wissen, ob der Schüler im Unterricht oder am Wochenende zu Hause erfolgreich auf Schatzsuche war. Das Kind stellt seine Schätze kurz vor und erzählt, was es über den jeweiligen Schatz herausgefunden hat (ggf. mit Toms Unterstützung durch die Anwendung von Frage- oder Abrufstrategien). Die Therapeutin schreibt die Namen auf die Karteikarten, sodass das Kind die neuen Schätze direkt in den Schatzkasten einsortieren kann. Die entsprechende Anzahl an „Schatzstempeln" (maximal zwei) zur Belohnung der erledigten Hausaufgabe erhält das Kind ebenfalls sofort.

Die nachfolgenden 17 Therapieeinheiten wurden hier bewusst nicht durchnummeriert. Damit soll die Flexibilität des Konzepts signalisiert werden, die jeder Sprachtherapeutin erlaubt, bei bestimmten semantischen Relationen, Therapiestunden zum Kreativen Wortschatz oder bei den Selfpriming-Aktivitäten länger zu verweilen, wenn sich beim Kind hier besondere Probleme zeigen.

Therapieeinheiten zu Hyperonymen (Oberbegriffe)

Tab. 14: Benötigtes Wortmaterial in den Therapiestunden über Hyperonyme

Abgebildete Kohyponyme:	Gesuchter Oberbegriff
Hyperonyme I	
Sonne, Mond, Sterne, Sternschnuppe, Planet:	Gestirne/Himmelskörper
Wut, Neugier, Freude, Ekel:	Gefühle
Tante, Onkel, Cousin, Schwester, Mutter:	Verwandte
Herz, Leber, Darm:	Organe
Pudel, Beagle, Cocker Spaniel, Labrador:	Hunderassen
Eintopf, Rouladen mit Klößen und Rotkohl, Frikadellen mit Bratkartoffeln, Ravioli:	Gerichte
Hyperonyme II	
Wassermann, Schütze, Waage, Jungfrau:	Sternzeichen
Viereck, Dreieck, Kreis, Oval:	Formen
Tabletten, Hustensaft, Antibiotika, Nasenspray:	Medikamente
Schlange, Eidechse, Schildkröte, Chamäleon:	Reptilien
deutsch, türkisch, französisch, amerikanisch:	Nationalitäten
Euro, Dollar, Deutsche Mark, Türkische Lira …:	Währungen

Zusätzlich benötigtes Material: 1 Fang den Hut-Spielplan (Onlinematerial), 2 x 3 Spielhütchen (blau, gelb, grün oder rot), 1 Folienstift

Vorbereitungen: Die Vorbereitungen erfolgen wie in den vergangenen Therapieeinheiten. Die zusätzlich benötigten Materialien, wie der „Fang-den-Hut"-Spielplan, werden ebenfalls bereitgelegt. Die Idee der therapeutischen Nutzung dieses Spiels wurde den Vorschlägen von Gmür-Messerli (2010) entnommen und im Sinne des strategieorientierten Ansatzes optimiert. Die vier Phasen der nun beschriebenen beiden Therapiestunden werden mit Ausnahme des Wortmaterials in gleicher Weise durchgeführt.

In der zweiten Einheit zu Hyperonymen werden natürlich neue Fotos als potenzielle Schätze genutzt. Tom und das Kind dürfen je drei Schätze sammeln.

Phase 1

Verständnissicherung: Mit dieser Therapieeinheit beginnt die Arbeit an semantischen Relationen. Für den Einstieg wurden Hyperonyme ausgewählt – eine lexikalische Beziehung, die Kindern im Schulalter schon relativ gut bekannt sein sollte und daher für den Einstieg geeignet scheint. Zunächst sollte das Aufgabenverständnis für dieses neue Wortmaterial gesichert werden. Das folgende Beispiel illustriert eine Möglichkeit der konkreten Umsetzung.

> **Aufgabenverständnis sichern**
> Tom begrüßt das Kind heute mit einer neuen Entdeckung, die er gemacht hat.
> *Tom:* „Stell dir vor! Ich habe etwas Neues entdeckt! Soll ich es dir verraten? Ja? Es gibt Dinge, die zusammenpassen, wie zum Beispiel: Hund, Katze, Maus. Für alle diese Wörter gibt es dann ein neues Wort – einen Oberbegriff. Hund, Katze, Maus. – Was ist das alles zusammen? Das sind …"
> Eine Antwort des Kindes sollte abgewartet werden. Wenn keine Antwort vom Kind kommt, ermuntert Tom zur Anwendung der gelernten Fragestrategie und antwortet dann.
> *Tom:* „Das sind alles Tiere. Der Oberbegriff ist ‚Tiere'. Welche Oberbegriffe kennst du noch? Lass uns mal überlegen …"
> Gemeinsam wird mit dem Schüler nach weiteren, einfachen Beispielen gesucht.
> *Tom:* „Was kennst du noch? (…) Ich kenne noch Folgendes: Auto, Fahrrad, Flugzeug. Das Wort, das für alle passt, also der Oberbegriff, ist „Fahrzeuge" (weitere mögliche Beispiele: Spielzeug, Getränke etc.). (…) Was ist mit dem Stuhl hier? Was gehört noch zum Stuhl?"
> *Kind:* „Der Sessel. Und der Tisch auch."
> *Tom:* „Genau! Dafür gibt es doch auch einen Oberbegriff?"
> *Kind:* „Möbel!"
> *Tom:* „Genau!"

Gegebenenfalls wird auch der Schatzkasten hervorgeholt und bereits gefundene Oberbegriffe aus den letzten Stunden (Werkzeug, Messgeräte) zur Erklärung genutzt. In jedem Fall sollte der Schüler aktiv an der Suche nach weiteren Beispielen beteiligt werden. Nachdem allen klar ist, was mit Oberbegriffen gemeint ist, leitet Tom die Schatzsuche ein.

Schatzsuche
Tom: „Auf geht's! Heute sind Oberbegriffe unsere Schätze, die wir noch nicht kennen! Ich bin ganz aufgeregt! Lass uns loslegen und die Schatztruhe suchen!"

Nachdem sie die Kiste gefunden haben, darf das Kind beginnen und öffnet die Kiste. In der Schatztruhe sind Fotos, auf denen jeweils drei bis vier Kohyponyme abgebildet sind und zu denen der passende Oberbegriff gesucht wird. Kann der Oberbegriff nicht genannt werden, wandert das Foto als Schatz in den Schatzsack. Abwechselnd werden jeweils drei Schätze gesammelt.

Phase 2

Selbstelaboration (Material: Fang den Hut-Spielplan, 1 Folienstift): Unter Einsatz der erlernten Strategien erfolgt die semantische und phonologische Elaboration, bei der die Kohyponyme einzeln betrachtet werden, die Aufmerksamkeit dann aber auf das Herausfinden des Oberbegriffs gelenkt wird. Jeweils drei Kohyponyme eines gefundenen Oberbegriffs trägt die Therapeutin für das nachfolgende Spiel in den Blanko-Bogen des Spiels „Fang den Hut" mit einem Folienstift ein. Dabei kann es sich auch um andere, nicht abgebildete Kohyponyme handeln. Die Oberbegriffe werden nicht eingetragen. Das Kind und Tom entscheiden jeweils, in welches Spielfeld ein Wort eingetragen wird (Bedingung: die Kohyponyme eines Oberbegriffs dürfen nicht nebeneinanderstehen).

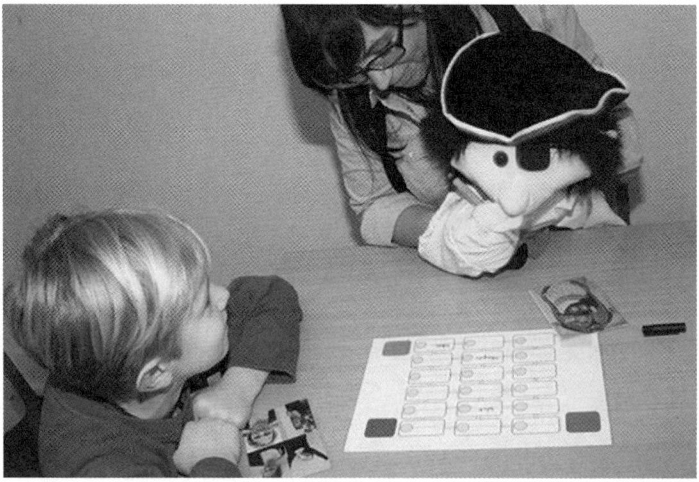

Abb. 86: Ausfüllen des „Fang den Hut"-Spielplans

Aktivität: Das Spiel „Fang den Hut“
Fang den Hut-Spielplan, 2x3 Spielhütchen (blau, gelb, grün o. rot), 1 Folienstift, Würfel)

Spielregeln (optimiert nach Gmür-Messerli 2010): Jeder Spieler (Tom und das Kind) bekommt drei Hütchen einer Farbe, die er bereits auf beliebige Felder des Spielfeldes stellen darf. Tom fängt an zu würfeln. Ein Hütchen nach Wahl zieht um die gewürfelte Augenzahl weiter. Es darf senkrecht oder waagerecht vorgerückt werden, Richtungswechsel sind ebenfalls erlaubt.

Landet ein Spieler mit seinem Wurf auf einem der Kohyponyme (z. B. „Leber“), sucht er auf den anderen Feldern nach einem weiteren Vertreter desselben Oberbegriffs. Hat er diesen gefunden (z. B. „Herz“), hüpft er mit seinem Hütchen auf das entsprechende Feld. Ist dies ein freies Feld, ist der andere Spieler an der Reihe. Steht bereits ein gegnerisches Hütchen auf dem Feld „Herz“, wird das eigene Hütchen über das des Gegners gestülpt und damit gefangen. Das gegnerische Hütchen darf aber nur „gefangen“ genommen werden, wenn der Oberbegriff der beiden Kohyponyme genannt werden kann (in diesem Fall „Herz“ und „Lunge“ = Oberbegriff „Organe“). Gelingt dies nicht auf Anhieb, werden entsprechende Frage- oder Abrufstrategien eingesetzt. Der Spieler darf seine „Gefangenen“ dann im weiteren Spielverlauf durch Würfeln nach Hause (auf sein Farbfeld) bringen und behalten. Auf dem Weg dorthin kann der Spieler weitere Hütchen fangen oder selber gefangen werden. Nach 10 Minuten wird das Spiel beendet und die Anzahl der gefangenen Hütchen verglichen. Da Tom „Schwierigkeiten in der Feinmotorik“ hat, übernimmt die Therapeutin für ihn das Weitersetzen der Hütchen. Tom gibt die Anweisungen, wohin seine Hütchen hüpfen sollen.

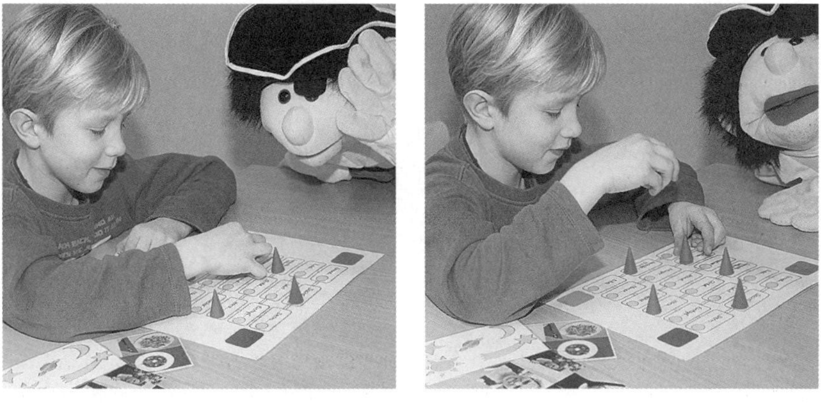

Abb. 87: Das „Fang den Hut“-Spiel

Spielverlauf

Tom beginnt und demonstriert zu Beginn verstärkt, wie die kennengelernten Strategien eingesetzt werden, wenn verschiedene Kohyponyme oder das dazugehörige Hyperonym noch nicht abrufbar sind.

Tom: „Herz. Was passt denn noch zu Herz?"
Kind: „Leber!"
Tom: „Ach ja, Leber. Und das sind ja alles … Frau S., wie nennt man das nochmal alles zusammen?"
Kind: „Organe."
Tom: „Ach ja, Organe!"

Zeigt das Kind hier Schwierigkeiten, hilft ihm Tom, indem er es auf die kennengelernten lexikalischen (Frage- und Abruf-)Strategien hinweist.

Tom: „Weißt du noch, wie es anfängt? (…) Weißt du noch, woher du das kennst? (…) Frag doch mal Frau S.! Sie weiß es vielleicht!"

Phase 3

Die Kontrolle durch die Therapeutin erfolgt nach bekanntem Muster, Tom beginnt mit einem seiner Schätze und sagt, was er darüber herausgefunden hat.

Damit die Strategien häufig präsentiert werden, fällt Tom gelegentlich das Wort nicht ein und er modelliert die kennengelernten Strategien, am Anfang auch verstärkt unter Zuhilfenahme der Tipp-Tafel.

Modellierung

Tom: „Ich gucke mal schnell auf die Tipp-Tafel! Ein Reimwort? Ja, Moment. Das hörte sich so ähnlich an wie … Geschichte! Ja, genau: Gerichte!"

Nachdem er der Therapeutin den Namen seines Schatzes nennen konnte, erhält er ein kleines Foto seines Schatzes und einen Stempel. Abwechselnd stellen Tom und das Kind nun ihre Schätze vor, bis sie Fotos aller gesammelten Schätze besitzen.

Phase 4

Tom unterstützt das Kind beim Aufkleben der kleinen Schatzfotos auf die Karteikarten. Gemeinsam notieren sie den entsprechenden Oberbegriff zu den gesammelten Schätzen.

Tom schlägt vor, bei den neu gefundenen Schätzen (den Oberbegriffen) auch hinzuzufügen, welche Wörter zu diesem Oberbegriff eigentlich gehören, und macht dies an einem Beispiel vor. So werden auch Kohyponyme auf der Karteikarte der Hyperonyme notiert.

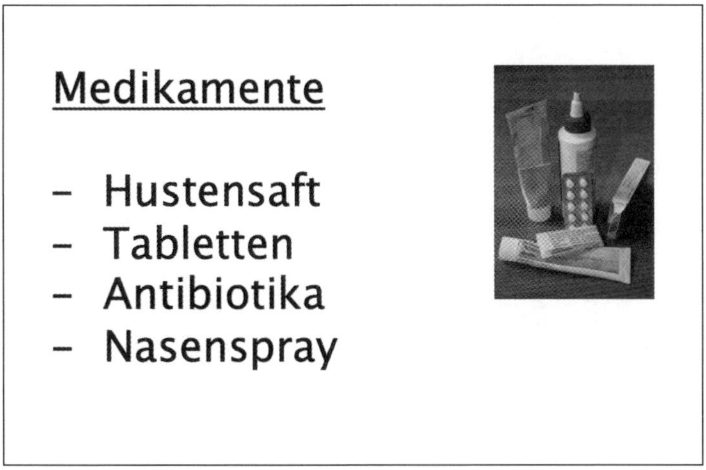

Abb. 88: Beispiel einer gestalteten Karteikarte zum Thema „Hyperonyme"

Manchmal passiert es, dass dem Kind der Abruf eines Schatznamens auch in dieser Phase nicht (mehr) korrekt gelingt. Tom modelliert dann auch in dieser Phase die erlernten Frage- und Speicherstrategien.

Modellierung
Kind: „Jetzt kleben wir die Medimente auf!"
Tom: „Medimente?"
Kind: „Medikante ... Nein, Medi ... Wie war das nochmal, Frau S.?"
Therapeutin: „Medikamente."
Tom: „Was für ein schwieriges Wort! Kennst du noch meinen anderen Trick für solch lange Wörter: Wir können es in Silben zerlegen. Me-di-ka-men-te. So kann ich mir das viel besser merken! Versuch' du es auch einmal!"

Zum Schluss werden die Schätze des Kindes (inkl. die des „Tagespiraten") nach dem bekannten Kriterium (ABC) einsortiert. Neue Wochen-Schatzpläne für den Tagespiraten werden ausgeteilt.

Therapieeinheiten zu Antonymen (Gegenteile)

Die nächsten drei Therapieeinheiten beschäftigen sich mit der semantischen Relation der Antonymie, also mit einer Gegensatzbeziehung zwischen zwei sprachlichen Ausdrücken. Es beginnt mit der wohl bekanntesten und daher einfachsten Wortart – den Adjektiven und führt über Nomen hin zu Antonympaaren der Wortart Verben.

Antonympaare „Adjektive"

Tab. 15: Wortmaterial zum Thema „Antonyme – Adjektive"

12 dargestellte Eigenschaftswörter (leichter, in der Schatztruhe)	Gegenteil (schwieriger, für Phase 2)
fett	mager
flüssig	fest
fein	grob
gerade	schief
glänzend	matt
rund	eckig
biegsam	starr
verbunden	getrennt
breit	schmal
frei	besetzt
satt	hungrig
faul	fleißig

Vorbereitungen: Die Schatztruhe wird heute nur mit den als besser bekannt eingestuften, bildlich dargestellten Adjektiven der Gegenteilpaare bestückt und im Raum versteckt. Die restlichen Fotos (Gegenteile) liegen in der Nähe der Therapeutin und werden erst ab Phase 2 einbezogen.

Phase 1

Verständnissicherung: Tom leitet das neue Stundenthema mit einer weiteren, spannenden Entdeckung ein. Die nun thematisierte Wortart kann durch das Fachwort „Adjektiv“ oder andere, gängige Bezeichnungen dieser Wortart wie „Eigenschaftswörter“ oder „Wie-Wörter“ vorgenommen werden. Es sollte nach Möglichkeit die dem Schüler bekannte Bezeichnung gewählt werden, um das Aufgabenverständnis zu sichern.

Aufgabenverständnis sichern

Tom: „Ich habe schon wieder etwas Neues entdeckt! Absolut verrückt! Stell dir vor: es gibt Wörter, von denen es ein Gegenteil gibt! Und zwar Wie-Wörter (Eigenschaftswörter oder auch Adjektive)! Wörter, die beschreiben, wie etwas ist. Kennst du Wie-Wörter? Das Glas hier zum Beispiel. Da ist gar nichts mehr drin. Wie ist das also?“
Kind: „Leer.“
Tom: „Das Glas ist leer, genau. Und was ist nun das Gegenteil von „leer“? Wenn es nicht leer ist, dann ist es: voll. Welche Beispiele fallen dir ein?“ (...)
Gemeinsam wird mit dem Schüler nach zwei bis drei weiteren, einfachen Beispielen gesucht (z.B. hell/dunkel, warm/kalt, groß/klein, dick/dünn).

Schatzsuche: Nachdem klar ist, was mit Adjektiven und deren Gegenteilen gemeint ist, leitet Tom die Schatzsuche ein. Heute sind Adjektive /Wie-Wörter/Eigenschaftswörter Schätze, die ein Gegenteil haben, das noch nicht bekannt ist, beziehungsweise gerade nicht abgerufen werden kann.

Abwechselnd werden so die Fotos betrachtet und gegebenenfalls in den eigenen Schatzsack gepackt. Ist bereits das auf dem Foto Dargestellte nicht bekannt, wird dieses zuerst geklärt, um dann den Fokus auf das Gegenteil zu lenken. Ist das Gegenteil nicht bekannt, wird es zum Schatz.

Unbekanntes Gegenteil

Tom: „Also, was soll denn das hier sein? Das ist ein Plättchen. Und das ist rund. ‚Rund‘ ist das erste Wort. Aber was ist denn das Gegenteil von ‚rund‘? Das weiß ich nicht! Mein erster Schatz! Das Foto stecke ich in meinen Schatzsack!“

Phase 2

Selbstelaboration (Material: Fotos der Gegenteile): Nach dem Einsatz der Fragestrategie (z.B. „Was ist denn das Gegenteil von meinem ersten Schatz: ‚rund‘?“) erhält Tom das Foto mit dem Gegenteil und ist nun im Besitz eines Paares. Auf bereits bekannte Weise werden die gefundenen Schätze abwechselnd elaboriert. Tom gibt als Modell den Einsatz der Strategien vor. Gelegentlich nutzt Tom die Tipp-Tafel, die auf dem Tisch liegt, als Hilfestellung.

Einsatz der Strategien
Tom: „Ok, mein Schatz sind die Gegenteile rund und eckig. Was will ich denn über meinen Schatz wissen? Mhm, auf dem Bild sieht man ja gar nicht, was rund oder eckig sein kann (blickt auf die Tipp-Tafel). Was kenne ich denn, das so aussieht? Ach ja, ein Ball ist natürlich rund! Und was ist eckig? Ein Tor! Das finde ich also beides auf dem Fußballplatz – etwas Eckiges und etwas Rundes! Was ist denn noch rund oder eckig? Kennst du noch etwas?"
Kind: „Eine CD?"
Tom: „Stimmt! Und weißt du was? Die CD-Hülle ist sogar meist das andere! Die andere Form ... also, äh ...äh ... eckig! Frau S., kennst du noch etwas, das rund oder ... äh ... äh ... Mensch, wie hieß das nochmal?"
Kind: „Eckig! Versuch' doch mal den Zaubertrick!"
Tom: „Oh ja, das ist eine gute Idee!" Nachdem dies geschehen ist:
Tom: „Ok. Ich weiß jetzt genug über meinen Schatz. Du bist dran! Was hast du denn gefunden?"
Kind: „Satt! Und das Gegenteil ist ... Frau S., was ist das Gegenteil von satt?"
Therapeutin: „Toll! Du hast mich ja direkt gefragt! Das Gegenteil ist: hungrig. Schau, hier auf dem Foto siehst du es! Und was willst du über deinen Schatz wissen?"

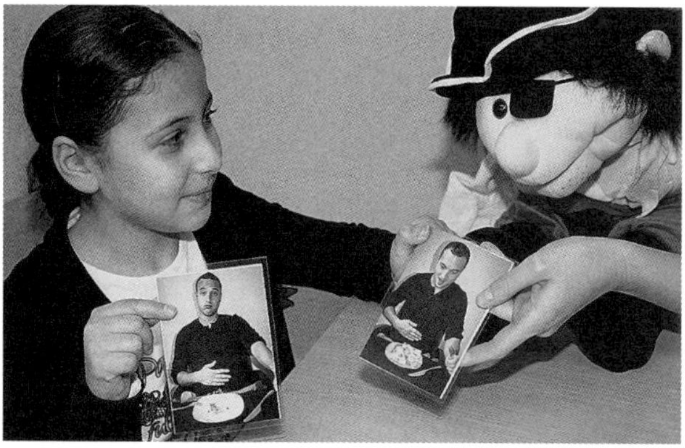

Abb. 89: Das Kind erhält zu Beginn der Phase 2 das Gegenteil von „satt"

Nachdem alle Schätze geklärt werden konnten, werden die Schätze an einer Stelle im Raum deponiert, zum Beispiel auf der Fensterbank, möglichst weit von der Therapeutin entfernt: Dort werden die Fotos aufgedeckt und gut überschaubar ausgelegt. Nun stellt die Therapeutin das nachfolgende Spiel „Botendienst" vor.

Aktivität „Botendienst" – Spielregeln und Spielverlauf: Am Tisch sitzend gibt die Therapeutin Tom und dem Kind abwechselnd einen Auftrag in Bezug auf einen ihrer gefundenen Schätze.

Auftrag

Therapeutin: „Bringe mir das Foto ‚flüssig' mit dem dazu passenden Gegenteil, deinem Schatz!"

Tom beginnt. Er sucht aus der Menge der gefundenen Schätze das gesuchte Foto. Das Gegenteil will ihm aber partout nicht einfallen.

a Er demonstriert Abrufstrategien: „Ich glaube, das fängt auch mit ‚f' an … Flüssig wie Wasser und f … Eis … und fest wie Eis!" oder

b Er fragt die Therapeutin oder das Kind danach: „Was ist noch einmal das Gegenteil von flüssig?"

Wenn Tom die beiden zu überbringenden Fotos und die Namen (heraus-) gefunden hat, steckt er diese in seinen Botensack (ehemaliger Schatzsack) und bringt sie der Therapeutin. Auf dem Weg dahin demonstriert er einen weiteren Trick, den Tipp-Trick, um die Worte unterwegs nicht zu vergessen.

Tom gelingt es zunächst nicht, sich die beiden Wörter über die Distanz zu merken. Daher nutzt er einen weiteren Trick: Den Tipp-Trick! Dieser ist besonders dazu geeignet, sich zwei Wörter zu merken, die zusammengehören. Dazu nennt Tom laut das erste Wort und tippt auf sich dabei mit dem Zeigefinger auf die rechte Schulter, dann nennt er das zweite Wort (hier Antonym) und tippt sich gleichzeitig auf die linke Schulter. Dies wiederholt er dreimal (Abb. 88 und Tab. 9).

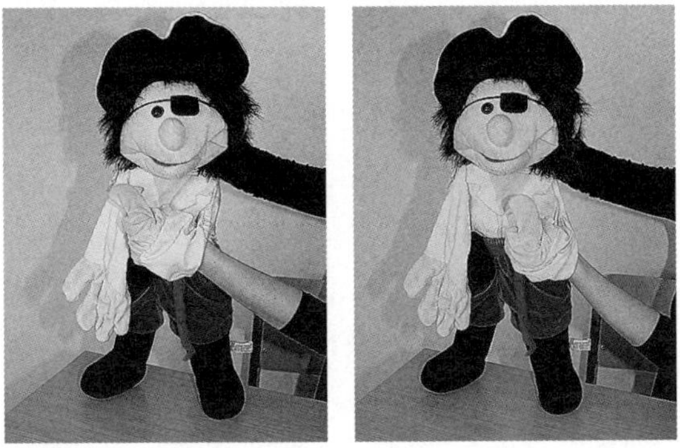

Abb. 90: Tom macht seinen Tipp-Trick vor: „Flüssig – fest, flüssig – fest, flüssig – fest!"

Überprüft wird dieser neue Trick genauso wie der Zaubertrick. Bei der Therapeutin angekommen, werden die bestellten Fotos übergeben. Tom: „Wie bestellt: flüssig und … fest!"

Um diesen und die weiteren Tricks gehäuft modellieren zu können, fallen Tom gelegentlich bei der Übergabe der Schätze ein oder beide Namen nicht mehr ein. Doch er weiß sich zu helfen und nutzt die erlernten lexikalischen Strategien. Treten beim Kind Schwierigkeiten auf, schlägt Tom in diesem Spielformat insbesondere den Tipp-Trick vor. Es wird gewechselt, bis alle Schätze bei der Therapeutin angekommen sind.

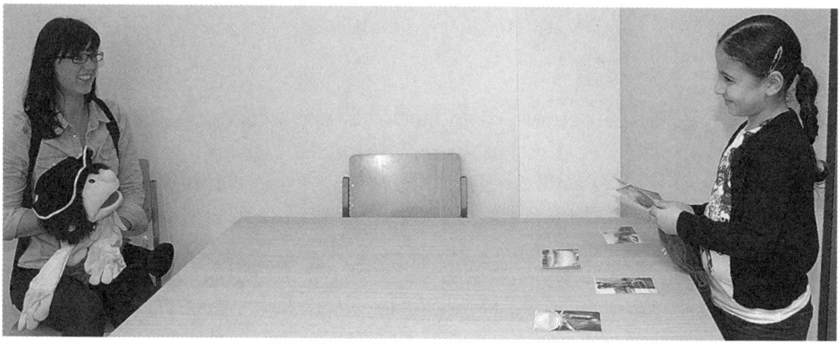

Abb. 91: Aktivität „Botendienst" („Antonyme – Adjektive")

Phase 3

Die Kontrolle durch die Therapeutin erfolgt wie bereits bekannt. Wichtig ist bei dem Wortmaterial „Antonyme", dass das Paar, d.h. beide Wörter genannt werden müssen. Falls das Kind etwas nicht weiß, wird es von Tom ermuntert, ihn zu fragen, zum Beispiel nach dem Namen des Gegenteils von „rund", oder andere lexikalische Strategien anzuwenden.

Phase 4

Der Schatzkasten wird hervorgeholt und die neuen Schätze werden einsortiert. Nun geht es darum, die semantischen Relationen auf den Karteikarten zu verdeutlichen und festzuhalten. Denn: Tom und dem Kind fällt auf, dass ihre Schätze eigentlich Paare sind, die zusammenbleiben sollten. Tom macht folgenden Vorschlag.

Erstellen der Schatzkarten
Tom: „Glänzend und matt. Weißt du was? Wir schreiben unsere Gegenteile einfach zweimal auf! Das Foto von ‚matt' kleben wir auf diese Karte, schreiben ‚matt' darauf und machen uns eine Notiz mit ‚glänzend'. Einsortiert wird es dann beim Buchstaben ‚M'. Auf der zweiten Karte machen wir es genau anders herum: Hier kleben wir das Foto von ‚glänzend' auf, schreiben den Namen dazu und notieren uns wie zuvor das Gegenteil: ‚matt'. Sortiert wird es dann beim ‚G' wie glänzend. Dann vergessen wir nicht, dass diese beiden Worte zusammengehören."

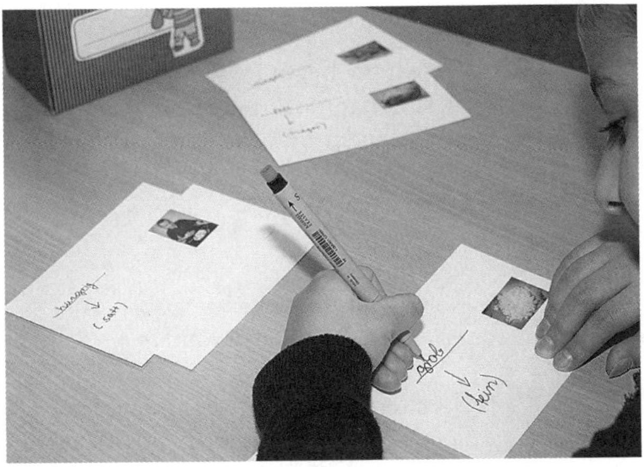

Abb. 92: Erstellen der Schatzkarten in Phase 4 (für „Antonyme – Adjektive“)

Nach diesem Verfahren werden die Schätze des Kindes in den Schatzkasten einsortiert. Neue Wochen-Schatzpläne für den Tagespiraten werden ausgeteilt.

Antonympaare „Nomen“

Tab. 16: Wortmaterial zum Thema „Antonyme – Nomen“

9 dargestellte Nomen (leichter, in der Schatztruhe)	Gegenteil (schwieriger, für Phase 2)
Gewinner, Sieger	Verlierer
Gestank	Duft
Liebe	Hass
Lärm	Stille
Berg	Tal
Freunde	Feinde
Kälte	Hitze
Ruine	Neubau
Ausgang	Eingang

Phase 1

Verständnissicherung: Es ist von Vorteil, zu Beginn ein paar Schätze der vergangenen Stunde zu wiederholen, um dann dazu überzuleiten, dass in dieser Stunde auch Gegenteile, aber eine andere Wortart thematisiert werden. Hier sollte erneut das Wort gewählt werden, das dem Kind am vertrautesten ist (Nomen, Substantive, Namenswörter).

> **Aufgabenverständnis sichern**
> *Tom:* „Halt dich fest: Es gibt auch Nomen, die ein Gegenteil haben. Zum Beispiel ist das Gegenteil von Glatze Haare. Fallen dir noch weitere ein?"

Gemeinsam wird dann wie in der letzten Stunde mit dem Schüler nach weiteren einfachen Beispielen gesucht (z. B. Tag/Nacht, Land/Meer, Leben/Tod, Bremse/Gas u. v. m.). Dann kann die Schatzsuche beginnen!

Schatzsuche: Abwechselnd werden jeweils nach bekanntem Muster drei Schätze gesammelt und in den eigenen Schatzsack gepackt. Ist bereits das auf dem Foto Dargestellte nicht bekannt, wird dieses zuerst geklärt, um dann den Fokus auf das Gegenteil zu lenken. Ist das Gegenteil nicht bekannt, wird es zum Schatz.

Phase 2

Selbstelaboration (Material: Fotos der Gegenteile): Über den Einsatz der Fragestrategien erhalten Tom und das Kind von der Therapeutin ein Foto mit dem Gegenteil ihrer Schätze und sind nun im Besitz von Gegenteilpärchen. Tom modelliert erneut zuerst, wie er zentrale lexikalische Informationen zu seinem Paar einholt. Danach ist das Kind an der Reihe (im Wechsel mit Tom). Im Anschluss erfolgt ein Spiel zur weiteren semantischen Elaboration. Dazu werden die zwölf Fotos auf dem Tisch verteilt.

Aktivität „Lückensätze" (Material: Fotopaare, Lückensätze, Onlinematerial): Die Therapeutin hat Lückensätze mitgebracht. Sie liest immer einen Satz vor, in dem ein erarbeitetes Antonym fehlt. Tom und das Kind dürfen abwechselnd sagen, welches Wort in die Lücke passt. Dabei ist es unerheblich, ob es sich um einen Schatz des Kindes oder von Tom handelt, sodass sowohl Lückensätze zu den eigenen Schätzen als auch zu den Schätzen des anderen gelöst werden sollen.

> **Strategiedemonstration im Spielverlauf**
> Tom fällt das Finden des fehlenden Wortes gelegentlich sehr schwer. Er nutzt die kennengelernten lexikalischen (Frage-)Strategien, um sich zu helfen, oder wendet die weiteren Strategien, insbesondere Abrufhilfen, an.

Therapeutin: „Die Birne ist verfault. Unerträglich ist der …?“
Tom: „Ach, Moment … Das Gegenteil war ‚gut riechen‘ … ‚duften‘ … Duft. Nicht gut riechen … stinken, so ähnlich. Wie fängt das Wort nochmal an?“
Therapeutin: „Mit G.“
Tom: „Ge … Gestinken … Nee, kürzer … Weißt du noch, wie oft ich klatschen muss?“
Kind: „M-m … Zweimal!“
Tom: „Ge … m … Gestank! Unerträglich ist der Gestank!“
Falls das Kind die Antwort nicht weiß, wird es ebenfalls ermuntert, Tom oder die Therapeutin zu fragen. Tom kann ihm auch entsprechende Hilfestellungen geben, sodass dem Kind der erfolgreiche Abruf des Wortes gelingt.

a *Therapeutin:* „Der Skifahrer ist gestürzt auf dem Weg hinunter ins …?“
Tom: „Weißt du noch, wie das Wort anfing? Frag mich doch mal: ich weiß es!“
Kind: „Wie fängt das Wort an?“
Tom: „Mit T!“
Kind: „Hast du ein Reimwort für mich?“
Tom: „Mhm … Ja! Wal!”
Kind: „Tal!“

b *Therapeutin:* „Der Skifahrer ist gestürzt auf dem Weg hinunter ins …?“
Kind: „Mhm …“
Tom: „Was fällt dir denn noch dazu ein?“
Kind: „Runter … Da ist es flach … Da sind keine Berge. Das Gegenteil war Berg!“
Tom: „Genau, Berg!“
Kind: „Berg und … Tal! Tal heißt das! Das zwischen den Bergen! In die Richtung fährt der Skifahrer!“

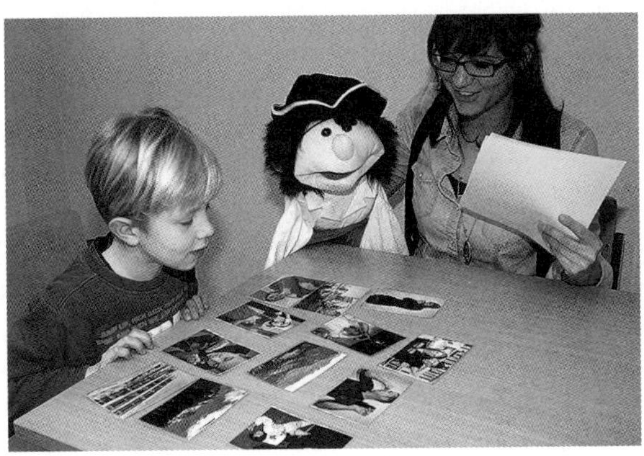

Abb. 93: Aktivität „Lückensätze“ („Antonyme – Nomen“)

Die Phasen 3 und 4 verlaufen genau wie in der vorangegangenen Therapiestunde.

Antonympaare „Verben“

Tab. 17: Wortmaterial zum Thema „Antonyme – Verben“

10 dargestellte Handlungen (leichter, in der Schatztruhe)	Gegenteil (schwieriger, für Phase 2)
begrüßen	verabschieden
einfrieren	auftauen
anstrengen	erholen
zerstören	reparieren
sich streiten	sich vertragen
suchen	finden
öffnen	schließen
verschmutzen	reinigen
anzünden	löschen
verbieten	erlauben

Vorbereitung: Siehe vorangegangene Stunden zu Antonymen.

Phase 1

Verständnissicherung: Auch in dieser Therapiesitzung wird das Stundenthema (Gegenteile von Verben, von Tu-Wörtern, von Tätigkeitswörtern) als eine neue Entdeckung durch Tom eingeleitet.

Aufgabenverständnis sichern
Tom: „Stell dir vor! Es gibt nicht nur Adjektive und Nomen, die ein Gegenteil haben! Willst du wissen, was ich noch entdeckt habe? Ja? Es gibt auch Verben, die ein Gegenteil haben. Kennst du Verben? Zum Beispiel aufstehen, rennen, waschen oder: flüstern. Das Gegenteil von ‚flüstern‘ ist zum Beispiel: ‚schreien‘. Kennst du noch weitere Beispiele?“ (falls nicht, können die genannten Beispiele dafür genutzt werden: hinsetzen, schleichen, trocknen)

Schatzsuche: Nachdem die Aufgabenstellung klar ist, die Schatztruhe gesucht und gefunden wurde, werden wie in den vorangegangenen Stunden abwechselnd jeweils drei Fotos, auf denen Handlungen abgebildet sind und deren Gegenteil nicht benannt werden kann, gesammelt und in den eigenen Schatzsack gepackt.

Phase 2

Selbstelaboration (Material: Fotos der Gegenteile): Über den Einsatz von Fragestrategien erhalten Tom und das Kind abwechselnd ein Foto mit dem Gegenteil ihrer Schätze und sind nun im Besitz von Gegenteilpaaren.

Auf bereits bekannte Weise werden die Schätze abwechselnd erkundet und elaboriert. Das heißt auch, dass die Begriffe von dem auf dem Foto dargestellten Kontext gelöst werden dürfen: zum Beispiel „Was kann man noch öffnen außer einer Tür? Eine Dose! Was kann ich noch löschen außer einer Kerze? Ein brennendes Haus! Oder meinen Durst!" Dies macht das nachfolgende Spiel umso interessanter und anspruchsvoller.

Aktivität „Pantomime" – Spielregeln und Spielverlauf: Für dieses Spiel werden zunächst alle Schätze in einen der Schatzsäcke gesteckt, sodass eigene und fremde Schätze gezogen werden können. Da Tom etwas ungeschickt in seiner Mimik und Gestik ist, bittet er die Therapeutin für ihn seine Schätze pantomimisch darzustellen. Wenn das Kind nicht gleich auf das gesuchte Wort kommt, macht Tom den Vorschlag, dass die Therapeutin das Gegenteil vormachen könnte. Ist es gefunden, ist das Kind an der Reihe. Auch Tom errät das gesuchte Wort nicht sofort. Er bittet das Kind ebenfalls darum, das entsprechende Gegenteil darzustellen. Reicht dieser eine Tipp nicht aus, dürfen unbegrenzt weitere Tipps durch die Anwendung der Fragestrategien eingefordert werden. „Blind raten" ist allerdings nicht erlaubt. Die Tipp-Tafel liegt bei Bedarf als Hilfestellung auf dem Tisch.

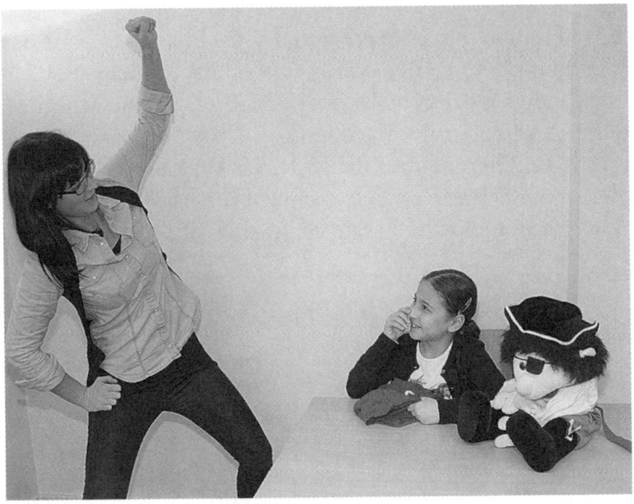

Abb. 94: Aktivität „Pantomime" („Antonyme – Verben")

Strategiedemonstration im Spielverlauf

a Das Kind stellt eine Handlung pantomimisch dar. Tom nutzt die Tipp-Tafel gleich im ersten Ratedurchgang und sucht nach einer Frage, die er stellen könnte.

Tom: „Das ist schwierig … Kannst du einmal das Gegenteil vormachen?" (…) „Ah, das Gegenteil ist ‚sich streiten'. Mhm. Das fängt doch auch so an … – sich … – ? Ich guck mal auf meine Tipp-Tafel …: Mit welchem Buchstaben fängt das Wort an?"

Kind: „Mit … V."

Tom: „Sich streiten, sich v … Ach, Mensch – das kenne ich doch auch von meiner Familie! Das mache ich doch auch immer mit meinen Brüdern, mich streiten und mich wieder …? Gib mir noch einen Tipp: Wie lang ist das Wort? Kannst du das mal vorsummen?"

Kind: „Sich m-m-m."

Tom: „Ach klar! Sich streiten und sich wieder vertragen!"

b Das Kind stellt das Verb „löschen" wie auf dem Foto abgebildet über eine imaginäre Kerze und einen Kerzenlöscher pantomimisch dar.

Tom: „Ah ja … das haben wir auf dem einen Foto gesehen … Das war dein Schatz! Das gab es doch noch in einem anderen Zusammenhang, oder? Kannst du das noch einmal anders vormachen? Dann fällt es mir bestimmt ein!"

Das Kind überlegt kurz und stellt dann einen Feuerwehreinsatz und das Löschen eines Häuserbrandes dar.

Tom: „Jetzt weiß ich es wieder! Löschen! Anzünden und Löschen! Eine Kerze oder auch ein Haus! Das hat mir geholfen!"

Mit den Tipps an der Hand gelingt es, das Gesuchte zu benennen. Hat das Kind Schwierigkeiten beim Erraten der Antonyme oder beispielsweise bei der Wiedergabe eines langen Wortes, weist Tom natürlich auf die Möglichkeit hin, entsprechende Strategien anzuwenden.

Die Kontrolle durch die Therapeutin (Phase 3), das Erstellen der Karteikarten und das Ablegen der Schätze im Schatzkasten (Phase 4) erfolgt nach dem gleichen Prinzip wie in den zwei vorangegangenen Stunden.

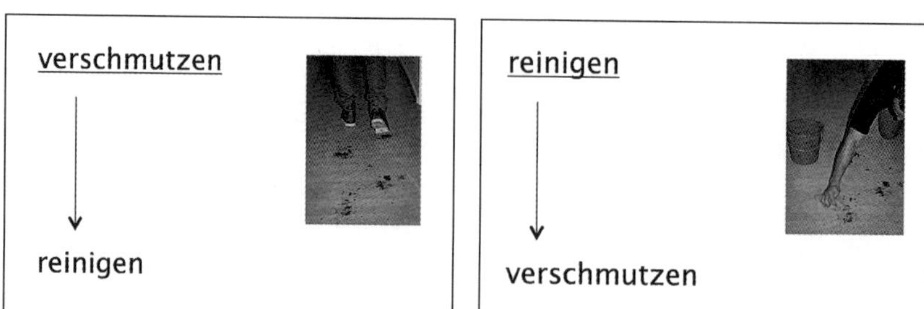

Abb. 95: Beispielhaft gestaltete Karteikarten zum Thema „Antonyme – Verben"

Therapieeinheiten zu Polysemen und Homonymen

Die folgenden vier Therapieeinheiten befassen sich mit dem Thema der lexikalischen Mehrdeutigkeit (Äquivokation): Polysemie (I und II) und Homonymie (I und II). Die Bedeutungsvielfalt einzelner sprachlicher Zeichen entwickelte sich historisch betrachtet aus unterschiedlichen Gründen. Polyseme entstanden häufig durch den metaphorischen Übertrag semantischer Merkmale der ersten Wortbedeutung auf die zweite Bedeutung (z. B. wurden semantische Merkmale des Tieres Maus: „grau“, „klein“, „bewegt sich schnell hin und her“ übertragen auf das PC-Zubehör). Hingegen entstanden Homonyme oft aus zwei unterschiedlichen Wörtern, die im Laufe der Zeit sprachlich angeglichen wurden. Dies wird bei einzelnen Homonymen an der unterschiedlichen Genusmarkierung deutlich (z. B. der Kiefer – Teil des Kopfes – aus dem mittelhochdeutschen „kiver“, die Kiefer – Baum – aus dem althochdeutschen „kienforha“).

Ein Polysem wird im Duden als sprachliches Zeichen (ein Wort) definiert, das für mindestens zwei verschiedene Begriffe steht, also das Vorhandensein von mindestens zwei verschiedenen Bedeutungen zu einem Wort. Wie Polyseme sind auch die in den zwei darauffolgenden Sitzungen thematisierten Homonyme Wörter mit mehreren Bedeutungen. Der Unterschied besteht darin, dass bei Polysemen die zweite Bedeutung aus der ersten (evtl. aus der ursprünglichen Bedeutung) abgeleitet werden kann und sie daher ein gemeinsames Merkmal besitzen. Dieses gemeinsame Merkmal kann sich sowohl auf eine äußerliche Ähnlichkeit beziehen als auch auf andere semantische Merkmale. Homonyme hingegen haben kein gemeinsames Merkmal und sind laut Duden definiert als „Wort, das mit einem andern gleich lautet, den gleichen Wortkörper hat (aber in der Bedeutung [und Herkunft] verschieden ist)“ (Bibliographisches Institut 2013).

Trifft man in Kommunikationssituationen auf mehrdeutige Wörter (Polyseme sowie Homonyme), hängt die Erschließung der korrekten Bedeutung in hohem Maße von der Fähigkeit ab, Kontextinformationen zu nutzen (z. B. „Kannst du aus dem Supermarkt eine Birne holen? Die im Kinderzimmer ist gestern kaputt gegangen.“) oder wenn nötig, diese einzuholen. Um diese Strategie soll es in den nächsten Einheiten gehen.

Polyseme I

Vorbereitungen: Zu jedem Polysem gibt es zwei Fotos, die die verschiedenen Bedeutungen des Wortes wiedergeben. Das Foto, auf dem der bekanntere Gegenstand abgebildet ist, wird in die Schatztruhe gelegt. Das andere verbleibt in der Nähe der Therapeutin. Die Beispiel-Ratesätze (Onlinematerial) sollten ebenfalls für die Aktivität in Phase 2 bereitliegen. Sechs Fotos müssten sich nun in der Truhe befinden, die wie bekannt versteckt wird.

Tab. 18: Wortmaterial zum Thema „Polyseme I"

Wort	Foto 1: bekanntere Bedeutung (in der Schatztruhe)	Foto 2: unbekanntere Bedeutung (für Phase 2)	gemeinsames Merkmal
Stein	Mineral	Fruchtkern	hart
Schnecke	Weichtier	Gebäck	gewunden/ spiralförmig
Maus	Nagetier	Computer	Form
Kerze	Wachslicht	Turnübung	Form, gerade
Schirm	Regenschirm	Lampenschirm	Form, offen, Stiel
Zopf	Frisur	Gebäck	Form, geflochten

Phase 1

Verständnissicherung: Wie in jeder Therapiestunde wird das neue Stundenthema als spannende Entdeckung, die Tom gemacht hat, eingeführt.

Aufgabenverständnis sichern

Tom: „Pass auf! Ich habe schon wieder etwas Tolles erfahren! Noch viel verrückter als die Entdeckungen der letzten Stunden! Willst du es wissen? Manchmal gibt es für unterschiedliche Dinge dasselbe Wort!"

Er nennt das Beispiel „Birne" und zeigt ein Foto des Obstes.

Tom: „Schau hier, einmal ist das Obst gemeint, beim anderen Mal die Glühbirne. Und diese beiden Dinge haben auch etwas gemeinsam. Aber was nur?"

Tom und das Kind suchen für das genannte Beispiel die Gemeinsamkeit.

Tom: „Genau: Die Form! Spannend oder? Aber wir suchen natürlich nur Dinge, die wir noch nicht kennen! Lass uns die Schatztruhe suchen und nachschauen, ob wir Wörter finden, bei denen wir nicht wissen, zu welchem Gegenstand wir dieses Wort auch noch sagen können! Bist du bereit?"

Schatzsuche: Die Schatzsuche beginnt. Es dürfen drei Fotos gesammelt werden, auf denen ein Gegenstand abgebildet ist, dessen Name in keiner zweiten Bedeutung, also für keinen weiteren Gegenstand bekannt ist.

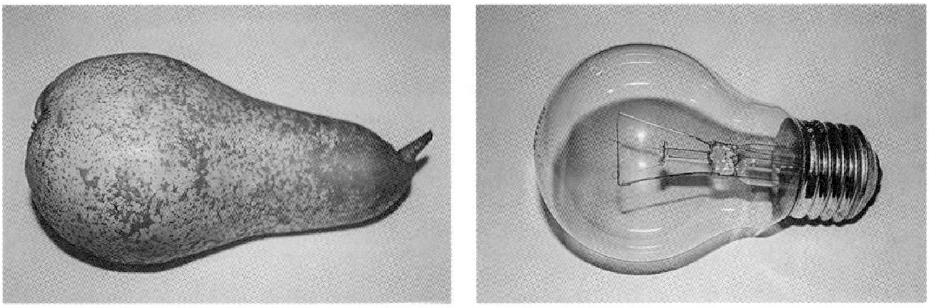

Abb. 96: Das Polysem „Birne" mit seinen zwei Bedeutungen

Phase 2

Selbstelaboration (Material: jeweils das „Foto 2" der gesammelten Schätze): Nachdem Tom und das Kind über die Fragestrategie die zweite Bedeutung erfahren und damit ein zweites Foto erhalten haben (Tom: „Dann lass uns mal herauskriegen, was noch so heißt und was die beiden Dinge gemeinsam haben! Frau S., was heißt denn noch Schnecke?"), erfolgt die Elaboration unter Anwendung der erlernten Strategien abwechselnd, bis alle Schätze elaboriert sind. Insbesondere das gemeinsame Merkmal eines Polysempaares soll hervorgehoben werden. Kontrastierende Fragestrategien wie „Woher kenne ich das eine, woher das andere?" oder „Was mache ich mit dem einen, was mit dem anderen?" sind für eine differenzierte semantische Elaboration besonders geeignet und werden über das Modell von Tom zunächst vorgemacht. Phonologische Elaborationsstrategien stehen in dieser und der nächsten Einheit nicht zwingend im Vordergrund, da die Wortform weniger komplex ist. Bei gegebener Indikation (Tab. 9) sind diese aber unbedingt zu berücksichtigen! Die Tipp-Tafel liegt als Hilfestellung auf dem Tisch und dient gegebenenfalls als Erinnerungshilfe zur Anwendung der lexikalischen Strategien.

Aktivität „Ratespiel: Das haben die beiden Dinge gemeinsam – Was ist das?" (Material: Rätselsätze, Onlinematerial): Nachdem die Schätze geklärt wurden, teilt die Therapeutin mit, dass sie für Tom und das Kind folgendes Ratespiel mitgebracht hat: Die Fotos der gefundenen Schätze werden zurück in den Schatzsack gesteckt, sodass sie nicht länger sichtbar sind. Die Therapeutin wählt abwechselnd für Tom und das Kind einen Schatz, also ein Polysem aus – unabhängig davon, ob dieses ein eigener oder ein Schatz des anderen war. Sie beschreibt oder stellt das gemeinsame Merkmal (ggf. pantomimisch) dar. Das Polysem soll dann erraten werden (Beispiele sind im Onlinematerial zu finden).

Polyseme erraten
Therapeutin: „Aufgepasst! Der erste Ratesatz ist für Tom: Beide Dinge sind spiralförmig, schau: ...“ (Die Therapeutin formt ein Schneckengehäuse.)
Tom: „War das die Birne? Nee, das passt nicht ganz ... Haben die beiden Dinge noch etwas gemeinsam?“
Therapeutin: „Ja, meistens sind die beiden Dinge auch ein bisschen klebrig!“
Tom: „Klebrig und spiralförmig ... Ach, das war die Schnecke! Die eine Schnecke gibt’s beim Bäcker, ein Gebäck! Die andere Schnecke ist das Tier!“
Therapeutin: „Genau! Gut nachgefragt! Jetzt bist du an der Reihe, Nick (wendet sich zum Kind)! Beide Dinge haben eine rundliche Form und meist eine Art Schnur an einem Ende!“
Kind: „Mhmm ... Ich weiß nicht so recht ... Ich will noch einen Tipp!“
Tom: „Was könntest du denn fragen?“
Kind: „Warte, ich guck‘ mal! ... Was macht man denn noch einmal mit den beiden Dingen?“
Tom: „Sehr gute Frage!“
Therapeutin: „Mit dem einen Ding kann man ein Gerät steuern, mit dem anderen Ding kann man spielen oder man kann es streicheln!“
Kind: „Ich weiß es jetzt! Die Maus! Die für den Computer und das Tier – mein Freund hat auch so eine Maus. Die durfte ich auch schon einmal streicheln, deshalb ist es mir dann wieder eingefallen!“

Gelingt das Erraten nicht auf Anhieb, darf mit der Tipp-Tafel nach weiteren Tipps gefragt werden („Wo gibt es das? Wie sieht es aus? Was mache ich damit?“). Ist der Name des Polysems nicht mehr abrufbar, werden auch hier die entsprechenden Strategien modelliert.

Phase 3

Die Kontrolle erfolgt wie bekannt. Wichtig ist, dass beide Bedeutungen des Polysems erklärt werden (ggf. unter Anwendung der erlernten Strategien).

Phase 4

Für das Einsortieren der Schätze in den Schatzkasten wird dieses Mal nur eine Karteikarte benötigt. Die Fotopaare des Polysems werden auf eine Karteikarte geklebt und mit dem zugehörigen Namen beschriftet. Das gemeinsame Merkmal soll ebenfalls notiert werden.

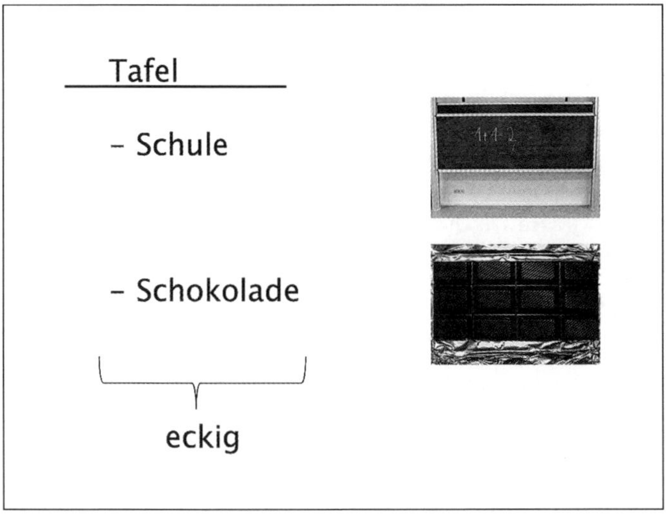

Abb. 97: Beispielhaft gestaltete Karteikarte zum Thema „Polyseme“

Polyseme II

Tab. 19: Wortmaterial zum Thema „Polyseme II“

Wort	Foto 1: bekanntere Bedeutung (in der Schatztruhe)	Foto 2: unbekanntere Bedeutung (für Phase 2)	gemeinsames Merkmal
Nadel	Nähnadel	Tannennadel	spitz
Tafel	Schultafel	Tafel Schokolade	eckig
Schild	Ritterschild	Verkehrsschild	Form, Material
Blatt	Baum	Papier	leicht, dünn
Bock	Ziegenbock	Sportgerät	4 Beine

Vorbereitungen und Phase 1

Die Vorbereitungen und die Phase 1 erfolgen analog zur vorangegangenen Therapieeinheit. Tom darf dieses Mal allerdings nur zwei Fotos sammeln, auf denen ein Gegenstand abgebildet ist, für dessen Namen er keine zweite Bedeutung, also keinen weiteren Gegenstand kennt.

Phase 2

Selbstelaboration (Material: jeweils das „Foto 2" der gesammelten Schätze): Nachdem Tom und das Kind die zweite Bedeutung ihrer Schätze herausgefunden und Fragen geklärt haben, kann wie in jeder Stunde mit den Schätzen ein Spiel durchgeführt werden.

Aktivität „Quizsätze" (Material: Quizsätze, Onlinematerial): Alle besprochenen Fotos liegen vor Tom und dem Kind ausgebreitet auf dem Tisch. Die Therapeutin liest dem Kind bzw. Tom abwechselnd eine Aussage vor, die zu einem der gefundenen „Dinge" passt (z. B. für die [Tannen- und Näh-] „Nadel": Mit diesem Ding hat meine Oma das Loch im Socken gestopft [Nähnadel]./Das Ding gibt es an Bäumen [Tannennadel], weitere Beispiele befinden sich im Onlinematerial). Tom ist als Erster an der Reihe. Er soll nun entscheiden, auf welche Bedeutung des Polysems – also auf welches der zur Auswahl stehenden Fotos – die gegebene Kontextinformation zutrifft, dieses hochhalten und benennen. Es ist zu jedem Polysem mindestens ein Satz unter den Beispielen, der auf beide Bedeutungen eines Schatzes passt, sodass beide Fotos hochgehalten werden müssen (z. B. für die [Tannen- und Näh-]„Nadel": Dieses Ding ist spitz. [beide Bilder]). Damit soll das gemeinsame Merkmal erneut hervorgehoben werden und die Vernetzung der Einträge angeregt werden. Es wird immer nur eine Aussage zu einem Schatz vorgelesen. Dann ist der andere Spieler an der Reihe, dem ein Satz zu einem anderen Schatz vorgelesen wird. Tom fällt das Ratespiel an manchen Stellen noch schwer. Mithilfe der erlernten Strategien modelliert er aber, wie er sich behelfen kann.

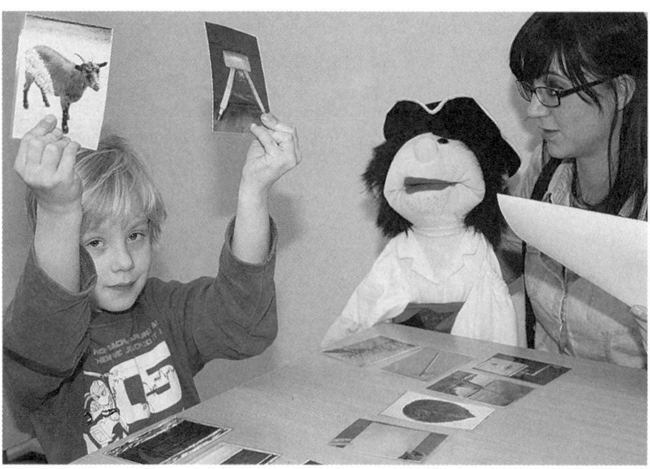

Abb. 98: Aktivität „Quizsätze" in der Phase 2 (Polyseme II)

Phase 3 und 4

Die Phase 3 verläuft wie in der letzten Therapiestunde. Sollte noch ausreichend Zeit übrig sein, werden die Schatzfotos des Kindes im bekannten Modus in den Schatzkasten einsortiert (Phase 4). Andernfalls wird dies in der darauffolgenden Woche nachgeholt.

Homonyme I

Tab. 20: Wortmaterial zum Thema „Homonyme I“

Wort	Foto 1: bekanntere Bedeutung (in der Schatztruhe)	Foto 2: unbekanntere Bedeutung (für Phase 2)
Fliege	Insekt	Kleidungsstück
Schale	Bananenschale	Geschirr
Strauß	gebundene Blumen	Vogel
Bogen	Pfeil und ...	Teil des Instruments
Schloss	Gebäude	Vorhängeschloss
Pfeife	Trillerpfeife	Instrument zum Rauchen
Rost	Oxidation/Zersetzung	Grillrost
Decke	Bettdecke	Zimmerdecke

Zusätzliches Material: 1 laminierte Wortkarte zu jedem Homonym

Vorbereitungen: Wie schon in den vergangenen Stunden zum Thema Polyseme wird das Foto, auf dem die vermutlich bekanntere Bedeutung des Homonyms abgebildet ist, in die Schatzkiste gelegt. Das andere Foto sowie die Wortkarten bleiben bis zur Klärung der Schätze in Phase 2 bei der Therapeutin.

Phase 1

Verständnissicherung: Die neue Entdeckung des Piraten Tom konkretisiert das nachfolgende Beispiel.

Aufgabenverständnis sichern
Tom: „Also: Es ist absolut verrückt! Soll ich dir erzählen, was ich herausgefunden habe? Du weißt doch noch, was wir in der letzten Woche für Schätze

gefunden haben: Dinge mit demselben Namen, die irgendetwas gemeinsam haben. Stell dir vor: Manchmal gibt es auch zwei Gegenstände mit demselben Namen, die nichts gemeinsam haben!"
Er gibt das Beispiel: „Mutter" (Elternteil – Schraubengegenstück), dessen zwei Bedeutungen keine Berührungspunkte haben.
Gemeinsam suchen sie noch nach weiteren Beispielen. Tom gibt dazu immer die Wortform und gegebenenfalls eine Bedeutung vor (z.B. Kiefer: Anatomie – Baum, Tau: Seil – Niederschlag). Dann kann die Schatzsuche losgehen!

Schatzsuche: Tom und das Kind dürfen sich je drei Fotos nehmen, wenn sie zu dem abgebildeten Gegenstand kein weiteres Ding mit demselben Namen kennen. Ist bereits der Gegenstand auf dem Foto unbekannt, wird dieser Begriff zunächst geklärt. Der Fokus liegt auf der zweiten Bedeutung des Wortes. Ist diese ebenfalls nicht bekannt, wird das Wort zum Schatz und das Foto darf in den Schatzsack gesteckt werden.

Phase 2

Selbstelaboration (Material: jeweils das „Foto 2" der gesammelten Schätze):

Tom: „Jetzt haben wir wieder neue Schätze gefunden – Dinge, deren Namen es noch einmal für etwas anderes gibt! Ich halte es kaum noch aus vor Neugier: Es soll noch etwas geben, das genauso heißt wie das hier – wie die Fliege? Was kann das denn sein? Was heißt denn jetzt noch ‚Fliege'?"
Daraufhin holt die Therapeutin ein weiteres Foto hervor, auf dem die zweite Bedeutung des Wortes Fliege abgebildet ist. Tom ist verblüfft!

Nun kann die semantische und phonologische Elaboration durch Fragestrategien nach dem bereits bekannten Verfahren erfolgen. In dieser Einheit sollen nun vor allem die Unterschiede in der Bedeutung der beiden Dinge mit demselben Namen herausgearbeitet werden (Kontextrelevanz). Tom erzählt und fragt dazu zum Beispiel, wo es das eine gibt und wo das andere, wofür das eine gebraucht wird und wofür das andere und so weiter.

Ist das Kind an der Reihe, ermutigt Tom es ebenfalls zu überlegen, woher es das eine, auf dem Foto Abgebildete, und woher es das andere Abgebildete kennt. Die Tipp-Tafel liegt auf dem Tisch und dient gegebenenfalls als Erinnerungshilfe zur Anwendung dieser Fragestrategie beziehungsweise der weiteren erlernten, lexikalischen Strategien (Abb. 99).

Aktivität „Trimory" (Materialien: 1 laminierte Wortkarte zu jedem gefundenen Homonym, die Bildkarten zu den Homonymen): Sind alle Schätze geklärt, schlägt die Therapeutin (nun als Schiedsrichter) das Spiel „Trimory" vor (modifiziert nach Mross 2012). Dazu holt sie zu jedem gefundenen Schatz noch eine Karte mit dem geschriebenen Wort hervor. Tom und das Kind sind die Spieler.

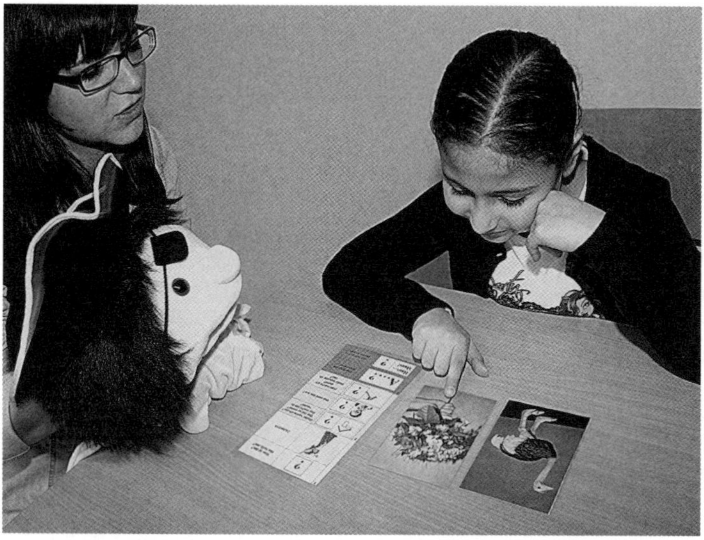

Abb. 99: Anwendung von Fragestrategien zur semantischen Elaboration

Spielregeln: Die Spielregeln gleichen denen des Spiels „Memory“. Es gehören aber immer drei Karten zusammen: Die zwei fotografierten Bedeutungen des Homonyms und das passende Schriftbild. Jeder Spieler darf drei Karten umdrehen. Sind die drei zusammengehörigen Karten gefunden, dürfen sie behalten werden. Andernfalls werden alle Karten wieder zugedeckt und der nächste Spieler ist dran. Um den Spielverlauf zu vereinfachen, können die Schriftkarten bewusst nebeneinander aufgereiht werden und/oder nach einem Spielzug aufgedeckt bleiben.

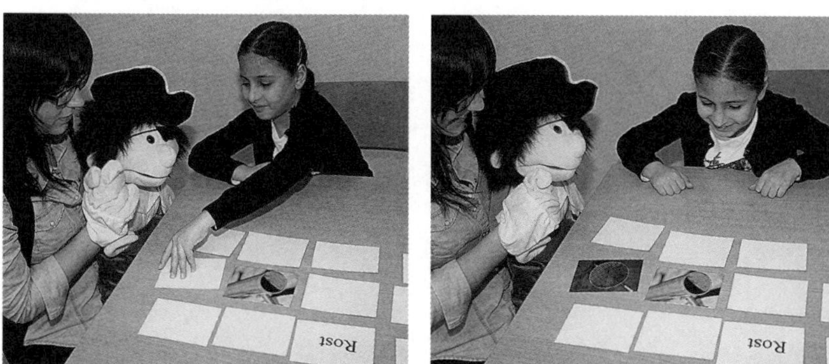

Abb. 100: Aktivität „Trimory“ in der Phase 2 („Homonyme I“)

Strategiedemonstration im Spielverlauf

a Zwischendurch hat Tom vergessen, welche dritte Karte zu einem Schatz gehört. Dann demonstriert er entsprechende Strategien (Beispiel zu „Strauß").
Tom: „Mhm … das eine war doch ein Tier … aber das andere? Frau S., was hieß denn auch noch Strauß?"

b Manchmal weiß er zwar, welche Bilder zusammengehören – den Namen des Schatzes hat er jedoch wieder vergessen. Er demonstriert Abrufhilfen (oder nutzt die Tipp-Tafel, um nach Abrufhilfen zu suchen) wie folgende (Beispiel „Pfeife").
Tom: „Wie fing das Wort an? … Das fing doch mit ‚Pf' an. Und das hörte sich so ähnlich an wie Seife … Wie hieß das denn noch einmal? … Mhmm … Ach ja, Pfeife!" und wendet im Anschluss seinen Zaubertrick an.

Sind alle Paare gefunden, ist das Spiel zu Ende.

Phase 3

Tom und das Kind benennen abwechselnd einen ihrer Schätze und erläutern dessen zwei Bedeutungen, um im Anschluss die kleinen Schatzfotos für den Schatzkasten und einen Belohnungsstempel zu erhalten. Gelegentlich gelingt Tom der Abruf eines gefundenen Schatzes nicht. Dann wendet er entsprechende Abrufstrategien an (z. B. Memorieren des Anlautes etc.) oder Strategien zur erneuten, verbesserten Speicherung („Zaubertrick"). Gelingt dem Kind der Abruf mal nicht, ermuntert Tom es, ebenfalls gezielt Strategien anzuwenden, um das Wort doch noch erfolgreich abzurufen oder gegebenenfalls erneut nach der Wortform zu fragen.

Phase 4

Die gesammelten Schätze sollen nun eingeklebt werden. Dazu holt Tom eine Karte aus einer vergangenen Stunde zum Thema Polyseme hervor und schlägt vor, die heutigen Schätze nach dem gleichen Vorgehen aufzukleben und einzuordnen – nur, dass es dieses Mal kein gemeinsames Merkmal gibt, das ergänzt werden muss.

Homonyme II

Tab. 21: Wortmaterial der Therapieeinheit „Homonyme II“

Wort	Foto 1: bekanntere Bedeutung (in der Schatztruhe)	Foto 2: unbekanntere Bedeutung (für Phase 2)
Futter	Essen	Stoff
Mögliche Kontextinformationen	Fressnapf, Essen, …	Winterstiefel, -jacke, Mantel, …
Schuppen	Fischschuppen	Gartenhütte
Mögliche Kontextinformationen	Fischgeschäft, Haut, …	Garten, …
Feder	Vogelfedern	Sprungfeder
Mögliche Kontextinformationen	Vogel, Indianer, …	Fahrrad, Sessel, Kugelschreiber, …
Hahn	Bauernhoftier	Wasserhahn
Mögliche Kontextinformationen	Bauernhof, Tier, …	Badezimmer, Waschbecken, …
Pflaster	Wundpflaster	Steinweg
Mögliche Kontextinformationen	Krankenhaus, Arzt, …	Straße, …
Bank	Parkbank	Geldinstitut
Mögliche Kontextinformationen	Park, pausieren, …	Geld (holen), Sparkasse, …
Nagel	Metallstift	Fingernagel
Mögliche Kontextinformationen	Werkstatt, Hammer, …	Hand, Finger, lackieren, …
Schimmel	Pilz, verdorbenes Lebensmittel, abgelaufen, …	Weißes Pferd, (weißes) Pferd, Tier, …

Zusätzliches Material: 1 laminierte Wortkarte und 2 beschreibbare laminierte Karten zu jedem Homonym, 1 Folienstift

Vorbereitungen: Das Foto, auf dem die vermutlich bekanntere Bedeutung des Homonyms abgebildet ist, wird in die Schatzkiste gelegt. Das andere Foto, die laminierten Karten und der Folienstift bleiben bis zur Klärung der Schätze in Phase 2 bei der Therapeutin.

Phase 1

Diese Phase verläuft exakt wie in der vorangegangenen Therapieeinheit (Homonyme I).

Phase 2

Selbstelaboration (Material: jeweils das „Foto 2" der gesammelten Schätze): Die Klärung der Schätze erfolgt ebenfalls wie bekannt und unter Anwendung der erlernten Frage- und Elaborationsstrategien. Nachdem nach der zweiten Bedeutung des Wortes gefragt wurde, holt die Therapeutin, genau wie in der letzten Stunde, das zweite Foto hervor. Außerdem hat sie noch zwei leere Karten dabei, auf denen Tom und das Kind je eine Information zu ihrem Schatz notieren, die die unterschiedlichen Kontexte, in denen der Schatz vorkommt oder weitere Unterschiede in Aussehen und Funktion verdeutlicht.

Weiß das Kind nicht, was es zu seinem Schatz aufschreiben kann, hilft Tom und ermutigt das Kind zum gezielten Nachfragen.
Tom: „Frag doch mal die Frau S.! Vielleicht weiß sie ja, was man mit dem anderen Ding macht oder wo es das gibt!"

Aktivität „Trimory für Fortgeschrittene" (Material: 1 laminierte Wortkarte und 2 beschreibbare laminierte Karten zu jedem Homonym, 1 Folienstift): Wie in der letzten Einheit wird Trimory gespielt. Die Bildkarten zu den gefundenen Homonymen werden für dieses Spiel nicht gebraucht. Neben den passenden Wortkarten werden auch die zwei zuvor beschrifteten Karten mit den Kontextinformationen zu den zwei Bedeutungen des Homonyms hervorgeholt. Diese drei Karten bilden heute das zu findende Trio.

Strategiedemonstration im Spielverlauf
Natürlich hat Tom zwischendurch vergessen, welche Karten zueinander passen. Er weiß sich jedoch zu helfen und nutzt eine Fragestrategie (Beispiel „Hahn"):
Tom: „Mhm … Hahn und Bauernhof habe ich schon. Frau S., wo gibt es denn den anderen Hahn?"

Therapeutin: „Den anderen Hahn findet man im Badezimmer."
Tom: „Ach ja! Der Wasserhahn! Das Badezimmer haben wir dazu aufgeschrieben! Die Karte haben wir doch auch schon aufgedeckt ... Moment! Hier habe ich sie! Der Hahn: einmal vom Bauernhof und einmal aus dem Badezimmer! Du bist dran!"

Hat das Kind Schwierigkeiten, gibt Tom ihm Tipps, welche Strategien jetzt helfen würden. Sind alle Paare gefunden, ist das Spiel zu Ende.

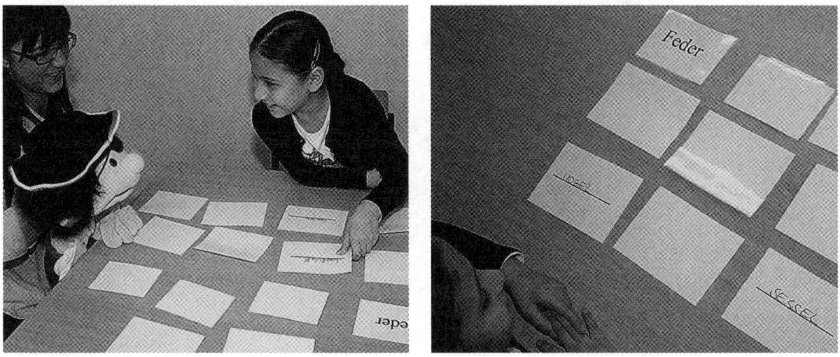

Abb. 101: Aktivität „Trimory für Fortgeschrittene" (Homonyme II)

Phase 3 und 4

Die Kontrolle durch die Therapeutin und die Belohnung mit kleinen Schatzfotos und Piratenstempeln erfolgt nach bekanntem Verfahren. Ist ausreichend Zeit vorhanden, werden die Schätze noch in dieser Einheit eingeklebt und einsortiert. Andernfalls wird dies in der nächsten Einheit nachgeholt.

Therapieeinheiten zu Synonymen (I und II)

Mit den Synonymen wird nun eine Art Gegensatz zu Polysemen und Homonymen erarbeitet: Synonyme sind verschiedene sprachliche Bezeichnungen für ein Konzept, es handelt sich also um zwei Wörter mit derselben (oder ähnlichen) Bedeutung. Echte oder reine Synonyme kommen in der Realität etwas seltener vor als das Phänomen der partiellen Synonymie, bei der die beiden Wortformen zum Beispiel durch regionale Differenzierungen von einer entsprechenden Konnotation, also Wertung, geprägt sind. Das ausgewählte Wortmaterial repräsentiert beides.

Synonyme I

Tab. 22: Wortmaterial der Therapieeinheit „Synonyme I“ (9 Fotos in der Schatztruhe)

Bekannteres Wort (wird von der Therapeutin, oder möglicherweise vom Kind, zuerst genannt)	**Unbekannteres Wort (wird in Phase 2 erfragt)**	**Vorschläge für semantisch relationierte Adjektive (für die Aktivität in Phase 2)**
Sofa	Couch	bequem
Lutscher	Lolli	süß
Zug	Bahn	schnell
Toilette	Klo	nass
Müll	Abfall	eklig
Lärm	Krach	laut
abwaschen	spülen	sauber
essen	speisen	hungrig
streiten	zanken	verärgert

Zusätzlich: Wortkarten aller Synonyme, 1 Fang den Hut-Spielplan, 2x3 Spielhütchen (blau, gelb, grün oder rot), 1 Folienstift, 1 Würfel

Vorbereitungen: Alle Fotos werden in die Schatztruhe gelegt und versteckt. Die weiteren Materialien, wie der „Fang den Hut“-Spielplan, werden für die Phase 2 bereitgelegt. Die Idee der therapeutischen Nutzung dieses Spiels wurde den Vorschlägen von Gmür-Messerli (2010) entnommen und im Sinne des strategieorientierten Ansatzes verändert und optimiert.

Phase 1

Verständnissicherung: Tom eröffnet heute die Schatzsuche wieder mit einer neuen Entdeckung, in die erneut ein Beispiel einbezogen werden sollte. Für den Einstieg geeignet ist das Foto eines Hubschraubers beziehungsweise eines Helikopters, da die meisten Kinder beide Bezeichnungen kennen dürften.

Aufgabenverständnis sichern
Tom: „Du wirst es nicht glauben: Es gibt Dinge oder Handlungen, für die zwei Wörter passen – zwei Wörter also, die das Gleiche bedeuten! Hast du so etwas schon einmal gehört? Ich habe ein Beispiel dabei, schau mal: Das ist ein Hubschrauber! Man kann aber auch Helikopter sagen! Zwei Wörter für ein Ding. Spannend, was? Kennst du auch so etwas? Komm, wir überlegen einmal zusammen!"

Um das Aufgabenverständnis zu sichern, ist es sinnvoll, nach weiteren einfachen Synonymen zu suchen. Tom gibt dafür einen weiteren Begriff mit einer Wortform vor und fragt das Kind, ob ihm dazu ein anderes Wort mit der gleichen Bedeutung, ein Synonym also, einfällt (Feier – Party, Blatt – Zettel, Dieb – Räuber, Auto – Wagen, reden – sprechen).

Schatzsuche: Ist sichergestellt, dass die heutige Wortbeziehung verstanden wurde, machen sich Tom und das Kind auf die Suche nach der Schatzkiste. Ist diese gefunden, werden abwechselnd jeweils drei Fotos gesammelt, zu denen keine zwei Wörter zu dem abgebildeten Gegenstand/der abgebildeten Handlung genannt werden können. Steht dem Kind zu dem Foto gar kein Wort zur Verfügung oder kann es keines benennen, wird zunächst ein Wort für das Foto erfragt und dann nach einem zweiten Wort mit gleicher Bedeutung (Synonym) gesucht. Kann kein Synonym genannt werden, wird das Bild zum Schatz und darf in den Schatzsack gesteckt werden.

Phase 2

Selbstelaboration (Material: Wortkarten, 1 Fang den Hut-Spielplan, 1 Folienstift): Die Schätze werden ausgebreitet und Tom beginnt („Frau S., was kann man denn noch dazu sagen? Müll und …?"). Die Therapeutin nennt ihm daraufhin das passende Synonym und gibt das Wortpaar als Schriftkarten aus. Dann kann das Wortpaar und seine Bedeutung in gewohnter Weise elaboriert werden (semantisch und phonologisch). Tom gibt immer als Modell den Einsatz der Strategien zur Klärung der neuen Relation vor. Vor allem phonologische Elaborationsstrategien, um die zwei unterschiedlichen Wortformen zu differenzieren, werden von Tom häufiger genutzt. Die Tipp-Tafel liegt dafür als Hilfestellung auf dem Tisch. Zum besseren Einspeichern kann hier auch der Tipp-Trick verwendet werden.

Anwendung phonologischer Elaborationsstrategien
Kind: „Mhm … verlaufen und verirren. Was kann ich denn darüber sagen? (schaut auf die Tipp-Tafel und zurück zum Schatz) Die fangen ja gleich an! Beide mit ver-!"
Tom: „Ja, genau! Cool!"
Kind: „Und die hören sogar gleich auf! verlauf-en, verirr-en! Und ich sehe noch etwas: Die sind gleich lang! Dreimal muss ich dafür klatschen!"

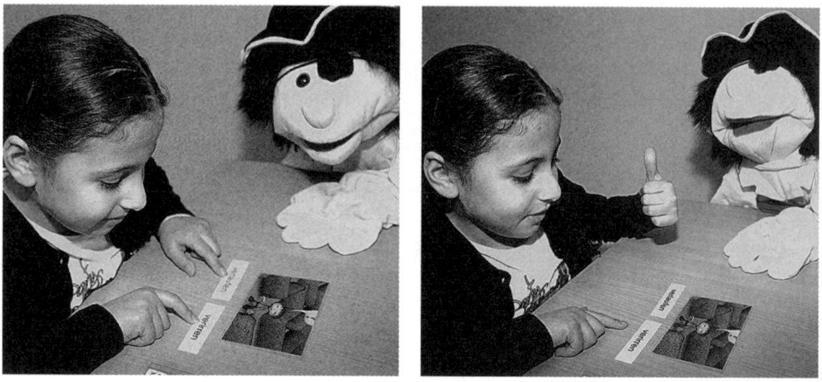

Abb. 102: Selbstelaboration der beiden Synonyme unter Anwendung vorwiegend phonologischer Elaborationsstrategien

Die Wortpaare werden für das nachfolgende, bereits bekannte Spiel „Fang den Hut“ in den Blanko-Spielbogen eingetragen. In die noch freien Felder wird für jeden Schatz ein passendes Eigenschaftswort geschrieben (vgl. Abb. 103: „eklig“ wird passend zu den Synonymen „Müll“ und „Abfall“ eingetragen). Falls das Kind keine Ideen hat, können die in Tabelle 23 genannten Vorschläge genutzt werden. Sind alle Felder ausgefüllt, kann das Spiel „Fang den Hut“ beginnen (Spielregeln siehe auch Therapieeinheit Hyperonyme I und II).

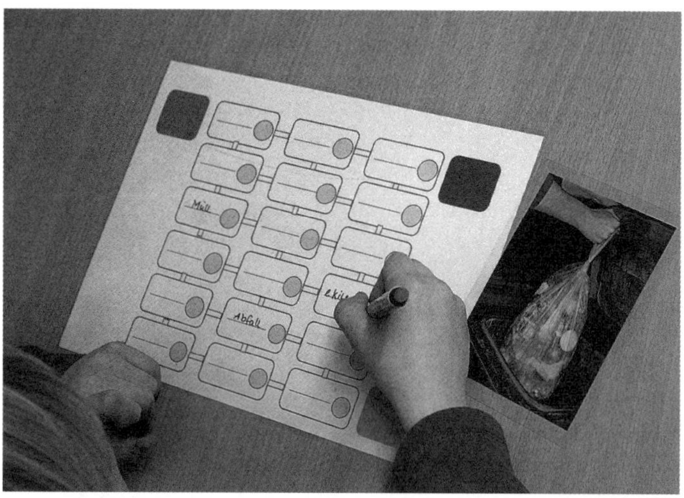

Abb. 103: Eintragen der Synonyme und eines Eigenschaftswortes in den „Fang den Hut“-Spielplan

Aktivität „Fang den Hut" – Spielverlauf (Material: ausgefüllter Fang den Hut – Spielplan, 2 x 3 Spielhütchen, 1 Folienstift, 1 Würfel): Sind alle Hütchen auf dem Spielfeld verteilt, beginnt Tom zu würfeln und zieht auf das entsprechende Wortfeld. Er muss nun das dazu passende Synonym finden. Dabei dürfen die Felder mit einem Wort gleicher Bedeutung nicht mit den semantisch relationierten Adjektiven verwechselt werden. Diesen „Ablenkern" gilt es daher auszuweichen. Steht dort bereits ein gegnerisches Hütchen, darf dieses eingesammelt werden und muss nun „nach Hause" gebracht werden. Landet Tom nach dem Würfeln auf einem „Ablenker"-Adjektiv, muss er überlegen, zu welchem Schatz das Adjektiv passt, und hüpft auf eines der beiden dazu passenden Wörter. Von dort aus wird dann wie gewohnt das passende Synonym gesucht und auf das entsprechende Feld gehüpft. Nach zehn Minuten ist das Spiel zu Ende und der „Hütchen-Stand" wird verglichen.

Sind die Synonyme noch nicht abrufbar, werden die erlernten Strategien eingesetzt. Zu Beginn demonstriert Tom dies verstärkt.

Erlernte Strategien einsetzen

a *Tom:* „Müll. Was meint denn nochmal das Gleiche, Frau S.? Das fing doch mit ‚A' an, oder? A ... A ... Apfel ... nein ... Ab ... Ach ja: Abfall. Das muss ich mir noch einmal einprägen: Da versuche ich den Tipp-Trick: Müll – Abfall, Müll – Abfall, Müll – Abfall!"

b *Tom:* „Bequem. Das passte doch zu Couch, oder? Schon, aber das ist nicht das Gleiche. Die Couch ist bequem. Dann muss ich jetzt noch zu dem anderen Wort hüpfen, das das Gleiche bedeutet. Aber was hieß denn noch einmal das Gleiche? Weißt du noch, wie das andere Wort anfing? Das fing doch mit ‚S' an! Sofa, genau!"

c Hat das Kind Schwierigkeiten, wird es von Tom ermuntert, nachzufragen bzw. selbst nach Abrufhilfen zu suchen beziehungsweise diese anzuwenden:
Tom: „Überleg mal! Weißt du noch, wie das andere Wort anfing oder wie es klang?" oder „Willst du auch mal den Tipp-Trick ausprobieren?"

Phase 3

Tom und das Kind stellen am Ende der Therapiestunde wie gewohnt der Therapeutin ihre Synonyme vor, indem sie das Foto mit den beiden passenden Worten benennen und dessen Bedeutung beschreiben. Ist ein Wortpaar noch nicht abrufbar, fragt Tom das Kind nach Abrufhilfen oder ermutigt das Kind, ihn nach Tipps oder den beiden Namen des Schatzes zu fragen. So erhalten sie für beide Wörter ein kleines Schatzfoto und einen Belohnungsstempel.

Phase 4

Gemeinsam überlegen Tom und das Kind, wie sie die Karteikarten zu den heutigen Schätzen gestalten können, damit die neue Entdeckung – zwei Wörter passen für ein Bild – deutlich wird. Tom schlägt für den Schatz „Sofa – Couch" Folgendes vor.

Karteikarten gestalten
Tom: „Wir haben doch immer zwei kleine Schatzfotos. Wir könnten doch zwei Karten erstellen, mit je einem Foto. Auf die eine Karte schreiben wir ‚Sofa', darunter Couch in Klammern und sortieren es unter ‚S' ein; und auf die andere Karte schreiben wir ‚Couch', darunter Sofa in Klammern und sortieren es unter ‚C' ein. Was hältst du davon?"

Mit Toms Hilfe werden die Schätze wie vorgeschlagen aufgeklebt und einsortiert.

Synonyme II

Tab. 23: Wortmaterial zur Therapieeinheit „Synonyme II" (10 Fotos in der Schatztruhe)

Bekannteres Wort (wird von der Therapeutin, oder möglicherweise vom Kind, zuerst genannt)	Unbekannteres Wort (wird in Phase 2 erfragt)
Marmelade	Konfitüre
Orange	Apfelsine
Möhre	Karotte
Grapefruit	Pampelmuse
Streichholz	Zündholz
Aufzug	Fahrstuhl
verlaufen	verirren
weinen	heulen
putzen	reinigen
gewinnen	siegen

Zusätzlich: Alle Synonyme als Wortkarten.

Vorbereitungen: Alle Fotos werden in die Schatztruhe gelegt und versteckt. Die weiteren Materialien werden für die Phase 2 bereitgelegt.

Phase 1

Das Finden der Schätze erfolgt genau wie in der vergangenen Therapiestunde.

Phase 2

Selbstelaboration (Material: Wortkarten): Die Schätze werden in bekannter Art und Weise geklärt. Die Wortlänge der Synonyme ist in dieser Stunde erhöht, sodass unter Umständen phonologische Elaborationsstrategien und spezielle Speicherstrategien (wie der „Tipp-Trick" in den Stunden zu Antonymen) besonders notwendig werden könnten. Dies gilt jedoch nur, wenn das Kind Probleme mit der Wiedergabe der korrekten Wortform zeigt. Auch die zur Verfügung stehenden Wortkarten können hier unterstützend zu Hilfe genommen werden. Tom macht so vor, wie auch Schrift als zusätzlicher Anker zur Speicherung der Wortform dienen kann.

Aktivität „Botendienst" (Material: Wortkarten der ausgewählten Synonyme): Der Spielverlauf ist dem in der Therapieeinheit zu „Antonyme – Adjektive" gleich. Nur werden dieses Mal nicht die Fotos an einer Stelle im Raum deponiert, sondern die zu den gefundenen Schätzen passenden Schriftkärtchen. Die Fotos verbleiben bei der Therapeutin. Am Tisch sitzend gibt sie Tom und dem Kind abwechselnd einen Auftrag in Bezug auf einen der gefundenen Schätze (egal, ob es ein eigener oder ein fremder Schatz ist). Sie hält ein Foto hoch und stellt die folgende Aufgabe: „Welche zwei Worte kann man hierzu sagen? Bringe mir die hierzu passenden Wortkarten!"

Ist bereits eine Wortform nicht abrufbar, muss danach gefragt werden. Findet Tom nur eine passende Wortkarte, fragt er mittels der erlernten Strategien nach weiteren Tipps. Wenn er die beiden passenden Wortkarten gefunden hat, steckt er diese in seinen (Boten-)Schatzsack und bringt sie der Therapeutin. Auf dem Weg dahin demonstriert er den Tipp-Trick, um die Worte unterwegs nicht zu vergessen (denn erneut Nachschauen ist nicht erlaubt!).

Erinnerung an den Tipp-Trick

Tom: „Das muss ich mir jetzt aber gut merken. Da hilft mein Tipp-Trick! Damit kann ich mir besonders gut merken, dass zwei Wörter zusammengehören! Erinnerst du dich?" Tom führt seinen Tipp-Trick erneut vor.

Bei der Therapeutin angekommen, werden die Schätze im Schatzsack übergeben, sodass die Schriftkarten bei der Übergabe nicht als Abrufhilfe genutzt werden.

Gelegentlich fallen Tom bei der Übergabe der Schätze ein oder beide Wörter nicht mehr ein. Doch er weiß sich zu helfen und nutzt die erlernten lexikalischen Strategien! Danach ist das Kind an der Reihe. Treten beim Kind Schwierigkeiten auf, schlägt Tom in diesem Spielformat insbesondere den Tipp-Trick vor. Es wird gewechselt, bis alle Wortkarten der gefundenen Schätze bei der Therapeutin angekommen sind.

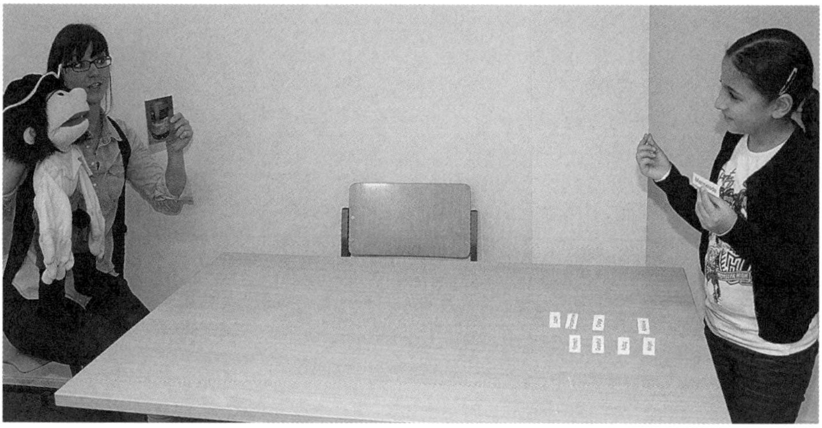

Abb. 104: Aktivität „Botendienst" in der Phase 2 („Synonyme II")

Phase 3 und 4

Die Phase 3 und 4 erfolgt wie in der vergangenen Therapieeinheit (Phase 4 nur, wenn noch ausreichend Zeit ist; andernfalls erfolgt das Aufkleben und Einsortieren der Schätze in der nächsten Therapiestunde).

Therapieeinheiten zum Thema „Kreativer Wortschatz"

Die folgenden drei Therapiesitzungen befassen sich mit dem kreativen Umgang mit Wortmaterial, der aus ökonomischen Gründen für unseren Sprachgebrauch unbedingt notwendig ist: Die Präfigierung (2 Therapieeinheiten) und die Bildung von Nomina Komposita (1 Therapieeinheit). In diesen Sitzungen wird ausschließlich mit Schrift statt mit Fotos gearbeitet. Zudem kommt es bei diesen morphologisch komplexen Wörtern häufiger zu Verstehensproblemen, da sich die Wortbedeutung nicht immer unmittelbar aus der Bedeutung der einzelnen Lexeme oder dem Verb ableiten lässt und auch Mehrdeutigkeit nicht selten ist.

Therapieeinheit zur Präfigierung des Verbs „gehen"

Wortmaterial:

- zwei laminierte Schriftkarten des Verbs „gehen"
- Präfixe in der Kiste: ab-, an-, auf-, aus-, durch-, ein-, ent-, fort-, hin-, hinter-, los-, mit-, raus-, rein-, rum-, runter-, über-, um-, unter-, ver-, vor-, weg-, zer-, zu-, zurück-

Vorbereitungen: In der versteckten Schatzkiste befinden sich nur die Präfixe. Die zwei Schriftkarten „gehen", leere Karteikarten und die Schatzsäcke liegen auf dem Tisch bereit.

Phase 1

Verständnissicherung: Mit der Erklärung, dass in der heutigen Stunde keine weitere semantische Relation mehr erarbeitet wird, und nun ein neues Phänomen im Mittelpunkt steht, eröffnet Tom die heutige Therapiestunde.

> **Neue Entdeckung**
> *Tom:* „Was ich nun herausgefunden habe, ist etwas absolut Neues und Unglaubliches! Aus manchen Wörtern kann man ganz viele verschiedene Wörter basteln, indem man an den Anfang ein kleines neues Wort setzt. Ich gebe dir ein Beispiel: das Wort ‚fahren'. Setzen wir die Silbe ‚rein' davor, dann wird aus ‚fahren' ..., reinfahren'! Kennst du das Wort ‚reinfahren'? Manchmal kennt man die neu gebildeten Wörter nicht. Wenn es echte Wörter sind und wir sie noch nicht kennen, haben wir schon einen Schatz gefunden!"

Schatzsuche: Nachdem Tom und das Kind die Schatztruhe gefunden haben, beginnt das „Wörter legen": Abwechselnd wird ein Präfix genommen und an das Wort „gehen" angelegt, bis sie ein Wort gefunden haben, das sie nicht kennen und damit einen Schatz gefunden haben. Die Therapeutin entscheidet dabei sozusagen als Schiedsrichterin, ob es sich bei den gefundenen Schätzen um ein echtes Wort handelt oder nicht. Nur echte Wörter, die unbekannt sind, dürfen gesammelt werden (insgesamt drei). Diese werden direkt auf einer Karteikarte (spätere Schatzkarte) verschriftet (Abb. 105).

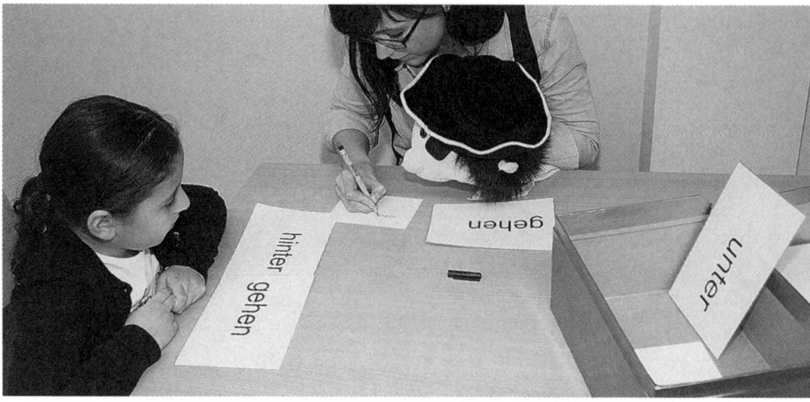

Abb. 105: Schatzsuche durch Präfigierung

Phase 2

Selbstelaboration: Es folgt die Elaboration der Verben nach bekanntem Verfahren und unter Anwendung der lexikalischen Strategien (ggf. mit dem Zaubertrick). Die Tipp-Tafel kann hierbei als Hilfestellung fungieren und liegt auf dem Tisch bereit. In Tabelle 24 sind semantische Informationen aufgelistet, die für die Bedeutungsklärung (also Fragen wie „Was bedeutet ‚vergehen'? Was kann ‚vergehen'? Woher kenne ich das?" … etc.) und das nachfolgende Spiel genutzt werden können.

Tab. 24: Präfigierung des Verbs „gehen": Mögliche Verben und Bedeutungen

Verb	Bedeutung
abgehen	von der Schule abgehen; ein Knopf geht von der Jacke ab
angehen	ein Motor, ein Licht, eine Sache
aufgehen	eine Dose, eine Tür geht auf
ausgehen	eine Kerze geht aus, ins Restaurant/ins Kino ausgehen
durchgehen	durch ein Tor gehen
eingehen	z. B. eine Pflanze, die verwelkt
entgehen	ein Ereignis, das man sich nicht entgehen lassen darf/nicht verpassen darf
fortgehen	die Stadt verlassen
hingehen	zur Geburtstagsfeier hingehen

►

Verb	Bedeutung
hintergehen	jmdn., z.B. einen Gegner, betrügen
losgehen	z.B. zum Bus, von zu Hause losgehen
mitgehen	mit der Mutter zum Supermarkt gehen, jmdn. begleiten
rausgehen	z.B. raus auf den Spielplatz gehen
reingehen	in ein Gebäude reingehen
rumgehen	um das Auto, um das Haus rumgehen
runtergehen	eine Treppe runtergehen
umgehen	einer Frage ausweichen
untergehen	ein Schiff geht unter
übergehen	einen Schüler/eine Person auslassen
vergehen	die Lust, die Zeit, der Hunger vergeht
vorgehen	z.B. beim Spaziergang vorgehen, auf dem Spielbrett ein Feld weiterrücken
weggehen	einen Ort verlassen
zergehen	z.B. zartes Fleisch, das auf der Zunge zergeht
zugehen	eine Tür geht zu
zurückgehen	zum Startfeld, zur Startlinie zurückgehen

Aktivität „Pantomime": Da sie heute wieder Verben gefunden haben, schlägt Tom vor, das Spiel Pantomime aus der Therapiestunde zum Thema „Antonyme Verben" zu wiederholen. Er bittet die Therapeutin, für ihn die Handlungen vorzuführen. Dazu werden alle gerade erstellten Schriftkarten in einen Schatzsack gegeben. Abwechselnd wird eine Karte gezogen und die entsprechende Handlung vorgeführt und erraten. Kann der Begriff nicht gleich durch die Darstellung erraten werden, wird nach weiteren Tipps gefragt (nach semantischen oder phonologischen Informationen). Tom als Modell demonstriert zu Beginn vermehrt den Einsatz der erlernten lexikalischen Strategien.

Phase 3

Die Therapeutin „kontrolliert", ob es Tom und dem Kind gelingt, ihre gefundenen Schätze zu benennen und deren Bedeutung zu erläutern und verteilt bei erfolgreichem Einsatz lexikalischer Strategien und geglücktem Abruf je einen Piraten-Stempel. Schatzfotos gibt es in dieser Stunde aufgrund der Art des Wortmaterials nicht.

Phase 4

Die bereits auf Karteikarten schriftlich festgehaltenen Namen der heutigen Schätze werden nun noch um semantische Informationen ergänzt und die Stammform „gehen" mit einem dicken Stift hervorgehoben (Abb. 106). Einsortiert wird wie gewohnt nach dem Alphabet.

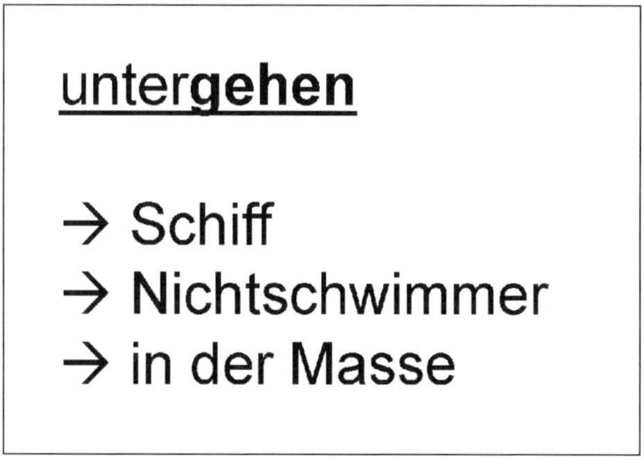

Abb. 106: Beispielhaft gestaltete Karteikarte zum Thema „Präfigierung"

Therapieeinheit zur Präfigierung des Verbs „fallen"

Wortmaterial:

- zwei laminierte Schriftkarten des Verbs „fallen"
- Präfixe in der Kiste: ab-, an-, auf-, aus-, durch-, ein-, ent-, hin-, raus-, rein-, rum-, runter-, über-, um-, ver-, vor-, weg-, zer-, zu-, zurück-
- folgende Präfixe müssen entfernt werden: fort-, hinter-, los-, mit-, rum-, unter-

Zusätzlich: Rätselsätze für die Aktivität in Phase 2 (Onlinematerial)

Vorbereitungen: In der versteckten Schatzkiste befinden sich erneut nur die Präfixe. Die zwei Schriftkarten „fallen", leere Karteikarten und die Schatzsäcke liegen auf dem Tisch bereit sowie die Rätselsätze für die Phase 2.

Phase 1

Die Suche nach neuen Schätzen verläuft genau wie in der letzten Stunde, nur heute mit einem neuen Verb: „fallen".

Phase 2

Selbstelaboration: Nachdem die gefundenen Schätze wie bereits bekannt geklärt wurden, schlägt die Therapeutin Tom und dem Kind vor, mit den neuen Schätzen ein Ratespiel zu spielen.

Aktivität „Ratespiel: Welcher Schatz passt zu diesem Satz: ...?" (Material: Rätselsätze, Onlinematerial): Die Therapeutin liest einen Satz vor. Tom und das Kind dürfen abwechselnd erraten, welcher Schatz zu dem vorgelesenen Satz passt. Kann das Verb nicht sofort erraten werden, darf nach weiteren Tipps, also nach semantischen oder phonologischen Informationen, gefragt werden. Tom demonstriert anfangs verstärkt Schwierigkeiten, um seine Modellfunktion wahrzunehmen.

Strategiedemonstration im Spielverlauf

a *Therapeutin:* „Los geht's! Welcher Schatz passt zu diesem Satz: ‚Sebastian kennt gute Zaubertricks. Alle Zuschauer glauben ihm'?"
Tom: „Alle glauben ihm seine Tricks. Warte mal ... Das heißt doch, er hat sie an der Nase herumgeführt ... sie sind ... irgendetwas mit fallen. Sie sind reingefallen! Reinfallen. Ja! Reinfallen. Sie sind auf seine Tricks reingefallen!"

b *Therapeutin:* „Ja genau! Der nächste Ratesatz (wendet sich dem Kind zu): ‚Alle Leute tragen heute Schwarz. Nur Paula trägt einen bunten Rock'."
Kind: „Mhmm ... Ich weiß nicht so recht ... hinfallen? Nee ..."
Tom: „Mhmm ... Was könnte dir denn helfen, damit es dir einfällt?"
Kind: „Ich überleg' mal, was mit der Paula ist ... Die hat etwas Buntes an ... Jeder sieht die dann, oder Tom? (Tom nickt bestätigend) ... fallen ... Das war mit ‚au' oder?"
Tom: „Ja, ich glaube auch!"
Kind: „Anfallen ... nicht! Auffallen! Ja, das Mädchen fällt dann auf! Ich hab' mich einfach an alles erinnert, was wir vorhin dazu gesagt haben und dann ist es mir wieder eingefallen!"
Tom: „Das hat ja super geklappt! So, ich will den nächsten Ratesatz hören! Mal schauen, ob mir die Tricks auch so gut gelingen!"

Phase 3 und 4

Die beiden letzten Phasen erfolgen nach dem Muster der vergangenen Stunde.

Therapieeinheit zum Thema „Nomina Komposita" (zusammengesetzte Nomen)

Wortmaterial:

- Elf „Startwörter" in der Schatztruhe: Auto, Haus, Tür, Zahn, Fuß, Finger, Regen, Schloss, Gurke, Müll, Kopf.
- Mögliche Beispiele für daraus bildbare Komposita: Haustür, Türschloss, Schlossbrücke, Brückenpfeiler, Löwenzahn, Zahnarzt, Arztkittel, Fingerhut, Fingernagel, Nagelbett, Fußpilz, Fußsohle, Fußboden, Pilzbefall, Bettdecke, Gurkensalat, Salatschüssel, Turnschuhe, Handtuch, Sonnenbrille, Tischbein, Mülleimer, Müllmann, Muskelkater, Federball, Brotmesser, Kleiderschrank, Schneeregen, Regenwolke, Wolkenbruch, Bruchstelle, Regenjacke ...

Zusätzliches Material: 12 Blanko-Karten für die Aktivität in Phase 2

Vorbereitungen: Die Startwörter werden als laminierte Schriftkarten in die Schatzkiste gelegt, welche anschließend im Raum versteckt wird. Die Blanko-Karten werden für die Phase 2 bereitgehalten.

Phase 1

Verständnissicherung: Da heute weiterhin der kreative Wortschatz das Stundenthema sein wird, erinnert Tom an die vergangene Stunde.

> **Aufgabenverständnis sichern**
> *Tom:* „Weißt du noch, wie wir letzte Woche Wörter gebastelt haben und dabei Schätze gefunden haben? Heute möchte ich so etwas Ähnliches machen! Es gibt Wörter, die aus zwei Wörtern zusammengesetzt sind. Zum Beispiel: Haus und Tür. Wenn man das zusammensetzt, wird daraus: Haustür! Verrückt, was? Kennst du auch solche Wörter?"

Tom und das Kind probieren aus, ob vor bzw. nach Haus oder Tür auch andere Wörter passen (Hausdach, Baumhaus, Hochhaus, Türklinke, Türrahmen) und bilden so eine Art Wortdomino. In dieser Sitzung ist ein Schatz gefunden, sobald man beim Zusammensetzen von zwei Nomen auf ein neues, unbekanntes Wort stößt.

Schatzsuche (Material: „Startwörter" und Karteikarten): Die Therapeutin in der Rolle von Tom zieht zuerst ein „Startwort" aus der Schatztruhe und hängt ein neues Wort daran (z.B. Haus – Haustür). Das Kind bildet mit dem letzten Wort des zusammengesetzten Nomens ein neues Wort (z.B. Haustür – Türschloss). Auf diese Weise werden reihum immer neue Komposita gebildet (Türschloss, Schlossgespenst, Gespensterkostüm, Kostümschneider, Schneiderschere usw.; Abb. 107). Wenn jemand ein genanntes Wort nicht kennt oder dessen Bedeutung unklar ist, ruft er laut „Stopp“, denn dann ist ein Schatz gefunden. Gemeinsam wird das „Schatzwort“ auf die linke Hälfte einer Karteikarte geschrieben. Daraufhin geht das Spiel mit einem neuen Wort weiter. Die Therapeutin spielt ebenfalls mit und kann so, falls nötig, schwierigere Items einfließen lassen, um das Finden von Schätzen zu erleichtern oder zu beschleunigen. Die Schatzsuche ist beendet, wenn Tom und das Kind je drei ihnen unbekannte Wörter gefunden haben.

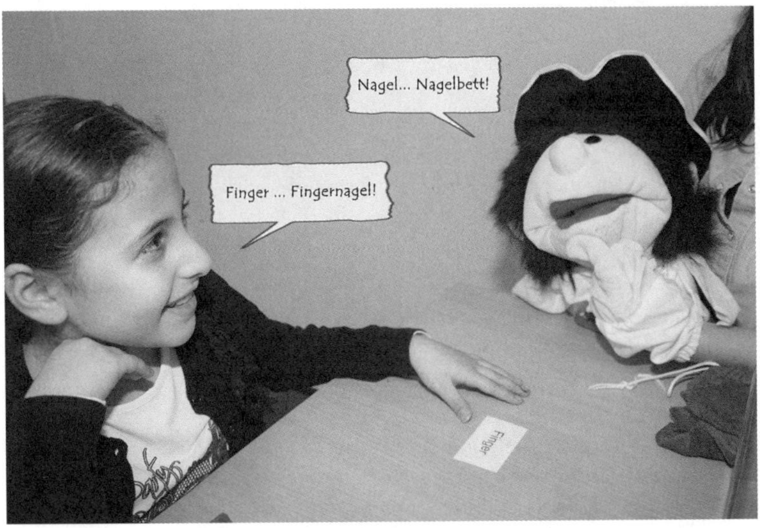

Abb. 107: Schatzsuche mit Nomina Komposita: Aus „Finger“ wird „Nagelbett“ generiert

Phase 2

Selbstelaboration (Material: 12 Blanko-Karten, 1 [Folien-]Stift): Sind genügend Schätze gefunden, kann nun die Elaborationsphase beginnen. Dies geschieht abwechselnd auf bereits bekannte Weise. Dabei werden neben der Bedeutungsklärung die beiden Wortteile des Kompositums mit einem (Folien-)Stift auf zwei der Blanko-Karten geschrieben. Diese dienen gleich als Vorlage für das bekannte Spiel „Memory“.

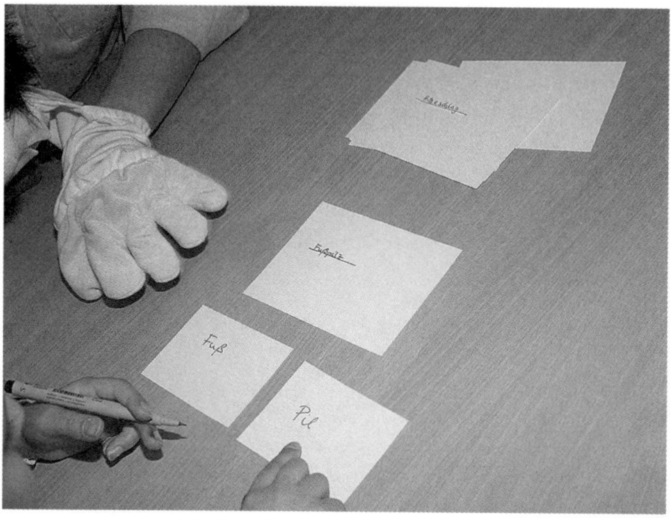

Abb. 108: Vorbereitung der Aktivität in Phase 2 (Memory mit Nomina Komposita)

Aktivität „Memory" (Material: die 12 beschrifteten Karten): Bei dem nun folgenden Spiel bilden die beiden Wortteile des zuvor gefundenen Schatzes (zusammengesetztes Nomen) ein Paar. Es gelten die üblichen Spielregeln.

Strategiedemonstration im Spielverlauf
Tom gelingt es bei einigen Schätzen nicht sofort, das zweite passende Wort zu finden, damit der Schatz wieder zusammengesetzt werden kann. Er fragt die Therapeutin und/oder das Kind nach Tipps.
Tom: „Mhmm ... Pilz. Welches Wort passt denn dazu und ergibt ein neues Wort bzw. einen der Schätze, Frau S.? Ach ja, das war der Fuß! Pilzfuß? Nein. Anders herum! Fußpilz!"

Ebenso ermuntert Tom das Kind bei Schwierigkeiten nach weiteren Tipps zu fragen oder selbst nach Abrufhilfen zu suchen und diese anzuwenden. Sind alle Pärchen gefunden, ist diese Phase beendet.

Da das Thema der kreative Umgang mit Wortmaterial ist, darf dieses auch im Spielverlauf umgesetzt werden: Wird während des Spiels zufällig ein neues zusammengesetztes Nomen gefunden, das zuvor kein Schatz gewesen ist, gilt auch dieses als Paar und darf behalten werden. Das Finden neuer Nomina Komposita ist also zulässig, sodass eventuell „Restkarten" übrig bleiben.

Phase 3

Die Therapeutin „kontrolliert", ob es Tom und dem Kind gelingt, ihre gefundenen Schätze zu benennen und deren Bedeutung zu erläutern und verteilt bei erfolgreichem Einsatz lexikalischer Strategien und geglücktem Abruf je einen Piraten-Stempel.

Phase 4

Auch für die Schätze der heutigen Stunde sind keine Schatzfotos vorhanden. Tom schlägt vor, dass sie die beiden Wörter, aus denen der Schatz gebildet wurde, noch auf die Karte schreiben könnten, zum Beispiel Muskelkater = Muskel + Kater. Anschließend können die neuen Schätze nun noch um semantische Informationen ergänzt und einsortiert werden.

Therapieeinheiten zum Self-Priming – Arbeit mit Mind-Maps

In den letzten drei Therapiestunden werden die Anwendung der gelernten lexikalischen Elaborationsstrategien und der gezielte Einsatz von Abrufhilfen durch das Erstellen vereinfachter Mindmaps für bislang gefundene und elaborierte „Wortschätze" fokussiert. Entsprechend werden in diesen Stunden keine neuen „Schätze" gesucht, es wird mit den bisher erarbeiteten und im Schatzkasten abgelegten Wortschätzen gearbeitet.

Therapieeinheit zur „Mind-Map-Einführung"

Material:

- für Tom: Kastanie, Himmelskörper, Marmelade (Fotos aus den Einführungsstunden, Hyperonyme I und Synonyme I)
- Schatzkasten des Kindes (alle Nomen mit Schatzfoto, andere Schätze werden einfach „überblättert")
- Mind-Map zu dem Begriff „Marmelade" als Beispiel
- Fünf 6-Feldertafeln, blanko (Mind-Maps): zwei für Tom, drei für das Kind

Phase 1

Verständnissicherung: Tom erzählt ganz aufgeregt, dass er sich all seine gesammelten Schätze noch einmal angeschaut und mit Schrecken festgestellt habe, dass ihm die Namen einiger Schätze nicht mehr eingefallen sind und er bei anderen Schätzen die Bedeutung vergessen hat. Er holt drei seiner Schätze hervor, die er in den vergangenen Stunden gesammelt hat und von denen er unglücklicherweise den Namen wieder vergessen hat. Tom will nun natürlich wissen, ob es dem Kind genauso geht.

Schatzsuche: Dazu nehmen sie sich den Schatzkasten des Kindes vor und beginnen bei der ersten Karte, auf der ein Nomen geschrieben und mit einem Foto abgebildet ist. Die Therapeutin zieht den Schatz aus dem Schatzkasten, verdeckt die Schrift, zum Beispiel indem die Karte in einen in der Mitte durchgeschnittenen Briefumschlag gesteckt wird, sodass nur das Foto sichtbar bleibt. Das Kind wird nun gefragt, ob es den Namen zu dem Foto auf der gezogenen Karte noch kennt. Ist der Name nicht mehr abrufbar, wird der Schatz für das nachfolgende Spiel ausgewählt. Auf diese Weise werden drei Schatzkarten aus dem Schatzkasten für das Kind zusammengesucht.

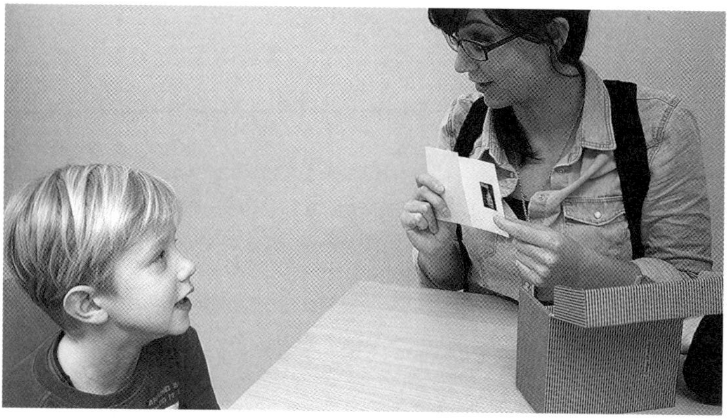

Abb. 109: Schatzsuche in den Mind-Map-Stunden

Phase 2

Einführung: Arbeit mit (vereinfachten) Mind-Maps (Material: Mind-Map zu dem Begriff „Marmelade" als Beispiel): Für die Vermittlung dieser Self-Priming-Strategie wurde bewusst auf eine vereinfachte Form einer Mind-Map zurückgegriffen. Die in umfassenden Mind-Maps vorhandenen Verästelungen und Verknüpfungen der einzelnen Einträge untereinander spiegeln die Struktur des mentalen Lexikons zwar in exakterer Form wider. Jedoch dürfte diese Ausdifferenziertheit die meisten Kinder im Grundschulalter – demnach auch lexikalisch gestörte Kinder – überfordern – zumindest zu Beginn der Arbeit mit dieser Strukturierungsform. Tom zeigt dem Kind daher eine einfache 6-Feldertafel, die er mit noch erinnerbaren semantischen und phonologischen Informationen zu einem seiner mitgebrachten Schätze ausgefüllt hat (Marmelade).

Einführung Mind-Map
Tom: „Das ist eine Art neuer Trick! Das ist eine Mind-Map. Dort habe ich alles aufgeschrieben, was mir zu diesem Schatz, dessen Name ich vergessen hatte, eingefallen ist! Und als ich mir das alles noch einmal durchgelesen habe, fiel mir der Name wieder ein! Marmelade! Cool, nicht wahr? Und genau das will ich für meine anderen zwei Schätze, die ich noch mitgebracht habe, heute auch noch ausprobieren! Mal sehen, ob mir der Name dann auch wieder einfällt!"

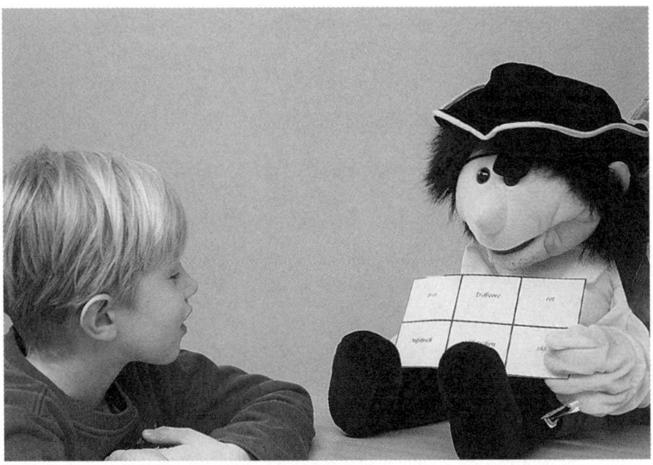

Abb. 110: Toms Beispiel Mind-Map zu seinem Schatz „Marmelade"

Aktivität „Mind-Maps erstellen" (Material: 2 x6-Feldertafeln, blanko): Tom beginnt, für seinen zweiten Schatz eine Mind-Map zu erstellen und versucht möglichst viele Dinge aufzuschreiben, die ihm zu dem abgebildeten Gegenstand einfallen. Wenn das Kind den Schatz von Tom kennt, darf es ihn unterstützen; die Therapeutin weist das Kind aber darauf hin, dass er den Namen nicht sagen darf. Tom will ihn selber herausfinden. Tom blickt ab und an auf die Tipp-Tafel, um zu überlegen, welche Information er noch aufschreiben könnte. Manchmal fragt er auch die Therapeutin nach der Funktion oder dem Anfangsbuchstaben seines Schatzes.

Dann ist das Kind an der Reihe: Auf der Abbildung 111 erstellt das Kind mithilfe von Tom und der Tipp-Tafel seine erste Mind-Map zum Schatz „Abfall/Müll". Tom ermuntert das Kind, die gelernten Fragestrategien einzusetzen oder die Tipp-Tafel zu nutzen, um die lexikalischen Informationen zusammenzutragen. Abwechselnd werden so zu allen Schätzen Mind-Maps erstellt. Ist dies geschafft, werden die Mind-Maps vorgestellt und es wird überprüft, ob der Name des Schatzes nun wieder abrufbar ist.

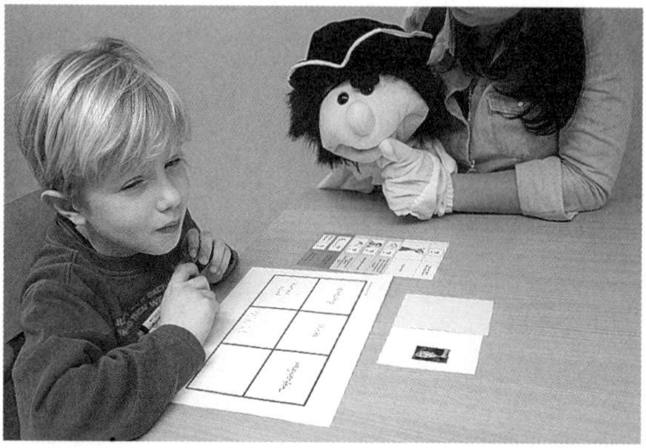

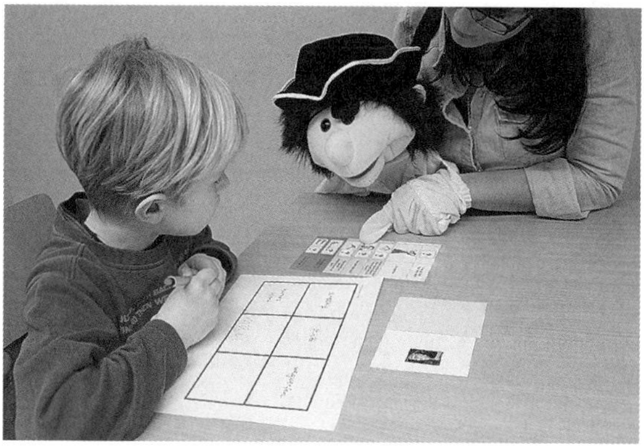

Abb. 111: Die erste Mind-Map

Mind-Maps vorstellen
Tom weiß es wieder.
Tom: „Ach, das war die Kastanie! Die Mind-Map ist wirklich eine gute Hilfe! Ich wende aber besser noch einmal meinen Zaubertrick an, damit das Wort nun in meinem Kopf bleibt! Dann bist du dran!"
Tom unterstützt das Kind auch beim Vorstellen seiner Mind-Maps und gibt ihm – falls nötig – weitere Abrufhilfen und ermuntert es, selbst Abrufhilfen einzusetzen. Falls das Wort immer noch nicht abrufbar ist, schlägt Tom vor, die Therapeutin oder ihn erneut nach dem Namen zu fragen und im Anschluss den Zaubertrick anzuwenden.

Phase 3

Die Therapeutin kontrolliert, ob Tom und dem Kind nun das Benennen und Erklären all ihrer ausgewählten Schätze gelingt. Bei erfolgreichem Abruf oder Strategieeinsatz erhält das Kind pro vorgestelltem Schatz je einen

Schatzstempel. Die bereits fertigen Schatzkarten werden zurück in den Schatzkasten sortiert. Die Phase 4 entfällt somit in dieser und den nächsten beiden Therapieeinheiten.

Therapieeinheit zum „Mind-Map-Bingo"

Material:

- für Tom: Bügeleisen, Gefühle, Kälte (Fotos aus den Einführungsstunden, Hyperonyme II und Antonyme-Nomen)
- Schatzkasten des Kindes (alle Nomen mit Schatzfoto)
- zwei Bingo-Tafeln (Vorlage s. Onlinematerial)
- kleine Zettel für die Aktivität in Phase 2

Phase 1

Verständnissicherung: Tom hat erneut alte Schätze gefunden, deren Namen er vergessen hat. Er holt drei solcher Schätze hervor und will wissen, ob es dem Kind auch so geht.

Schatzsuche: Genau wie in der letzten Woche wird nun im Schatzkasten des Kindes nach drei weiteren Schätzen gesucht, deren Namen das Kind nicht mehr nennen kann (die in der letzten Woche gezogenen Schätze scheiden aus und die Therapeutin fährt mit dem nächstfolgenden Buchstaben fort).

Phase 2

Vorbereitung (Material: 2 Bingo-Tafeln, kleine Zettel, Schatzsack): Tom und das Kind wollen erneut Mind-Maps zu ihren Schätzen erstellen und versuchen, ob ihnen die Namen der Schätze mithilfe der ausgefüllten Mind-Maps wieder einfallen. Heute arbeiten Tom und das Kind aber jeder für sich. Beide versuchen, ihre Mind-Maps gleichzeitig auszufüllen. Tom hat dazu eine neue Vorlage mitgebracht. Diese ist gleichzeitig die im nachfolgenden Spiel zum Einsatz kommende Bingo-Tafel. Bei Schwierigkeiten, alle Felder auszufüllen, helfen sich Tom und das Kind gegenseitig oder fragen die Therapeutin nach weiteren lexikalischen oder phonologischen Informationen (ggf. auch mithilfe der Tipp- Tafel wie auf Abb. 112 dargestellt). Die Therapeutin schreibt die aufgelisteten Informationen aus den Bingo-Tafeln parallel auf kleine Zettel und wirft sie alle in einen Schatzsack (36 Zettel). Sind alle Felder ausgefüllt, wird über das Vorstellen der Mind-Maps der Abruf der Wortformen evoziert.

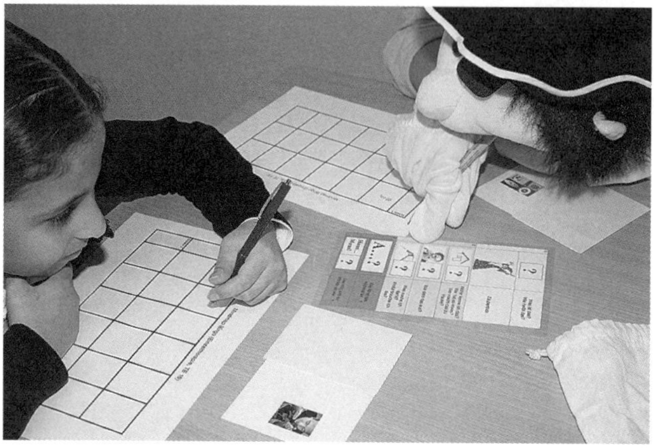

Abb. 112: Vorbereitung der Aktivität „Mind-Map-Bingo“

Aktivität „Mind-Map-Bingo“ (Material: 2 ausgefüllte Bingo-Tafeln, beschriftete Zettel, Schatzsack): Ist der Name des Schatzes gefunden, kann das Spiel „Mind-Map-Bingo“ beginnen. Die Therapeutin erläutert die Spielregeln: Sie zieht einen Zettel aus dem Schatzsack und liest diesen vor. Tom und das Kind müssen gut aufpassen und sich melden, sobald sie einen zu ihren Schätzen passenden Inhalt gehört haben. Damit das Feld angekreuzt werden darf, müssen sie den Namen des Schatzes nennen können. Gelingt ihnen dies nicht auf Anhieb, dürfen sie sich auch an dieser Stelle mit ihren Fragestrategien selbst helfen. Konnten alle Felder einer Reihe angekreuzt werden, wird „Bingo!“ gerufen und die erste Runde ist gewonnen.

Manchmal merken oder wissen Tom oder das Kind nicht, dass ein Zettel passend zu ihrem Schatz vorgelesen wurde. Dann helfen sie sich gegenseitig und überlegen, zu welchem Schatz das Gehörte passen könnte, oder fragen die Therapeutin.

Strategiedemonstration im Spielverlauf

Die erste Runde „Bingo“ beginnt:

Therapeutin: „So, aufgepasst! Ich ziehe nun einen Zettel … Auf dem Zettel steht: Küche! Das braucht man wohl in der Küche!“

Tom: „Küche … Ich hatte doch etwas aus der Küche! Oh ja hier, der Schneebesen war das! In das Feld darf ich ein Kreuz schreiben! Jetzt brauche ich nur noch 5 Kreuze in dieser Reihe!“

Die Therapeutin zieht den nächsten Zettel.

Therapeutin: „‚Verschiedene Länder‘ steht auf diesem Zettel! Wer hat das aufgeschrieben?“

Kind: „Ich! Das war meins! Hier zu dem hier (zeigt auf Nationalitäten)!“

Tom: „Weißt du denn noch, wie dein Schatz hieß?“

Kind: „Natio … Nationatäten … Nee …"
Tom: „Das war so ein langes, schwieriges Wort oder? Wie kannst du dir denn da helfen?"
Kind: „Fragen! Tom, weißt du noch, wie das hieß?"
Tom: „Oh ja, lass mich kurz überlegen … Natio … (macht Betonungsmuster vor). Nationalitäten!"
Kind: „Ah ja, Na-tio-na-li-tä-ten."
Tom: „Toll, du hast es ja in Silben zerlegt! Fällt es dir dann leichter?"
Kind: „Mhm."
Die Therapeutin will gerade vorlesen, was auf dem nächsten gezogenen Zettel steht, als sie die Stimme des Kindes hört.
Kind (murmelnd): „Nationalitäten, Nationalitäten, Nationalitäten. … Ich musste nochmal eben den Zaubertrick machen!"
Therapeutin: „Mensch, das war aber eine tolle Idee! Da hast du gut dran gedacht! Und, hat der Trick geklappt? Wie heißt dein Schatz?"
Kind: „Nationalitäten."
Nach ein paar weiteren Runden ruft das Kind aufgeregt: „Bingo!"
Therapeutin: „Und bei welchem Schatz?"
Kind: „‚Nationalitäten'!"

Phase 3

Nach der Kontrolle durch die Therapeutin erhält das Kind bei erfolgreichem Abruf einen Belohnungsstempel und darf die Schatzkarte zurück in seinen Schatzkasten sortieren (da keine neuen Karteikarten erstellt werden müssen, entfällt die Phase 4).

Therapieeinheit zum „Mind-Map-Wettkampf" und die Verabschiedung von Tom

Material:
- Schatzkasten des Kindes (alle Nomen mit Foto)
- sechs Mind-Map-Vorlagen (9er-Tafeln) für die Phase 2 (Vorlage s. Onlinematerial)

Phase 1

Verständnissicherung und Schatzsuche: In dieser Sitzung wird zum letzten Mal der Schatzkasten des Kindes hervorgeholt und wie in den beiden vergangenen Stunden nach nicht mehr abrufbaren Schätzen durchsucht.

Dieses Mal werden jedoch drei Schätze gesucht, die weder das Kind noch Tom benennen können (es gelten nur Karten, auf denen ein Nomen geschrieben und mit einem Foto abgebildet ist; die bereits in den letzten beiden Stunden wiederholten Schätze scheiden aus). Tom hat also keine eigenen Schätze mitgebracht.

Phase 2

Aktivität „Mind-Map-Wettkampf" (Material: 6 Mind-Map-Vorlagen à 9 Felder): Zwei Mind-Map-Vorlagen mit neun Feldern werden hervorgeholt. Zu dem ersten ausgewählten Schatz erstellen Tom und das Kind nun in Einzelarbeit um die Wette eine Mind-Map. Dabei erinnert diese Aktivität an das bekannte Spielformat „Stadt – Land – Fluss". Die Therapeutin ist der Schiedsrichter. Während des Spiels darf sie gezielt nach semantischen und phonologischen Informationen gefragt werden. Auch die Tipp-Tafel kann zu Hilfe genommen werden, um zu überlegen, welche Informationen memoriert oder erfragt werden können.

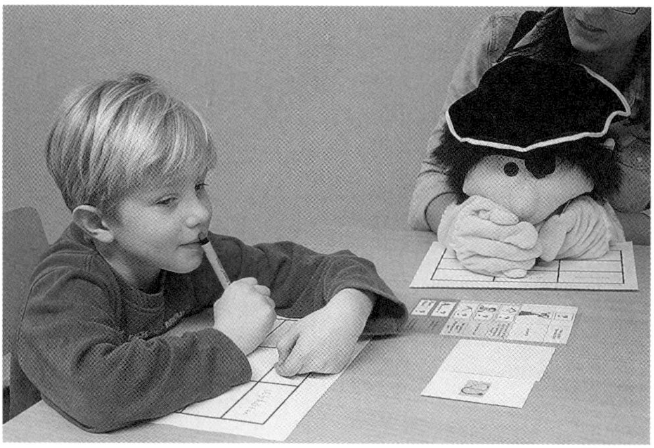

Abb. 113: „Mind-Map-Wettkampf" in der Phase 2 der letzten Therapiestunde

Hat ein Spieler alle Felder ausgefüllt, ruft er „Stopp!" und darf vorlesen, was ihm zu dem Schatz eingefallen ist und was er in die einzelnen Felder eingetragen hat. Wurde von den Mitspielern die gleiche Information aufgelistet, erhält jeder einen Punkt. Wurde eine Information vom anderen Spieler nicht genannt, erhält der erste zwei Punkte. Gemeinsam wird zum Schluss überlegt, ob ihnen das gesuchte Wort nun einfällt. Bei Bedarf und auf Nachfrage gibt Tom dem Kind weitere Abrufhilfen, wendet selbst Fragestrategien oder auch den Zaubertrick zur verbesserten Speicherung an, sobald das Wort bekannt ist.

Die Punktzahl der Spieler und der Sieger der ersten Runde werden notiert (wie in Abbildung 114 für den Schatz „Stethoskop" dargestellt). Dann erfolgt die nächste Runde mit dem nächsten Schatz. Zum Schluss wird der Endpunktstand verglichen und mit zwei Stempeln für den ersten Platz und einem Stempel für den zweiten Platz belohnt.

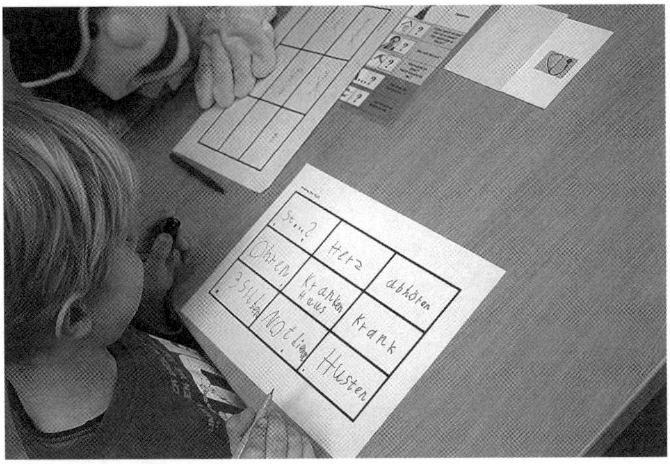

Abb. 114: Auswertung des Mind-Map-Wettkampfs

Phase 3

Ein letztes Mal erfolgt die Kontrolle nach bekanntem Muster. Da es sich ursprünglich um Schätze des Kindes handelt, benennt das Kind die drei Schätze und stellt sie der Therapeutin vor. Tom unterstützt das Kind dabei und ermuntert es, falls nötig, die lexikalischen Strategien anzuwenden, sodass der Abruf gelingt und die Schatzkarten wieder in den Schatzkasten zurückgelegt werden können.

Mit den letzten Belohnungsstempeln dürfte die Stempelvorlage nun ausgefüllt sein, sodass dem Kind feierlich der Schatzkasten mit allen Schätzen und die Wortschatzsammler-Urkunde überreicht werden und sich Tom vom Kind verabschiedet.

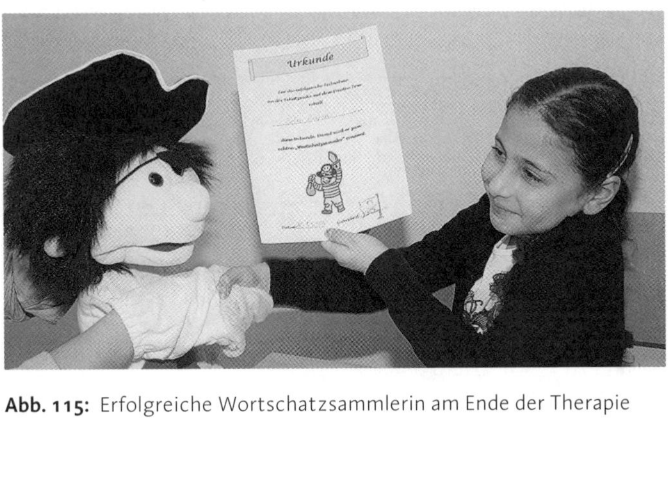

Abb. 115: Erfolgreiche Wortschatzsammlerin am Ende der Therapie

5.5 Der Wortschatzsammler im Unterricht

In den letzten Jahren hat sich gezeigt, dass die Prinzipien der Wortschatzsammler-Therapie erfolgreich in den Unterricht übertragen werden können. Ergebnisse im Rahmen von Machbarkeitsstudien (vgl. Laßmann/Ulrich 2020a für einen Überblick) wurden ergänzt durch Erfahrungen von Lehrerinnen, die bereits Elemente des Wortschatzsammlers in ihren Fachunterricht integriert hatten. Unabhängig davon erschienen Publikationen über den Einsatz des Wortschatzsammlers im Englischunterricht der Grundschule (Schick 2016) und im Fachunterricht in der Sekundarschule (Bastians 2015; 2016). Alle diese Erfahrungen belegen, dass sich die Wortschatzsammler-Prinzipien in den Unterricht der Primar- und Sekundarstufe integrieren lassen, sowohl an Schulen mit dem Förderschwerpunkt Sprache als auch im inklusiven Setting an Regelschulen. Gerade an Regelschulen bietet sich die Implementierung der Wortschatzsammlerprinzipien als Kooperationsprojekt von Förderschul- und Regelschullehrern an: Die Förderschullehrerin gestaltet die Einführungsstunden mit, während die Regelschullehrerin die dabei erlernten Fähigkeiten der Schüler in geeigneten Stunden in der nachfolgenden Zeit aufrecht erhält. Die Einführung von Wortschatzsammler-Prinzipien im Unterricht soll nicht die notwendige Therapie bei Schülern mit lexikalischen Störungen ersetzen. Sie schafft vielmehr insbesondere für sprachentwicklungsgestörte Schüler, aber auch für Schüler mit Lernschwierigkeiten oder Schüler, die Deutsch als Zweitsprache erwerben, Gelingensbedingungen für das Verstehen, Einspeichern und den Abruf der vielen im Fachunterricht auftauchenden Fachwörter.

Basierend auf den Erfahrungsberichten aus der schulischen Praxis sowie den eigenen Machbarkeitsstudien (Laßmann/Ulrich 2020a) wurde an der Universität zu Köln ein strategieorientiertes, unterrichtsintegriertes Förderkonzept entwickelt, das im Rahmen eines DFG-geförderten Forschungsprojektes im Schuljahr 2021/2022 in zweiten Klassen inklusiv arbeitender Grundschulen in NRW umfassend evaluiert wurde (Laßmann/Ulrich 2020b, Ulrich/Laßmann 2020, Ulrich 2021). Publikationen zu den Ergebnissen dieser Evaluationsstudie werden ab 2023 erscheinen.

5.5.1 Lehrereinstellungen zu den neuen Lernstrategien

Bevor das methodische Vorgehen beschrieben wird, sollen einleitend die wünschenswerten Haltungs- und Einstellungskomponenten, die bei den Lehrkräften erreicht werden sollten, beschrieben werden (vgl. auch Ulrich 2018; Ulrich/Marks 2018):

- *Fragen der Schüler positiv bewerten!*

Im Unterricht sind Fragen der Schüler das ideale Mittel zur Erweiterung des Wissens, zum Präzisieren schulischer Inhalte und zur Verständnissicherung.

> **Negative Bewertung des Frageverhaltens:**
> Ein Fachlehrer in der Sekundarstufe sagte zu einer Klassenlehrerin, die bereits erfolgreich eine neue Fragekultur in ihrer Klasse etabliert hatte: „Weißt du, dass du die dümmste Klasse in der ganzen Schule hast?"
> Klassenlehrerin: „Warum denn das?"
> Fachlehrer: „Ist dir noch nicht aufgefallen, wie viele Fragen die stellen?"

Lehrer, die Fragen als Störung empfinden, als negatives Merkmal von vermeintlich unaufmerksamen oder kognitiv überforderten Schülern wahrnehmen, oder gar als Kritik an den eigenen didaktischen Fähigkeiten empfinden, können durch ihre Reaktionen Schüler entmutigen. Negative Reaktionen auf Fragen von Schülern werden das wünschenswerte Frageverhalten auf Dauer unterdrücken. Zudem lassen diese Lehrer ihre Schüler mit ihrem Unwissen und Unverständnis allein. In einer neuen positiv besetzten Fragekultur sollten Fragen in allen Schulformen nicht nur als willkommen ermöglicht, sondern auch immer wieder verstärkt werden.

- *Einspeicherung schwieriger Wortformen unterstützen!*

Bei der Einführung neuer Lerninhalte tauchen immer viele neue, bisher unbekannte Fachwörter auf. Sie müssen nicht nur verstanden werden, sondern sollten von den Schülern auch verwendet werden können. Lehrer werden in der Fachdidaktik darauf vorbereitet, die Wortbedeutung verständnissichernd zu klären. Dazu wird häufig die Bedeutung eines neuen Fachwortes mit vorhandenem Wissen in Beziehung gesetzt. Neben der Erarbeitung der Wortbedeutung ist auch eine gesonderte Beachtung der Wortform unbekannter Wörter notwendig. Diese Forderung überrascht manche Lehrkräfte. Lehrer sollten wissen, dass sprachentwicklungsgestörte Schüler mehrsilbige Wörter (drei und mehr Silben) und Wörter mit Konsonantenclustern schwer einspeichern können. Bei der Vorbereitung einer Schulstunde sollte die Analyse des Wortmaterials schwierige Wortformen identifizieren. Für die Einspeicherung der als schwierig identifizierten Wortformen bietet der Wortschatzsammler methodische Möglichkeiten (s. „Das neue Know-how").

- *Vielfältige Möglichkeiten zur Verwendung neuer Fachwörter schaffen!*

Der erfolgreiche Abruf neu gehörter Fachwörter erfordert nicht nur eine gute Einspeicherung, sondern auch das möglichst häufige Aussprechen der Wörter. Dies gelingt besser in Formen des offenen Unterrichts bzw. in kooperativen Lernformaten, in denen die Verwendung der Wörter einen kommunikativen Zweck erfüllt (z. B. Partner-, Kleingruppen- oder Stationenarbeit).

5.5.2 Methodisches Vorgehen

Die nachfolgend mit konkreten Beispielen ausgeführten methodischen Elemente ermöglichen es, diese nach Klassenstufe und Schulfach zu spezifizieren. Weitere Möglichkeiten der methodischen Umsetzung finden sich bei Ulrich 2018; 2021; Ulrich/Marks 2018; Laßmann/Ulrich 2020a.

- *Einführungsstunden für die wichtigen Strategien*

In allen bisher durchgeführten Projekten hat es sich als sinnvoll und praktikabel erwiesen, die zentralen lexikalischen Strategien verteilt auf mindestens vier Unterrichtsstunden einzuführen. Danach werden die bei den Schülern entstandenen Fähigkeiten in wöchentlich auftauchenden Ritualen oder dafür geeigneten Stunden dauerhaft aufrechterhalten. Geeignete Phasen finden sich vor allem zu Beginn neuer Unterrichtsreihen insbesondere im Deutsch-, Mathematik- und Sachunterricht. Zu diesem Zeitpunkt tauchen für die Schüler vermehrt unbekannte Wörter auf. Alternativ kann die Einführung der lexikalischen Strategien auch mit Wortmaterial erfolgen, das nicht an ein Schulfach oder einen Lerninhalt gebunden ist. Dazu können z. B. die Fotos der Einführungsstunden des Schulalter-Formats verwendet werden.

Erste Einführungsstunde
Die Lehrerin hat Tom in die erste Einführungsstunde mitgebracht und stellt ihn der Klasse als neues Mitglied vor. Tom erzählt, dass für ihn das Schönste ist, wenn er neue Wörter findet, die er bisher nicht kennt, und von denen er nicht weiß, was sie bedeuten. Für ihn sind solche neuen Wörter Schätze – er ist ein Wortschatzsammler. Die Lehrerin erzählt den Schülern, dass Tom auch viele Tricks kennt, wie man sich neue Fachwörter gut merken kann und wie man herausfindet, was sie bedeuten. Er weiß auch, was man tun kann, damit die Wörter einem wieder einfallen, wenn man sie vergessen hat. Direkt danach findet Tom exemplarisch bereits ein, zwei Schätze.

Im Beispiel unterstützt die Lehrerin mit Tom die Einführung der neuen Strategien. Andere Lehrer haben dies auch ohne Handpuppe versucht und dabei die Erfahrung gemacht, dass es gerade in der Grundschule sehr sinnvoll ist, wenn die neuen Strategien nicht nur erklärt werden, sondern an ein Medium gebunden sind, das als Vorbild dient. Dies kann aber auch eine andere Figur (z. B. das Klassenmaskottchen) oder ein Bild eines Forschers mit Lupe oder eines Detektivs mit Fernglas sein.

- *Der neue Blick/das wache Ohr: Selbstevaluationsstrategie*

Direkt im Anschluss an die Einführung der Wortschatzsuche durch Tom und die Lehrerin sollte diese mit allen Schülern erfolgen.

Wortschatzsuche in der ersten Klasse
Die Lehrerin einer ersten Klasse verteilte an alle Schüler ein Blatt mit Zootieren. Die Aufgabe besteht darin, die Bilder von den Tieren auszumalen, deren Namen sie nicht kennen, und dabei die ersten Schätze zu sammeln (z. B. Nilpferd, Koala, Flamingo, Antilope, Gepard).

- *Der neue Mut: Fragestrategien*

Sowohl das Entdecken von unbekannten Wörtern als auch das angstfreie Mitteilen dieser sollte positiv besetzt werden (Wer hat die meisten neuen Wörter gefunden?) Die Schüler sollen zu „Begriffsjägern" (Seiffert 2012) oder zu „Fachwortkommissaren" (Bastians 2015) werden. Tom wird immer wieder vielfältige Fragen zur semantischen und phonologischen Elaboration stellen, an denen sich die Schüler orientieren können.

In einer Machbarkeitsstudie im Geometrieunterricht hat es sich als sinnvoll erwiesen, die allgemein formulierten Fragen zur semantischen Elaboration auf der Tipp-Tafel durch spezifische Frageformen zu ergänzen (z. B. Frage nach Kanten, Winkel, Flächen).

Das Frageverhalten sollte nicht auf Fragen an Tom oder die Lehrerin reduziert werden, sondern zu einer Frage- und Antwortkultur zwischen den Schülern ausgeweitet werden. Dazu sollten die Fragestrategien insbesondere in kooperativen Lernformaten eingesetzt werden.

Das neue Know-how: Einspeicher- und Abrufstrategien

Nachdem der „neue Blick“ und der „neue Mut“ bei den Schülern etabliert wurden, zeigt und erklärt Tom seine Tricks für schwierige Wörter. Nach den Fragestrategien (1. Einheit) tauchen jetzt die Einspeicherstrategien für schwierige Wörter auf (Silben-Trick, Zaubertrick, Schreib-Trick). Wichtig ist, dass diese Einspeicherstrategien mit den klar definierten Indikationen verbunden werden. Der Silben-Trick eignet sich für das Vereinfachen und vereinfachte Einspeichern mehrsilbiger Wörter. Der Zaubertrick hilft, wenn den Schülern ein bereits eingespeichertes Wort nicht eingefallen ist. Variationen des Zaubertricks sind das abwechselnde Sprechen des Wortes Lehrer/Tom – Schüler („Spiegel-Trick“, Schick et al. 2016) oder das mehrfache Chorsprechen der ganzen Klasse bei besonders schwierigen Wörtern (Seiffert 2012). Der Schreib-Trick unterstützt Schüler dabei, neben der Lautstruktur auch die korrekte Schreibweise eines Wortes einzuspeichern. Dies ist vor allem für Wörter bedeutsam, deren Orthografie nicht regelhaft ist.

Tom gibt den Schülern auch Ideen, wie sie sich selbst Abrufhilfen geben können (Self-Priming): „Was fällt dir dazu noch alles ein? Frag mich doch, mit welchem Buchstaben das Wort anfängt?“

Alle Strategien werden sowohl als Klassenposter als auch auf einer kleinen Tipp-Tafel, welche die Schüler als Spickzettel an ihrem Arbeitsplatz zur Verfügung haben, festgehalten.

Sicherung der gefundenen Schätze

Gefundene Schätze können entweder in einer Klassenschatztruhe gesammelt oder als Individualschätze in Schülerschatzhefte geklebt oder (ab zweiter Klasse) geschrieben werden. Zu Beginn einer neuen Unterrichtsreihe sollten sie ähnlich eines Wortspeichers an der Tafel oder einer Pinnwand notiert werden. So unterstützt die wahrgenommene Schriftform des neuen Wortes die Einspeicherung des gehörten Wortes.

Aufrechterhaltung der eingeführten Strategien

Mittelfristiges Ziel ist es, dass das positiv besetzte Fragen selbstverständlicher Teil des Unterrichts in allen Schulfächern wird. Das Gleiche gilt für die Beachtung schwieriger Wörter und die dabei erfolgende Hilfestellung durch die Einspeicherstrategien. Um dieses Ziel zu erreichen, ist es sinnvoll, in geeigneten Stunden regelmäßig die von Tom gelernten Strategien in den Mittelpunkt der Anwendung zu stellen und dadurch wieder aufzufrischen.

In einer Grundschulklasse wird die Anwendung der Strategien jeweils in der „Rechtschreibwerkstatt"-Stunde umgesetzt. Neu entdeckte Wörter dürfen gemeldet werden. Jeder Schüler erhält für den Einsatz von Frage- und Einspeicherstrategien Punkte auf seiner individuellen Punktekarte. Alle Punkte der Schüler werden am Ende zusammengezählt. Ab einem bestimmten Punktestand der Klasse kann dieser in einen Handlungsverstärker (ZfbA = Zeit für bevorzugte Aktivitäten) umgewandelt werden. Diese Vorgehensweise verlagert den Fokus von der Verstärkung des vorhandenen Wissens auf die Verstärkung der von Schülern angewandten Strategien, sich selbst Wissen anzueignen.

In anderen Klassen wurde als ritualisierte Stunde die Montag-Morgenrunde gewählt, in der jeder Schüler einen am Wochenende gefundenen Wortschatz präsentiert. Diese Schätze werden anschließend von den anderen Schülern mit der Tipp-Tafel elaboriert. Eine andere Variante besteht darin, dass jeweils abwechselnd drei Schüler eine Begebenheit vom Wochenende erzählen dürfen und die zuhörenden Schüler überlegen, ob im Gehörten ein unbekanntes Wort (ein Schatz) auftaucht.

5.5.3 Der Wortschatzsammler – Methodik für die Vermittlung von Lernstrategien

Die skizzierten Vorgehensweisen etablieren Strategien, die sich an den Prinzipien „Neuer Blick", „Neuer Mut" und „Neues Know-how" orientieren, und machen sie für schulisches Lernen fruchtbar. Die Fokussierung von Strategien sowie selbstregulierendem Lernen im Rahmen der Wortschatzarbeit an Schulen (z. B. im sprachsensiblen Unterricht) wird bereits seit vielen Jahren postuliert und entspricht den in Lehrplänen der Bundesländer formulierten Kompetenzerwartungen (z. B. Ministerium für Schule und Bildung des Landes Nordrhein-Westfalen 2021; Kultusministerkonferenz 2015; vgl. auch Apeltauer 2010; 2012; Brandt/Gogolin 2016; Gaigulo 2022; Killus 2018; Leisen 2013; Lauth/Schlottke 2019; Stebner et al. 2015; Ulrich/Marks 2018). So empfehlen Brandt und Gogolin (2016), Schülern Strategien zu vermitteln, mit denen sie sich bei der Wortschatzarbeit autonom weiterhelfen können. Bedauerlicherweise finden sich verbunden mit derartigen Zielen häufig keine oder nur vage formulierte methodische Hinweise, wie die Strategien im Unterricht aufgebaut und aufrechterhalten werden können. Diese methodische Lücke kann durch die Implementierung der Wortschatzsammler- Prinzipien in den Unterricht geschlossen werden.

5.6 Evidenz

5.6.1 Interventionsstudien

In Kapitel 4.5 wurde bereits auf die Notwendigkeit hingewiesen, sprachtherapeutische Methoden hinsichtlich ihrer Effektivität und Effizienz zu evaluieren. Es wurde deutlich, dass es für die Wirksamkeit lexikalischer Therapiemethoden kaum empirische Evidenz gibt.

Vor diesem Hintergrund entwickelte Motsch (2008) die in den vorangegangenen Abschnitten ausführlich beschriebene lexikalische Strategietherapie „Der Wortschatzsammler“, die in zwei groß angelegten Studien evaluiert werden sollte. Die stärkste Evidenz liefert eine randomisierte und kontrollierte Studie (Randomized Controlled Trial, RCT). RCT-Untersuchungen stellen das qualitativ hochwertigste Studiendesign („Goldstandard“, Motsch 2017) dar, dessen Ergebnisse größtmögliche Evidenz (Evidenzlevel I, Oxford Centre for Evidence-based Medicine (CEBM) 2009) besitzen. Vor der Durchführung einer großen Interventionsstudie ist es jedoch angeraten, ein neu entwickeltes Therapieformat zunächst in Machbarkeitsstudie(n) hinsichtlich der methodischen Umsetzbarkeit sowie der Akzeptanz aufseiten der Klienten und der Therapeuten zu erproben und gegebenenfalls zu modifizieren.

Die Effektivität und Effizienz der Wortschatzsammler-Therapiemethode wurde daher sowohl im Rahmen von Machbarkeitsstudien (Zimmermann 2009; Tietig 2011) als auch anhand der beiden größten Interventionsstudien im nationalen wie im internationalen Raum untersucht (für einen Überblick: Marks 2018). In den letzten Jahren sind zahlreiche weitere (Einzel-)Fallstudien im Rahmen von studentischen Abschlussarbeiten an den Universitäten in München und Köln entstanden, die unterschiedliche Teilfragestellungen bearbeiteten und zur Optimierung und möglichen Anpassung des Konzepts an weitere Zielgruppen beitragen. Eine Zusammenfassung der Ergebnisse dieser Studien ist in Vorbereitung.

Im Folgenden sollen überblicksartig die zentralen Ergebnisse der beiden randomisierten und kontrollierten Gruppenuntersuchungen dargestellt werden (für eine ausführlichere Darstellung siehe Ulrich 2012; Motsch/Ulrich 2012a und b; Motsch/Marks 2015a und b; Motsch/Marks 2016; Marks 2017).

5.6.2 Randomisierte und kontrollierte Studie im Vorschulalter

In der ersten Interventionsstudie mit lexikalisch gestörten Vorschulkindern wurde im Zeitraum von 2009 – 2012 die Effektivität der Wortschatzsammler-Methode für das Vorschulalter untersuch (Motsch/Brüll 2009). Neben der grundsätzlichen Frage, ob eine lexikalische Strategietherapie im Vorschulalter überhaupt effektiv durchführbar wäre, zielte die Studie auf den Vergleich der Therapieeffekte der Wortschatzsammler-Methode mit denen einer „traditionellen" Elaborationstherapie. Hierzu wurde eine semantisch-phonologische Elaborations- und Abruftherapie, der „Wortschatzfinder" entwickelt (Kap. 4.2). Diese Methode stellte den damaligen „State of the Art" der sprachtherapeutischen Methoden bei lexikalischen Störungen dar. Die Forschungsfragen waren:

- **a** Werden mit der strategieorientierten Therapiemethode „Der Wortschatzsammler" größere Generalisierungseffekte auf ungeübtes Wortmaterial erzielt als mit der traditionellen Elaborationstherapie?
- **b** Führt die strategieorientierte Therapiemethode „Der Wortschatzsammler" zu vergleichbaren unmittelbaren Therapieeffekten auf das geübte Wortmaterial?

Neben dem Vergleich der beiden Therapiemethoden untereinander wurden beide Gruppen mit einer Kontrollgruppe verglichen, deren Kinder keine spezifische therapeutische Unterstützung erhielten.

An der Studie nahmen 82 Kinder im Alter zwischen 3;9 und 5;1 Jahren (M = 4;4 Jahre) teil. Alle Kinder hatten einen Therapiebedarf im lexikalischen Bereich (T-Wert ≤40 im AWST-R, Kiese-Himmel 2005). Die Kinder wurden randomisiert – also zufällig – einer der drei Versuchsgruppen zugeteilt:

- **a** Experimentalgruppe 1 (EG 1, n = 27): Strategietherapie „Wortschatzsammler"
- **b** Experimentalgruppe 2 (EG 2, n = 28): Elaborationstherapie „Wortschatzfinder"
- **c** Kontrollgruppe (KG, n = 27): keine spezifische therapeutische Intervention

Im Rahmen der Interventionsstudie erhielten die Kinder der beiden Experimentalgruppen dreimal wöchentlich je 30 Minuten Einzeltherapie über einen Zeitraum von insgesamt fünf Wochen (insgesamt also 15 Therapieeinheiten inklusive Elterntermine). Alle Kinder – auch die Kinder der Kontrollgruppe – erhielten darüber hinaus ein- bis zweimal wöchentlich eine allgemeine Sprachförderung durch die Erzieherinnen ihrer Kita im Rahmen der Sprachfördermaßnahmen des Landes NRW.

Der langfristige Generalisierungseffekt der sprachtherapeutischen Intervention auf ungeübtes Wortmaterial wurde anhand des Zuwachses im aktiven Wortschatztest AWST-R (Kiese-Himmel 2005) sechs und zwölf Monate nach Abschluss der Intervention erfasst. Der unmittelbare Therapieeffekt wurde durch einen Vergleich der Benennleistung der Therapieitems vor und unmittelbar nach Abschluss der Therapie sowie sechs und zwölf Monate nach Abschluss der Intervention gemessen.

Ergebnisse

Im Vergleich der beiden Therapiemethoden zeigte sich in mehreren Bereichen eine Überlegenheit der strategieorientierten Therapie „Der Wortschatzsammler" gegenüber der traditionellen Elaborations- und Abruftherapie.

Über alle Testzeitpunkte hinweg (Posttest 1 [sechs Monate nach Interventionsende] und Posttest 2 [ein Jahr nach Interventionsende]) zeigten die Kinder der „Wortschatzsammler"-Therapie signifikant bessere aktive Wortschatzleistungen als die Kinder der Elaborationstherapie.

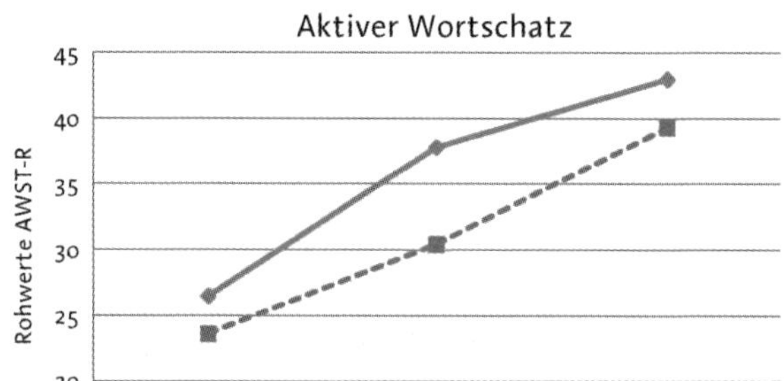

	Vortest	6 Monate nach Therapie	12 Monate nach Therapie
EG1 (n=26)	26,5	37,85] *	43,04
EG2 (n=27)	23,67	30,48	39,37

Abb. 116: Langfristige Generalisierungseffekte für die beiden Therapiemethoden, *: $p < .05$, t-Test für unabhängige Stichproben, zweiseitig

Statistisch signifikant war dieser Unterschied beim Posttest, der sechs Monate nach Abschluss der Therapie durchgeführt wurde. Hier erreichten die Kinder der Wortschatzsammler-Gruppe mit einem mittleren Rohwert im AWST-R von 37,85 ein signifikant besseres Ergebnis als die Kinder der Wortschatzfinder-Gruppe mit einem Wert von 30,48 (Abb. 116).

Darüber hinaus zeigte sich die Überlegenheit der Strategietherapie „Der Wortschatzsammler" auch anhand des unmittelbaren Therapieeffekts: So wurde nur mit der Strategietherapie ein langfristig stabiler Lerneffekt für die Wörter des exemplarischen Therapiewortschatzes erzielt (Abb. 117).

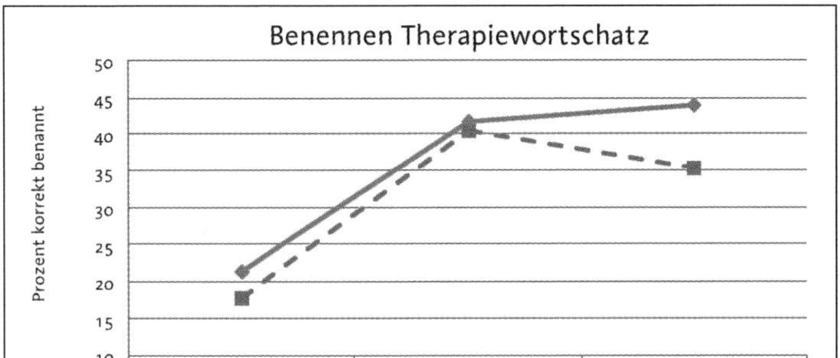

	Vortest	direkt nach Therapie	12 Monate nach Therapie
EG1	21,44	41,77	43,98]*
EG2	17,85	40,57	35,44

Abb. 117: Unmittelbare Therapieeffekte für die beiden Therapiemethoden, *: $p < .05$, t-Test für unabhängige Stichproben, zweiseitig

Im Vergleich zur Kontrollgruppe erreichten die Kinder beider Experimentalgruppen zwar bessere Werte im aktiven Wortschatztest, ein statistisch signifikanter Unterschied zur Kontrollgruppe konnte aber nur in der „Wortschatzsammler"-Gruppe zwölf Monate nach Abschluss der Intervention nachgewiesen werden. Während in der Kontrollgruppe vor allem Kinder mit guten kognitiven Fähigkeiten von der allgemeinen Sprachförderung profitierten, zeigte sich in den beiden Experimentalgruppen der Zuwachs im aktiven Wortschatzumfang unabhängig von Faktoren wie nonverbaler Intelligenz oder der Kapazität der phonologischen Schleife. Offensichtlich ist also ausschließlich eine spezifische und individuelle therapeutische Intervention in der Lage, eine ausreichende Kompensation der Risikofaktoren bzw. erschwerenden Sprachlernbedingungen spracherwerbsgestörter Kinder zu gewährleisten. Kinder mit leicht unterdurchschnittlichen kognitiven Fähigkeiten (IQ zwischen 73 und 84) profitierten in gleichem Maße von der „Wortschatzsammler"-Therapie wie Kinder mit durchschnittlicher nonverbaler Intelligenz (IQ zwischen 85 und 120). Ebenso waren Einschränkungen im Bereich des phonologischen Arbeitsgedächtnisses kein Hindernis für den Profit von der „Wortschatzsammler"-Therapie. Kinder mit einem quantitativen Wortschatzdefizit profitierten in gleichem Maße von der „Wortschatzsammler"-Therapie wie Kinder mit einer qualitativen lexikalischen Störung im Sinne einer vorrangigen Abrufproblematik (Ulrich 2012).

Zusammenfassend konnte im Rahmen dieser Interventionsstudie gezeigt werden, dass die lexikalische Strategietherapie „Der Wortschatzsammler" bereits mit vierjährigen Kindern sinnvoll und effektiv durchführbar ist. Es wurden zudem erste Hinweise auf eine Überlegenheit gegenüber traditionellen lexikalischen Therapiemethoden gefunden, deren genauere Untersuchung Gegenstand weiterer Interventionsstudien sein soll. Diese Überlegenheit wurde erreicht nach nur 6,5 Stunden Therapiezeit (13 × 30 Minuten), was als bemerkenswerte Effizienz (Wirtschaftlichkeit) zu bewerten ist.

5.6.3 Randomisierte und kontrollierte Studie im Schulalter

Die nachgewiesene Wirksamkeit der „Wortschatzsammler"-Therapiemethode für das Vorschulalter lieferte den Anlass, das bestehende Therapiekonzept theoriegeleitet an die spezifischen Bedarfe und Fähigkeiten der nachfolgenden Altersgruppe der Grundschulkinder zu adaptieren (Kap. 5.3) und hinsichtlich seiner Wirksamkeit zu überprüfen.

In der international größten, randomisierten und kontrollierten Interventionsstudie in diesem Bereich (Motsch/Marks 2013) wurden 2012–2015 folgende Forschungsfragen untersucht:

- **a** Können bei Schülern einer Grundschule mit dem Förderschwerpunkt Sprache durch das veränderte „Wortschatzsammler"-Konzept langfristige Generalisierungseffekte auf ungeübtes Wortmaterial (in unterschiedlichen Aufgabenformaten) erreicht werden?
- **b** Welchen Nutzen haben mehrsprachige Schüler von der „Wortschatzsammler"-Therapie in der L2 und in der L1?
- **c** Wie effektiv ist das „Wortschatzsammler"-Therapiekonzept im Schulalter im Einzelsetting und im Kleingruppensetting?

Insgesamt nahmen 153 Schüler im Alter zwischen 8;6 und 10;0 Jahren (M = 9;6 Jahre) (davon n = 78 mehrsprachig) aus zwölf Förderschulen mit dem Förderschwerpunkt Sprache in NRW an der Studie teil. Alle Schüler hatten einen Therapiebedarf im lexikalischen Bereich, der für diese Altersgruppe über den Wortschatz- und Wortfindungstest für 6- bis 10-Jährige (T-Wert ≤40 im WWT 6–10; Glück 2011) ermittelt wurde. Die teilnehmenden Schulkinder wurden randomisiert drei Untersuchungsgruppen zugeordnet:

- **a** Experimentalgruppe 1 (EG 1, n = 40): Strategietherapie „Der Wortschatzsammler" im Einzelsetting (30 Minuten wöchentlich); regulärer sprachtherapeutischer Unterricht an der Förderschule
- **b** Experimentalgruppe 2 (EG 2, n = 36): Strategietherapie „Der Wortschatzsammler" im Kleingruppensetting (n = 2, 45 Minuten wöchentlich); regulärer sprachtherapeutischer Unterricht an der Förderschule
- **c** Kontrollgruppe (KG, n = 77): keine spezifische Strategietherapie; regulärer sprachtherapeutischer Unterricht an der Förderschule

In den Experimentalgruppen fanden in den ersten beiden Interventionswochen zwei Einheiten pro Woche statt. Ab der vierten Therapieeinheit wurde zusätzlich eine therapeutische Hausaufgabe eingeführt (Kap. 5.3).

Die Effekte der lexikalischen Strategietherapie (EG) wurden über normierte Testverfahren, die unterschiedliche lexikalische Fähigkeiten erfassen, in einem Prä-Post-Test-Design (T1-Intervention-T2) mit den Effekten der KG verglichen. Zum Einsatz kamen der Bildbenenntest WWT 6–10 in der Standardversion (Glück 2011), zwei Untertests aus dem P-ITPA (Esser et al. 2010: Untertests „Analogien" und „Wortschatz"), ein Untertest aus dem SET 5 – 10 (UT 4: „Handlungssequenzen"; Petermann 2012). Durch einen Follow-up-Test (T3) vier Monate nach Interventionsabschluss wurden mögliche (langfristige) Generalisierungseffekte gemessen. Auf die Überprüfung des geübten Wortmaterials wurde verzichtet. Für eine Subgruppe der mehrsprachigen Probanden wurde zudem der Wortschatzumfang in der nicht deutschen Sprache (hier: türkisch, WWT 6–10) sowie der totale Wortschatzumfang vor und vier Monate nach Interventionsabschluss erfasst.

Ergebnisse

Die Ergebnisse der Interventionsstudie zeigen, dass sowohl durch traditionelle lexikalische Fördermaßnahmen an den Förderschulen als auch durch die neue lexikalische Strategietherapie Verbesserungen in verschiedenen lexikalischen Fähigkeiten in normierten Verfahren erreicht werden können. Die Ergebnisse bekräftigen darüber hinaus einen Vorteil aufseiten des strategieorientierten Therapieansatzes in Bezug auf die gewählten, quantitativ messbaren Zielvariablen für ein- und mehrsprachige Kinder sowie im Einzel- und im Kleingruppensetting.

Die Probanden, die die neu entwickelte Therapie erhalten haben, können sowohl ihre Benennleistungen als auch weiterführende lexikalische Fähigkeiten wie die Analogiebildung, Assoziations-, Satzergänzungs- und Satzverständnisleistungen in statistisch bedeutsamem Maße stärker verbessern (Ausnahme: in Bezug auf die Satzverstehensleistungen zeigte sich bei der mehrsprachigen Subgruppe kein Effekt der Strategietherapie). Da es keine Überschneidungen des Therapiewortschatzes mit den Zielitems der Testverfahren gab, kann hier von einem Generalisierungseffekt auf ungeübtes Wortmaterial ausgegangen werden. Die Verbesserungen in den weiterführenden lexikalischen Leistungen, die über den Einzelwortabruf hinausgehen, wurden in bisherigen Interventionsstudien eher vernachlässigt und liefern wertvolle Erkenntnisse, da lexikalische Störungen im Alltag häufiger im natürlichen Diskurs auftreten als auf Einzelwortebene (wie es im Format des Bildbenennens der Fall ist). Erste Tendenzen eines Transfers auf die nicht behandelte Sprache konnten ebenfalls festgestellt werden. Der Nutzen der Strategietherapie wird dadurch weiter bekräftigt.

Die mehrsprachigen Probanden verbesserten sich im Vergleich zu den einsprachigen trotz reduzierter Inputzeit im Deutschen und einem geringeren lexikalischen Vorwissen in beiden Untersuchungsgruppen tendenziell in etwas höherem Maße als die einsprachigen Schüler. Die Strategietherapie scheint jedoch insbesondere für die einsprachigen Kinder Kompensationsmechanismen auszulösen, wodurch einer Stagnation der lexikalischen Entwicklung im Falle eines Aussetzens sprachheilpädagogischer oder sprachtherapeutischer Maßnahmen entgegengewirkt werden kann und eher ein selbstständiges Lernen angestoßen wird als durch traditionelle Fördermaßnahmen.

Vermeintlich ungünstigere Ausgangsbedingungen, wie niedrigere nonverbale Verarbeitungsleistungen, ein in größerem Ausmaß eingeschränktes phonologisches Arbeitsgedächtnis oder ein niedrigeres Startniveau im expressiven Wortschatz, haben sowohl bei den ein- als auch den mehrsprachigen Kindern aller Untersuchungsgruppen keinen bedeutsamen negativen Einfluss auf den Leistungszuwachs genommen. Insbesondere in den EGs zeigt sich tendenziell sogar, dass sich diese Probanden in mindestens gleichem bis sogar größerem Maße weiterentwickeln konnten als ihre Mitschüler der Kontrollgruppe mit „besseren" Lernbedingungen. So gelang es den einsprachigen Probanden der EG, die hier weit unterdurchschnittliche Leistungen aufwiesen, ihren expressiven Wortschatz in vergleichbarem Umfang zu erweitern wie die Kinder der KG, die durchschnittliche Leistungen im phonologischen Arbeitsgedächtnis aufwiesen. Dies deutet auf einen Vorteil der Strategietherapie vor allem für Kinder mit vermeintlich ungünstigeren Ausgangsbedingungen hin. Bei den mehrsprachigen Probanden konnte an der Subgruppe der türkisch-deutschsprachigen Schulkinder zudem gezeigt werden, dass die wortschatzschwächsten Kinder dieser Stichprobe besonders von der Strategietherapie profitierten.

Die Ergebnisse der vorliegenden Studie bekräftigen darüber hinaus, dass ein Aufholen lexikalischer Leistungen mit steigendem Alter tendenziell mehr Therapiezeit in Anspruch nimmt. Bei einem deutlich niedrigeren T-Wert im aktiven Wortschatztest vor Studienbeginn im Vergleich mit den Vierjährigen der Studie von Motsch und Ulrich (2012 a, b) erreichten weniger Kinder der EG im Follow-up einen T-Wert > 40. Es wird deutlich, dass es für Kinder im Grundschulalter herausfordernder ist, innerhalb einer bestimmten Therapiezeit das Wortschatzniveau ihrer Peers zu erreichen und sie dafür mehr Wörter aufholen müssen als jüngere Kinder. Die Effekte wurden hier in 10 Stunden Therapiezeit (EG 1) resp. 7,5 Stunden Therapiezeit/Schüler (EG 2) erreicht. Weitere Analysen lieferten Hinweise auf eine nicht zu unterschätzende Relevanz der Transferarbeit und der Unterstützungsmöglichkeiten durch das schulische Umfeld, wodurch die Effektivität der Therapie weiter gesteigert werden könnte (Marks 2017; vgl. auch Kap. 5.4).

Die bisherigen Ergebnisse machen insgesamt deutlich, dass die lexikalische Strategietherapie „Der Wortschatzsammler“ sowohl für den Vorschul- als auch den gesamten Primarstufenbereich ein effektives und effizientes Behandlungskonzept bietet.

6 Ausblick

Wir haben in der Therapieforschung bezüglich des Wortschatzsammlers einen Zwischenstand erreicht, der uns diese Publikation ermöglicht. In Zukunft sind wir für alle Rückmeldungen aus der Praxis dankbar, weil sie uns ermöglichen, das Therapieformat sukzessive zu verbessern, um den Bedürfnissen lexikalisch gestörter Kinder noch besser gerecht werden zu können. Diese Optimierung stellt für uns eine Herausforderung dar, weil es durchaus noch mehrere offene Forschungsfragen gibt, von denen abschließend einige genannt werden sollen:

- **Kognitive Fähigkeiten:** Lässt sich die im Vorschulalter nachgewiesene Effektivität für kognitiv schwächere Kinder auch für Kinder im Schulalter nachweisen?
- **Mehrsprachigkeit:** Profitieren auch mehrsprachige Vorschulkinder in gleicher Weise oder – wie im Schulalter nachgewiesen – deskriptiv betrachtet sogar stärker von der Strategietherapie im Vergleich zu monolingual deutsch aufwachsenden gleichaltrigen Kindern? Gibt es auch positive Transfereffekte auf die nicht deutsche Sprache?
- **Therapie-Setting:**
  - **Zeitraum/Frequenz:** Lässt sich die Effektivität des Wortschatzsammlers, die bereits durch die Kurzzeitintervention (fünf Wochen) im Vorschulalter nachgewiesen wurde, erhöhen, indem die Therapiefrequenz auf wöchentliche Termine über einen längeren Zeitraum verändert wird (z. B. ein halbes Jahr)?
  - **Einzel- versus Kleingruppentherapie:** Der Wortschatzsammler wurde entwickelt als Individualtherapie, wobei es uns gelungen ist nachzuweisen, dass die Effektivität in Kleingruppen von zwei Kindern mindestens gleich hoch ist. Variationen des Settings der lexikalisch gestörten Kinder in zukünftigen Interventionsstudien können nicht nur die bereits vorhandene Evidenz erhöhen, sondern auch zu einer Flexibilisierung der Therapiepläne beitragen.
- **Effekte auf Satzebene:** Ermutigend war die Feststellung, dass die Effekte der Wortschatzsammler-Therapie auch zu Verbesserungen des Sprachverständnisses auf Satzebene führten.

  Dies wirft die Frage auf, ob es zielführend sein könnte, bei Kindern mit rezeptiven Störungen (Amorosa/Noterdaeme 2003), die trotz Erfolgen auf Wortebene persistierende Sprachverständnisprobleme auf Satzebene zei-

gen, im Anschluss an die Wortschatzsammler-Therapie Elemente eines „Comprehension-Monitoring"-Ansatzes anzuschließen. Diese Annahme resultiert aus der Überlegung, dass lexikalische Lücken nicht die einzigen Ursachen eines misslingenden Satzverständnisses darstellen. Vielmehr können auch Störgeräusche, fehlendes grammatisches Wissen, undeutliches oder zu leises Sprechen es dem Kind erschweren, die Bedeutung eines Satzes zu verstehen (Schmitz/Diem 2007).
Hier könnte der auf lexikalischer Ebene bereits etablierte neue Blick auf die Satzebene erweitert werden, der neue Mut zum Einsatz des bereits vorhandenen Frageverhaltens genutzt werden. Die bereits erworbenen Strategien könnten möglicherweise übertragen werden auf Fälle misslingenden Satzverstehens mit anderen Ursachen.
Diese „Satzverstehenskontrolle" ersetzt jedoch nicht die Basis der Vermittlung von Abruf-, Einspeicher- und Kategorisierungsstrategien auf Wortebene.
- **Schulalter:** Basierend auf den erfolgreichen Prinzipien des Therapiekonzepts wurden das unterrichtsintegrierte Förderkonzept „Wortschatzsammler im Unterricht" entwickelt (Kap. 5.5). Dadurch kann der Wortschatzsammler vergleichbar mit der Kontextoptimierung bei grammatischen Störungen (Motsch 2017; Berg 2018; Schmidt 2021) eine sinnvolle, unterrichtsintegrierte, sprachsensible Maßnahme darstellen, nicht nur für die noch existierenden Förderschulen Sprache, sondern auch für die in Deutschland zunehmende inklusive Beschulung sprachauffälliger Kinder und mehrsprachiger Schüler mit schlechten Deutschkenntnissen.

Die Vermutungen verschiedener Autoren (Kannengieser 2019; Glück 2010; Füssenich 2002), dass die Vermittlung von Strategien zu größeren Erfolgen in der Therapie lexikalisch gestörter Kinder führen könnte als die Vermittlung von Wörtern, wurde durch die Evaluationsergebnisse des Wortschatzsammlers empirisch bestätigt. Positive Rückmeldungen von Sprachtherapeutinnen und Sprachtherapeuten im deutschsprachigen Raum, die den Wortschatzsammler bereits seit Jahren anwenden, zeigen, dass die evidenzbasierte Strategietherapie zu einer bereichernden Erweiterung des ohnehin kleinen Methodenspektrums geführt hat.

Passwort für das Onlinematerial
Das Passwort zum Öffnen des Online-Materials lautet:
S#imm+e!

Bitte geben Sie das Passwort nicht weiter.

Literatur

Acosta Rodríguez, V.M., Ramírez Santana, G.M., Axpe Caballero, Á (2020): Early intervention in the lexical organization of pupils with developmental language disorders. Revista de Psicodidáctica 25 (2) , 150–157

Adlof, S.M.; Patten, H. (2017): Nonword repetition and vocabulary knowledge as predictors of children's phonological and semantic word learning. Journal of Speech, Language, and Hearing Research 60, 682–693

Aitchison, J. (1997): Wörter im Kopf. Eine Einführung in das mentale Lexikon. Niemeyer, Tübingen

Akhtar, N., Dunham, F., Dunham, P. (1991): Directive Interactions and Early Vocabulary Development: The Role of Attentional Focus. Journal of Child Language 18 (1), 41–50

Akhtar, N., Tomasello, M. (2000): The Social Nature of Words and Word Learning. In: Golinkoff, R.M., Hirsh-Pasek, K. (Hrsg.): Becoming a Word Learner: A Debate on Lexical Acquisition. Oxford University Press, Oxford, 115–135

Amorosa, H., Noterdaeme, M. (2003): Rezeptive Sprachstörungen: Ein Therapiemanual. Hogrefe, Göttingen

Anglin, J.M. (2005): The Acquisition of Word Meaning II: Later Lexical and Semantic Development. In: Cruse, A.D., Hundsnurscher, F., Job, M. und Lutzeier, P.R. (Hrsg.): Lexikologie. Ein internationales Handbuch zur Natur und Struktur von Wörtern und Wortschätzen. 2. Halbband. De Gruyter, Berlin, 1789–1800

Anglin, J.M. (1995): Classifying the World through Language: Functional Relevance, Cultural Significance, and Category Name Learning. International Journal of Intercultural Relations 19 (2), 161–181

Anglin, J.M. (1993): Vocabulary Development: A Morphological Analysis. Monographs of the Society for Research in Child Development 58 (10), 1–166

Apeltauer, E. (2012): Wortschatzarbeit in mehrsprachigen Gruppen. Leseforum.ch 1, 1–6

Apeltauer, E. (2010): Wortschatz und Bedeutungsvermittlung durch Anbahnen von Literalität. Flensburger Papiere Heft 53, Flensburg

Armon-Lotem, S. (2012): Introduction: Bilingual Children with SLI – the Nature of the Problem. Bilingualism 15 (1), 1–4

Archibald, L.M.D. (2017): Working Memory and Language Learning: A review. Child Language Teaching and Therapy 33 (1), 5–17

Augst, G. (1985): Kinderwort: Der aktive Kinderwortschatz (kurz vor der Einschulung); nach Sachgebieten geordnet, mit einem alphabetischen Register. 2. Aufl. Lang, Frankfurt/Main

Baddeley, A., Gathercole, S., Papagno, C. (1998): The Phonological Loop as a Language Learning Device. Psychological Review 105 (1), 158–173

Barwitzki, K., Hofbauer, C., Huber, M., Wagner, L. (2008): LTB-J. Leipziger Testbatterie zur Messung des formal-sprachlichen Entwicklungsstandes bei Jugendlichen. Berufsbildungswerk Leipzig für Hör- und Sprachgeschädigte gGmbH, Leipzig

Bastians, E. (2016): „Wer weiß was zur Steinzeit? Wow! Wortschatz!“ Fach-/Wortschatz-Lernstrategie-Training (FWLT). Praxis Sprache 61 (4), 70–73

Bastians, E. (2015): „Wer weiß was? – Wow! Wortschatz!“ Fach-/Wortschatz-Lernstrategie-Training (FWLT). Ein Beispiel zur Adaption des Konzepts „Wortschatzsammler“ für die Sekundarstufe I im Rahmen inklusiver Beschulung. Praxis Sprache 60 (3), 175–178

Baumgartner, S. (2008): Kindersprachtherapie. Eine integrative Grundlegung. Ernst Reinhardt, München/Basel

Bedore, L. M., Peña, E. D. (2008): Assessment of Bilingual Children for Identification of Language Impairment: Current Findings and Implications for Practice. International Journal of Bilingual Education and Bilingualism 11 (1), 1–29

Beier, J., Siegmüller, J. (2013): Kindliche Wortfindungsstörungen. In: Ringmann, S., Siegmüller, J. (Hrsg.): Handbuch Spracherwerb und Sprachentwicklungsstörungen. Schuleingangsphase. Elsevier, München, 79–102

Berg, M. (2014): Monolinguale Sprachtherapie mit bilingualen Kindern: Eine (Not-)Lösung mit Chancen. Logos 22 (2), 105–111

Berg, M. (2018): Kontextoptimierung im Unterricht. Praxisbausteine für die Förderung grammatischer Fähigkeiten. 3. Aufl. Ernst Reinhardt, München/Basel

Best, W. (2005): Investigation of a New Intervention for Children with Word-Finding Problems. International Journal of Language & Communication Disorders 40 (3), 279–318

Best, W., Hughes, L.M., & Shobbrook, K. (2015): WORD Therapy Guide for Clinicians. Abgerufen von: https://www.ucl.ac.uk/pals/sites/pals/files/cslir_word_therapy_guide.pdf (30.05.2022)

Best, W., Hughes, L.M., Masterson, J., Thomas, M.,

Fedor, A., Roncoli, S., Fern-Pollak, L., Shepherd,D.-L., Howard, D., Shobbrook, K., Kapikian, A. (2018): Intervention for children with word-finding difficulties: a parallel group randomised control trial, International Journal of Speech-Language Pathology 20 (7), 708–719

Best, W., Hughes, L., Masterson, J., Thomas, M., Howard, D., Kapikian, A., Shobbrook, K. (2021): Understanding differing outcomes from semantic and phonological interventions with children with word-finding difficulties: A group and case series study. Cortex Jan 134, 145–161

Bialystok, E., Craik, F. I. M., Luk, G. (2008): Cognitive Control and Lexical Access in Younger and Older Bilinguals. Journal of Experimental Psychology: Learning, Memory, and Cognition 34 (4), 859–873

Bibliografisches Institut GmbH (2013): Homonym. In: www.duden.de/rechtschrei bung/Homonym, 18. 1. 2018

Bishop, D.V.M, Snowling, M.J., Thompson, P.A., Greenhalgh, T. (2017): Phase 2 of CATALISE: a multinational and multidisciplinary Delphi consensus study of problems with language development: Terminology. Journal of Child Psychology and Psychiatry 58(10), 1068–1080

Bishop, D.V.M. (2014): Uncommon Understandings. Development and Disorders of Language Comprehension In Children. Classic Edition. Psychology Press, East Sussex

Bockmann, A.K., Kiese-Himmel, C. (2012): Eltern Antworten – Revision (ELAN-R). Elternfragebogen zur Wortschatzentwicklung im frühen Kindesalter. Beltz, Göttingen

Bourscheid, R. (2017): Elemente des Wortschatzsammlers im Sachunterricht – eine Machbarkeitsstudie in einer dritten Klasse einer Förderschule Sprache. Unver. Masterarbeit, Universität zu Köln

Brandt, H., Gogolin, I. (2016): Sprachförderlicher Fachunterricht. Erfahrungen und Beispiele. Waxmann, Münster

Bradaran, G.M. (2017): Systematisches Review: Zweisprachige vs. einsprachige Sprachintervention bilingual aufwachsender Kinder. Forschung Sprache 5 (1), 78–89

Bragard, A., Schelstraete, M.A., Snyers, P., James, D. (2012): Word-Finding Intervention for Children with Specific Language Impairment: A Multiple Single-Case Study. Language, Speech, and Hearing Services in Schools 43 (2), 222–234

Braun, O. (2002): Allgemeiner Überblick über verschiedene Interventionsansätze zur Sprachförderung und Sprachtherapie im Bereich der Semantik. In: Grohnfeldt, M. (Hrsg.): Störungen der Semantik. Handbuch der Sprachtherapie Bd. 3. 2. Aufl. Spiess, Berlin, 87–109

Breckow, J. (1987): Zusammenarbeit mit Eltern von sprachbehinderten Kindern im Früh- und Elementarbereich. Die Sprachheilarbeit 32 (3), 119–128

Brinton, B., Fujiki, M. (1982): A Comparison of Request-Response Sequences in the Discourse of Normal and Language-Disordered Children. Journal of Speech and Hearing Disorders 47 (1), 57–62

Brügge, W., Mohs, K. (2021): Therapie der Sprachentwicklungsverzögerung. 6. Aufl. Ernst Reinhardt, München

Bruner, J. (2008): Wie das Kind sprechen lernt. 2. Aufl. Huber, Bern

Buschmann, A. (2011): Heidelberger Elterntraining zur frühen Sprachförderung: Trainermanual. 2. Aufl. Elsevier, München

Casby, M.W. (1992): An Intervention Approach for Naming Problems in Children. American Journal of Speech Language Pathology 1 (1), 35–42

Childers, J.B., Tomasello, M. (2002): Two-Year-Olds Learn Novel Nouns, Verbs, and Conventional Actions from Massed or Distributed Exposures. Developmental Psychology 38 (6), 967–978

Chilla, S. (2014): Grundfragen der Diagnostik im Kontext von Mehrsprachigkeit. In: Chilla, S., Haberzettl, S. (Hrsg.): Handbuch Spracherwerb und Sprachentwicklungsstörungen. Mehrsprachigkeit. Elsevier, Urban & Fischer, München, 57–71

Chilla, S., Rothweiler, M., Babur, E. (2022): Kindliche Mehrsprachigkeit. Grundlagen, Störungen, Diagnostik. 3. Aufl. Ernst Reinhardt, München/Basel

Clark, E. (2016): First Language Acquisition. Vol. 3. Cambridge University Press, Cambridge

Collins, A.M., Loftus, E.F. (1975): A Spreading Activation Theory of semantic processing. Psychological Review 82 (6), 407–428

Conti-Ramsden, G., Jones, M. (1997): Verb Use in Specific Language Impairment. Journal of Speech and Hearing Research 40 (6), 1298–1313

Crystal, D. (1981): Clinical Linguistics. Disorders of Human Communication: Vol. 3. Springer, Wien/New York

Dannenbauer, F. M. (2002): Grammatik. In: Baumgartner, S., Füssenich, I. (Hrsg.): Sprachtherapie mit Kindern. 5. Aufl. Ernst Reinhardt, München, 105–161

Dannenbauer, F. M. (2001): Chancen der Frühintervention bei spezifischer Sprachentwicklungsstörung. Die Sprachheilarbeit 46 (3), 103–111

Das Deutsche Cochrane Zentrum (2022): Literaturbewertung. www.cochrane.de/literaturbewertung#ueb, 19.05.2022

Dehnhardt, C., Ritterfeld, U. (1998): Modelle zur Elternarbeit in der sprachtherapeutischen Intervention. Die Sprachheilarbeit 43 (3), 128–136

Dell, G. S., O'Seaghdha, P. G. (1991): Mediated and Convergent Lexical Priming in Language Production: A Comment on Levelt et al. Psychological Review 98 (4), 604–614

DeMaio, L. J. (1983): Establishing Communication, Networks Trough Interactive Play: A Method for Language Programming in the Clinic Setting. Seminars in Speech and Language 3 (3), 199–211

Diem, A., Schmitz, P. (2013): Wenn Verstehen misslingt: Therapie zur Erweiterung von Sprachverstehenskontrolle. Sprachförderung und Sprachtherapie in Schule und Praxis 2 (4), 242–250

Dijkstra, A. F. J., van Heuven, W. J. B. (2002): The Architecture of the Bilingual Word Recognition System: From Identification to Decision. Bilingualism: Language and Cognition 5 (3), 175–197

Dockrell, J., Messer, D. (2004): Lexical Acquisition in the Early School Years. In: Berman, R. (Hrsg.): Language Development across Childhood and Adolescence. Trends in Language Acquisition Research V. 3. John Benjamins Pub, Philadelphia, 35–52

Dockrell, J., Messer, D., George, R., Ralli, A. (2003): Beyond Naming Patterns in Children with WFDs-Definitions for Nouns and Verbs. Journal of Neurolinguistics 16 (2–3), 191–211

Dockrell, J., Messer, D., George, R., Wilson, G. (1998): Children with Word-Finding Difficulties – Prevalence, Presentation and Naming Problems. International Journal of Language & Communication Disorders 33 (4), 445–454

Dockrell, J., Messer, D., George, R. (2001): Patterns of Naming Objects and Actions in Children with Word Finding Difficulties. Language and Cognitive Processes 16 (2–3), 261–286

Döring, N., Bortz, J. (2022): Forschungsmethoden und Evaluation in den Sozial- und Humanwissenschaften. 6. Aufl. Springer, Heidelberg

Dollaghan, C. A. (1987): Fast Mapping in Normal and Language-Impaired Children. Journal of Speech and Hearing Disorders 52 (3), 218–222

Dollaghan, C. A., Kaston, N. (1986): A Comprehension Monitoring Program for Language-Impaired Children. Journal of Speech and Hearing Disorders 51 (2), 264–271

Easton, C., Sheach, S., Easton, S. (1997): Teaching Vocabulary to Children with Wordfinding Difficulties Using a Combined Semantic and Phonological Approach: An Efficacy Study. Child Language Teaching and Therapy 13 (2), 125–142

Ebbels, S.H., Nicoll, H., Clark, B., Eachus, B., Gallagher, A.L., Horniman, K., Jennings, M., McEvoy, K., Nimmo, L., Turner, G. (2012): Effectiveness of Semantic Therapy for Word-Finding Difficulties in Pupils with Persistent Language Impairments: A Randomzied Control Trial. International Journal of Language and Communication Disorders 47 (1), 35–51

Ebert, K.D., Kohnert, K., Pham, G., Rentmeester Disher, J., Payesteh, B. (2014): Three Treatments for Bilingual Children with Primary Language Impairment: Examining Cross-Linguistic and Cross-Domain Effects. Journal of Speech Language and Hearing Research 57 (1), 172–186

Elben, E.C., Lohaus, A. (2000): Marburger Sprachverständnistest für Kinder. Hogrefe, Göttingen

Ellis Weismer, S. (2000): Intervention for Children with Developmental Language Delay. In: Bishop, D.V.M., Leonard, L.B. (Hrsg.): Speech and Language Impairments in Children. Causes, Characteristics, Intervention and Outcome. Psychology Press, Hove, 157–176

Esser, G., Wyschkon, A., Ballaschk, K., Hänsch, S. (2010): Potsdam-Illinois Test für Psycholinguistische Fähigkeiten. Hogrefe, Göttingen

Foygel, D., Dell, G.S. (2000): Models of Impaired Lexical Access in Speech Production. Journal of Memory and Language 43 (2), 182–216

Fredman, M. (2006): IALP News. Recommendations for Working with Bilingual Children Prepared by the Multilingual Affairs Committee of IALP. Folia Phoniatrica et Logopaedica 58 (6), 458–464

Füssenich, I. (2002): Semantik. In: Baumgartner, S., Füssenich, I. (Hrsg.): Sprachtherapie mit Kindern. Grundlagen und Verfahren. 5. Aufl. Ernst Reinhardt, München/Basel, 63–104

Gaigulo, D., Meixner, C. & Gubenko V. (2021): Mehrsprachige Kinder mit lexikalischer Störung – Nutzen und Umsetzbarkeit der Strategietherapie „Wortschatzsammler". Sprachförderung und Sprachtherapie in Schule und Praxis 10 (2), 111–121

Gathercole, S.E., Baddeley, A. (2003): Working Memory and Language. Psychology Press, Hove

Gathercole, S.E., Adams, A.M., Hitch, G.J. (1994): Do Young Children Rehearse? An Individual-Differences Analysis. Memory & Cognition 22 (2), 201–207

Gathercole, S. E., Baddeley, A. (1990): Phonological Memory Deficits in Language Disordered Children: Is There a Causal Connection? Journal of Memory and Language 29 (3), 336–360

Genesee, F., Nicoladis, E. (2009): Bilingual First Language Acquisition. In: Hoff, E., Shatz, M. (Hrsg.): Blackwell Handbook of Language Development. Blackwell, London, 324–342

German, D. (2019): WFIP-3: Word-Finding Intervention Program. 3. Aufl. Pro-Ed, Austin, Texas

German, D. (2002): A Phonologically Based Strategy to Improve Word-Finding Abilities in Children. Communication Disorders Quarterly 23 (4), 179–192

German, D. (1994): Word-Finding Difficulties in Children and Adolescents. In: Wallach, G.P., Butler, K.G. (Hrsg.): Language Learning Disabilities in School-Age Children and Adolescents: Some Principles and Applications. Williams & Wilkins, Baltimore, 323–347

German, D. (1992): Word-Finding Intervention for Children and Adolescents. Topics in Language Disorders 13 (1), 33–50
German, D. (1989): National College of Education Test of Word Finding. DLM Teaching Ressources, Allen, Texas
German, D., Schwanke, J. H., Ravid, R. (2012): Word Finding Difficulties: Differentiated Vocabulary Instruction in the Speech and Language Room. Communication Disorders Quarterly 33 (3), 146–156
German, D., Newman, R. S. (2004): The Impact of Lexical Factors on Children's Word-Finding Errors. Journal of Speech, Language and Hearing Research 47 (3), 624–636
Giezen, M. R., Emmorey, K. (2016): Language Co-Activation and Lexical Selection in Bimodal Bilinguals: Evidence from Picture-Word Interference. Bilingualism 19 (2), 264–276
Gillam, R. B., Peña, E. D., Bedore, L. M., Bohman, T. M., Mendez-Perez, A. (2013): Identification of Specific Language Impairment in Bilingual Children: I. Assessment in English. Journal of Speech Language and Hearing Research 56 (6), 1813
Glowania, M., Laßmann, I., Ulrich, T. (2021): Umsetzbarkeit des Wortschatzsammler-Therapiekonzepts bei Kindern mit Trisomie 21. Eine qualitative Einzelfallstudie. Praxis Sprache 66(2), 81–85
Glück, C. W. (2011): Wortschatz- und Wortfindungstest für 6- bis 10-Jährige: WWT 6–10. 2. Aufl. Elsevier, München
Glück, C. W. (2010): Kindliche Wortfindungsstörungen: Ein Bericht des aktuellen Erkenntnisstandes zu Grundlagen, Diagnostik und Therapie. 4. Aufl. Peter Lang, Frankfurt/Main
Glück, C. W. (2009): Semantisch-lexikalische Störungen als Teilsymptomatik von Sprachentwicklungsstörungen. In: Grohnfeldt, M. (Hrsg.): Lehrbuch der Sprachheilpädagogik und Logopädie. Band 2. Erscheinungsformen und Störungsbilder. Kohlhammer, Stuttgart, 75–87
Glück, C. W. (2007): Intervention bei semantisch-lexikalischen Störungen im Kindesalter: Was können Sprachförderung und Sprachtherapie leisten? In: de Langen-Müller, U., Maihack, V. (Hrsg.): Früh genug – aber wie? Sprachförderung per Erlass oder Sprachtherapie auf Rezept? Tagungsbericht zum 8. Wissenschaftlichen Symposium des dbs e.V. am 2. und 3. Februar in Gelsenkirchen. Prolog, Köln, 151–165
Glück, C. W. (2003): Semantisch-lexikalische Störungen bei Kindern und Jugendlichen. Therapieformen und ihre Wirksamkeit. Sprache – Stimme – Gehör 27 (3), 125–134
Glück, C. W. (1998): TASB – Test zur automatischen Schnellbenennung. Unveröffentlichte Experimentalversion. München
Glück, C. W., Elsing, C. (2014): Lexikontherapie. In: Fox-Boyer, A. (Hrsg.): Handbuch Spracherwerb und Sprachentwicklungsstörungen. Kindergartenphase. Elsevier, München, 173–187
Gmür-Messerli, S. (2010): Sprachspiele zum Grundwortschatz. 3. Aufl. SCHUBI Lernmedien AG, Schaffhausen
Goldstein, B. A., Fabiano, L. (2007): Assessment and Intervention for Bilingual Children with Phonological Disorders. The ASHA LEADER 12 (2), 6–31

Gray, S. (2003): Word Learning by Preschoolers with Specific Language Impairment: What Predicts Success? Journal of Speech, Language, and Hearing Research 46 (1), 57–67

Gray, S., Lancaster, H., Alt, M., Hogan, T.P., Green, S., Levy, R., Cowan, N. (2020): The structure of word learning in young school-age children. Journal of Speech, Language, and Hearing Research 63, 1446–1466

Grimm, H. (2012): Störungen der Sprachentwicklung: Grundlagen – Ursachen – Diagnose – Intervention – Prävention. 3. Aufl. Hogrefe, Göttingen

Grimm, H. (1983): Psycholinguistische Aspekte der frühen Sprachanbahnung bei Säuglingen. Sozialpädiatrie 6 (12), 589–593

Grimm, H., Aktas, M., Frevert, S. (2016): Sprachentwicklungstest für zweijährige Kinder (SETK-2). 2., überarb. und neu normierte Aufl. Hogrefe, Göttingen

Grimm, H., Aktas, M., Frevert, S. (2015): Sprachentwicklungstest für drei- bis fünfjährige Kinder (SETK 3–5). 3., überarb. Aufl. Hogrefe, Göttingen

Grimm, H., Doil, H. (2019): ELFRA. Elternfragebögen für die Früherkennung von Risikokindern. 3. Aufl. Hogrefe, Göttingen

Grimm, H., Schulz, P. (2014): Specific Language Impairment and Early Second Language Acquisition: The Risk of Over- and Underdiagnosis. Child Indicators Research 7 (4), 821–841

Grohnfeldt, M. (Hrsg.) (1999): Störungen der Sprachentwicklung. 7. Aufl. Spiess, Berlin

Grohnfeldt, M. (1991): Störungen der Semantik als lange vernachlässigtes Teilgebiet gestörter Sprachentwicklung. In: Grohnfeldt, M. (Hrsg.): Handbuch der Sprachtherapie. Bd. 3: Störungen der Semantik. Spiess, Berlin, 3–16

Hachul, C. (2015): Frühe Auffälligkeiten der Sprachentwicklung. In: S. Sachse (Hg.): Handbuch Spracherwerb und Sprachentwicklungsstörungen. Kleinkindphase. Elsevier/Urban & Fischer, München, 81–99

Hachul, C., Schönauer-Schneider, W. (2019): Sprachverstehen bei Kindern. Grundlagen, Diagnostik und Therapie. 3. Aufl. Elsevier, München

Hacısalihoğlu, E. (2009): Türkisch-deutsche Sprachalternationen im Grundschulalter. In: Neumann, U., Reich, H.H. (Hrsg.): Erwerb des Türkischen in einsprachigen und mehrsprachigen Situationen, Waxmann, Münster, 91–128

Hammill, D.D., Mather, N., Roberts, R. (2001): Illinois Test of Psycholinguistic Abilities. 3. Aufl. Pro ed, Austin

Hargrove, P.M., Straka, E.M., Medders, E.G. (1988): Clarification Requests of Normal and Language-Impaired Children. International Journal of Language & Communication Disorders 23 (1), 51–62

Heim, M., Jäger, S. (2017): „Der Wortschatzsammler im Unterricht“ – eine Machbarkeitsstudie zur Adaption des Therapiekonzeptes an den sprachtherapeutischen Unterricht mit lexikalisch gestörten Schülern und Schülerinnen und dessen Auswirkungen auf unterschiedliche, lexikalische Fähigkeiten. Unveröffentlichte schriftliche Hausarbeit zur Erlangung des 1. Staatsexamens im Fach Sprachheilpädagogik, LMU München

Heimann-Bernoussi, N. (2011): Kindliche Zwei- und Mehrsprachigkeit – Aspekte der Wortschatzentwicklung. Voraussetzungen und Einflussfaktoren. Strategien, Code-Switching, Transfer und Sprachmischen. Philologia. Sprachwissenschaftliche Forschungsergebnisse 154, Dr. Kovac, Hamburg

Henry, L.A., Botting, N. (2017): Working memory and developmental language impairments. Child Language Teaching and Therapy 33(1), 1–14

Heredia, R.R., Cieślicka, A.B. (2018): Bilingual Mental Models. In: Altarriba, J., Heredia, R.R. (Hrsg.): An Introduction to Bilingualism. Principles and Process. Taylor & Francis, New York, 37 – 66

Herzog-Meinecke, C., Siegmüller, J. (2008): Sprachsystematische Intervention bei Kindern mit komplexen Störungsbildern: Erste Ergebnisse des LST-LTS Projektes. Forum Logopädie 22 (5), 14–21

Hick, R.F., Joseph, K.L., Conti-Ramsden, G., Serratrice, L., Faragher, B. (2002): Vocabulary Profiles of Children with Specific Language Impairment. Child Language Teaching and Therapy 18 (2), 165–180

Hirsh-Pasek, K., Golinkoff, R.M., Hollich, G. (2000): An Emergentist Coalition Model for Word Learning. Mapping Words to Objects is a Product of the Interaction of Multiple Cues. In: Golinkoff, R.M., Hirsh-Pasek, K., Bloom, L. (Hrsg.): Becoming a word learner. Oxford University Press, New York, 136–164

Hyde Wright, S. (1993): Teaching Word-Finding Strategies to Severely Language-Impaired Children. European Journal of Disorders of Communication 28 (2), 165–175

Hyde Wright, S., Gorrie, B., Haynes, C., Shipman, A. (1993): What's in a Name? Comparative Therapy for Word-Finding Difficulties Using Semantic and Phonological Approaches. Child Language Teaching and Therapy 9 (3), 214–229

Iven, C. (2000): Beratung in der Sprachtherapie: Gemeinsam an Lösungen arbeiten. LOGOS interdisziplinär 8 (2), 84–97

Jordaan, H. (2008): Clinical Intervention for Bilingual Children: An International Survey. Folia Phoniatrica et Logopaedica (60) 2, 97–105

Justice, L. M., Meier, J., Walpole, S. (2005): Learning New Words from Storybooks: An Efficacy Study with At-Risk Kindergartners. Language, Speech, and Hearing Services in Schools 36 (1), 17–32

Kail, R.V., Leonard, L.B. (1986): Word-Finding Abilities in Language-Impaired Children. ASHA Monographs, Rockville

Kannengieser, S. (2019): Sprachentwicklungsstörungen: Grundlagen, Diagnostik und Therapie. 4. Aufl. Elsevier, München

Kapa, L.L., Erikson, J.A. (2020): The relationship between word learning and executive function in preschoolers with and without developmental language disorder. Journal of Speech, Language, and Hearing Research 63, 2293–2307

Karasu, I. (1995): Bilinguale Wortschatzentwicklung türkischer Migrantenkinder vom Vor- bis ins Grundschulalter in der Bundesrepublik Deutschland. Werkstattreihe Deutsch als Fremdsprache, Bd. 50. Peter Lang, Frankfurt a.M., New York

Kauschke, C. (2005): Sprachliche Profile bei Kindern mit spezifischen Sprachentwicklungsstörungen. Logos Interdisziplinär 13 (1), 21–28

Kauschke, C. (2000): Der Erwerb des frühkindlichen Lexikons. Eine empirische Studie zur Entwicklung des Wortschatzes im Deutschen. Narr, Tübingen

Kauschke, C., Rothweiler, M. (2007): Lexikalisch-semantische Entwicklungsstörungen. In: Schöler, H., Welling, A. (Hrsg.): Handbuch Sonderpädagogik: Bd. 1. Sonderpädagogik der Sprache. Hogrefe, Göttingen, 239–247

Kauschke, C., Siegmüller, J. (2010): Patholinguistische Diagnostik bei Sprachentwicklungsstörungen (PDSS). 2. Aufl. Urban & Fischer, München

Kiening (2001): Therapiestudie zur Förderung des mentalen Lexikons. In: Homburg, G., Iven, C., Maihack, V. (Hrsg.): Sprachtherapieforschung 2000. Ein Spektrum der (Nachwuchs-)Wissenschaft. Prolog, Köln, 41–69

Kiernan, B., Gray, S. (1998): Word Learning in a Supported-Learning Context by Preschool Children with Specific Language Impairment. Journal of Speech, Language, and Hearing Research 41 (1), 161–171

Kiese-Himmel, C. (2005): AWST-R. Aktiver Wortschatztest für 3- bis 5-jährige Kinder. Revision. Beltz, Göttingen

Killus, D. (2018): Lernstrategien im Unterricht – Basisartikel. Sprachförderung und Sprachtherapie in Schule und Praxis 7 (3), 106–111

Klassert, A., Kauschke, C. (2014): Semantisch-lexikalische Entwicklungsstörungen bei mehrsprachigen Kindern. In: Chilla, S., Haberzettel, S. (Hrsg.): Handbuch Spracherwerb und Sprachentwicklungsstörungen. Mehrsprachigkeit. Elsevier, Urban & Fischer, München, 121–133

Klein, W. (2013): Von Reichtum und Armut des deutschen Wortschatzes. In: Deutsche Akademie für Sprache und Dichtung von De Gruyter (Hrsg.): Reichtum und Armut der deutschen Sprache: Erster Bericht zur Lage der deutschen Sprache. De Gruyter, Berlin, 15–55

Kocianová, M. (2005): Unterschiede und Gemeinsamkeiten bei der Arbeit mit ein- und mehrsprachigen Kindern. In: Grohnfeldt, M., Triarchi-Herrmann, V., Wagner, L. (Hrsg.): Mehrsprachigkeit als sprachheilpädagogische Aufgabenstellung. edition von freisleben, Würzburg, 91–105

Kohnert, K. (2010): Bilingual children with primary language impairment: issues, evidence and implications for clinical actions. Journal of communication disorders 43 (6), 456–473

Kohnert, K.; Derr, A. (2012): Language Intervention with Bilingual Children. In: B.A. Goldstein (Hg.): Bilingual Language Development and Disorders in Spanish-English Speakers. 2. Aufl. Brooke, Baltimore, 337–356

Kolfenbach, K. (2002): Qualitative Diagnostik des Lexikonerwerbs: Hilfen für die Therapieplanung. Forum Logopädie 16 (2), 16–19

Kultusministerkonferenz (2015): Empfehlungen zur Arbeit in der Grundschule. Online verfügbar unter: https://www.kmk.org/fileadmin/veroeffentlichungen_beschluesse/1970/1970_07_02_Empfehlungen_Grundschule.pdf, 19.05.2021

Lahey, M. (1988): Language Disorders and Language Development. Macmillan Publishing Co, New York

Lahey, M., Edwards, J. (1999): Naming Errors of Children with Specific Language Impairment. Journal of Speech, Language, and Hearing Research 42 (1), 195–205

Lahey, M., Edwards, J. (1996): Why Do Children with Specific Language Impairment Name Pictures More Slowly than their Peers? Journal of Speech, Language, and Hearing Research 39 (5), 1081–1098

Lauth, G., Schlottke, P. (2019): Training mit aufmerksamkeitsgestörten Kindern. 7. Aufl. Beltz, Weinheim

Laßmann, I.; Ulrich, T. (2020a): Was sich bewährt hat: Impulse zur klassenbasierten Umsetzung strategieorientierter Wortschatzförderung mit dem „Wortschatzsammler“. Praxis Sprache 65(4), 242–246

Laßmann, I., Ulrich, T. (2020b): „Wortschatzsammler“ im Unterricht: Entwicklung und Evaluation eines strategieorientierten, unterrichtsintegrierten Förderkonzepts. Vierteljahresschrift für Heilpädagogik und ihre Nachbargebiete, 89, 125–126

Leisen, J. (2013): Handbuch Sprachförderung im Fach – Sprachsensibler Fachunterricht in der Praxis. Klett, Stuttgart

Lenhard, A., Lenhard, W., Segerer, R., Suggate, S. (2015): Peabody Picture Vocabulary Test. PPVT-4. Deutsche Adaption. 4. Aufl. Pearson, London

Leonard, L. B. (2014): Children with Specific Language Impairment. 2. Ed. MIT Press, Cambridge MA

Leonard, L. B., Nippold, M., Kail, R. V., Hale, C. A. (1983): Picture Naming in Language-Impaired Children. Journal of Speech, Language, and Hearing Research 26 (4), 609–615

Levelt, W. J. M. (1989): Speaking: From Intention to Articulation. MIT Press, Cambridge

Levelt, W. J. M., Roelofs, A., Meyer, A. S. (1999): A Theory of Lexical Access in Speech Production. Behavioral and Brain Sciences 22 (1), 1–75

MacDonald, J. D., Gillette, J. (1984): Conversation Engineering: A Pragmatic Approach to Early Social Competence. Seminars in Speech and Language 5 (3), 171–183

Macizo, P. (2016): Phonological Coactivation in the Bilinguals' Two Languages: Evidence From the Color Naming Task. Bilingualism 19 (2), 361–375

Mainela-Arnold, E., Evans, J. L., Coady, J. A. (2010): Explaining Lexical-Semantic Deficits in Specific Language Impairment: The Role of Phonological Similarity, Phonological Working Memory, and Lexical Competition. Journal of Speech, Language, and Hearing Research 53 (6), 1742–1756

Mainela-Arnold, E., Evans, J. L., Coady, J. A. (2008): Lexical Representations in Children with SLI: Evidence From a Frequency-Manipulated Gating Task. Journal of Speech, Language, and Hearing Research 51 (2), 381–393

Markman, E. M. (1993): Ways in which Children Constraint Meanings. In: Dromi, E. (Hrsg.): Language and Cognition. A Developmental Perspective. Ablex Publ. Corp., Norwood NJ, 61–87

Marks, D.-K. (2018, i. V.): Neue Wege des Wortlernens mit dem „Wortschatzsammler“: Konzeption und Evidenzbasierung einer Therapiemethode für Kinder mit lexikalischen Störungen. Sprachförderung und Sprachtherapie in Schule und Praxis 7 (1)

Marks, D.-K. (2017): Effektivität lexikalischer Strategietherapie im Grundschulalter unter besonderer Berücksichtigung mehrsprachig aufwachsender Kinder. Adaption des „Wortschatzsammler“-Konzepts und Evaluation im Rahmen einer randomisierten und kontrollierten Interventionsstudie. Shaker, Aachen

Marks, D.-K. (2015): Wortschatzsammler im Schulalter – Kasuistische Illustrationen. Logos, 23 (4), 280–289

Marks, I., Stokes, S. F. (2010): Narrative-Based Intervention for Word-Finding Difficulties: A Case Study. International Journal of Language & Communication Disorders 45 (5), 586–599

Martin, N., Dell, G. S., Saffran, E. M., Schwartz, M. F. (1994): Origins of Paraphasias in Deep Dysphasia: Testing the Consequences of a Decay Impairment to an Interactive Spreading Model of Lexical Retrieval. Brain and Language 47 (4), 609–660

Mayer, A. (2020): Test zur Erfassung der phonologischen Bewusstheit und der Benennungsgeschwindigkeit (TEPHOBE). 4. Aufl. Ernst Reinhardt, München/Basel

McGregor, K. (2017): Semantics in Child Language Disorders. In: Schwartz, R. (Hrsg.): Handbook of Child Language Disorders. 2. Aufl. Psychology Press, London, 392–415

McGregor, K. (1997): The Nature of Word-Finding Errors of Preschoolers with and without Word-Finding Deficits. Journal of Speech, Language, and Hearing Research 40 (6), 1232–1244

McGregor, K. (1994): Use of Phonological Information in a Word-Finding Treatment for Children. Journal of Speech, Language, and Hearing Research 37 (6), 1381–1393

McGregor, K., Leonard, L. B. (1989): Facilitating Word-Finding Skills of Language-Impaired Children. Journal of Speech and Hearing Disorders 54 (2), 141–147

McGregor, K., Newman, R. M., Reilly, R. M., Capone, N. C. (2002): Semantic Representation and Naming in Children with Specific Language Impairment. Journal of Speech, Language, and Hearing Research 45 (5), 998–1014

McGregor, K., Waxman, S. R. (1998): Object Naming at Multiple Hierarchical Levels: A Comparison of Preschoolers with and without Word-Finding Deficits. Journal of Child Language 25 (2), 419–430

Meibauer, J., Rothweiler, M. (1999): Das Lexikon im Spracherwerb. UTB, Stuttgart

Menyuk, P. (2000): Wichtige Aspekte der lexikalischen und semantischen Entwicklung. In: Grimm, H. (Hrsg.): Sprachentwicklung. Enzyklopädie der Psychologie, C, III, 2. Hogrefe, Göttingen, 171–192

Ministerium für Schule und Bildung des Landes Nordrhein-Westfalen (2021): Lehrpläne für die Primarstufe in Nordrhein-Westfalen. Online verfügbar unter: https://www.schulentwicklung.nrw.de/lehrplaene/upload/klp_PS/ps_lp_sammelband_2021_08_02.pdf, 19.05.2021

Möller, D., Spreen-Rauscher, M. (2009): Frühe Sprachintervention mit Eltern: Schritte in den Dialog. Thieme, Stuttgart

Motsch, H.-J. (2017): Kontextoptimierung. Evidenzbasierte Intervention bei grammatischen Störungen in Therapie und Unterricht. 4., völlig überarb. Aufl. Ernst Reinhardt, München

Motsch, H.-J. (2013): Diagnostik und Therapie mehrsprachiger Kinder mit Spezifischer Sprachentwicklungsstörung. Logos 21 (4), 255–263

Motsch, H.-J. (2012): Evidenzbasierte Praxis – das Ende der sprachtherapeutischen Methodenfreiheit? Vierteljahresschrift für Heilpädagogik und ihre Nachbargebiete (VHN) 81 (4), 277–281

Motsch, H.-J. (2008): Der Wortschatzsammler. Unveröff. Handout, Universität zu Köln

Motsch, H.-J. (2003): Kooperation statt Beratung. In: Keese, A. (Hrsg.): Interaktionen mit Sprachbehinderten. Schindele, Heidelberg, 58–67

Motsch, H.-J. (2002): Verbale Eltern-Kind-Interaktionen und kindliche Wortschatzerweiterung. Ansätze zur Zusammenarbeit zwischen Therapeuten und Eltern. In: Grohnfeldt, M. (Hrsg.): Störungen der Semantik. Handbuch der Sprachtherapie. Bd. 3. 2. Aufl. Spiess, Berlin, 129–145

Motsch, H.-J. (1986): Zusammenarbeit mit Eltern sprachentwicklungsgestörter Kinder. In: Baechtold, A., Heese, G. (Hrsg.): Sonderpädagogik. Handlung – Forschung – Wissenschaft. Spiess, Berlin, 204–226

Motsch, H.-J., Brüll, T. (2009): Der Wortschatz-Sammler: Interventionsstudie zum Vergleich lexikalischer Strategie- und Elaborationstherapie. Vierteljahreszeitschrift für Heilpädagogik und ihre Nachbargebiete 78 (4), 346–347

Motsch, H.-J., Marks, D.-K. (2015 a): Efficacy of the Lexicon Pirate Strategy Therapy for Improving Lexical Learning in School-Age Children – A Randomised Controlled Trial. Child Language Teaching and Therapy 31 (2), 237–255

Motsch, H.-J., Marks, D. K. (2015 b): Effektivität der lexikalischen Strategietherapie „Der Wortschatzsammler“ bei mehrsprachigen SchülerInnen. Logos 23 (4), 256–268

Motsch, H.-J., Marks, D.-K. (2016): Crosslinguistische Transfereffekte lexikalischer Strategietherapie im Deutschen (L2) auf das Türkische (L1). Sprache – Stimme – Gehör, 40 (4), 196–201

Motsch, H.-J., Marks, D.-K. (2013): Effektivität lexikalischer Strategietherapie im Schulalter. RCT mit ein- und mehrsprachigen Kindern. Vierteljahresschrift für Heilpädagogik und ihre Nachbargebiete 82 (2), 160–161

Motsch, H.-J., Ulrich, T. (2012 a): „Wortschatzsammler“ und „Wortschatzfinder“ – Effektivität neuer Therapieformate bei lexikalischen Störungen im Vorschulalter. Sprachheilarbeit 57 (2), 70–78

Motsch, H.-J., Ulrich, T. (2012 b): Effects of the Strategy Therapy „Lexicon Pirate“ on Lexical Deficits in Preschool Age – A Randomized Controlled Trial. Child Language Teaching and Therapy 28 (2), 159–175

Mross, H. (2012): Trimory. In: http://madoo.net/6023/spiel-trimory, 2.10.2014

Munro, N., Lee, K., Baker, E. (2008): Building Vocabulary Knowledge and Phonological Awareness Skills in Children with Specific Language Impairment through Hybrid Language Intervention: A Feasibility Study. International Journal of Language & Communication Disorders 43 (6), 662–682

Nash, H., Snowling, M. (2006): Teaching New Words to Children with Poor Existing Vocabulary Knowledge: A Controlled Evaluation of the Definition and Context Methods. International Journal of Language & Communication Disorders/Royal College of Speech & Language Therapists 41 (3), 335–354

Nash, M., Donaldson, M. L. (2005): Word Learning in Children with Vocabulary Deficits. Journal of Speech, Language, and Hearing Research 48 (2), 439–458

Nation, K. (2014): Lexical Learning and Lexical Processing in Children with Developmental Language Impairments. Philosophical Transactions of the Royal Society of London. Series B, Biological Sciences 369 (1634), o. S.

Nelson, K. (1988): Constraints on Word Learning? Cognitive Development 3 (3), 221–246

Nippold, M. A., (2016): Later Language Development: School-age Children, Adolescents, and Young Adults. 4. Ed. Pro-Ed, Austin, Texas

Norbury, C., Chiat, S. (2000): Semantic Intervention to Support Word Recognition: A Single-Case Study. Child Language Teaching and Therapy 16 (2), 141–163

Oller, K. D., Pearson, B. Z., Cobo-Lewis, A. B. (2007): Profile effects in early bilingual language and literacy. Applied psycholinguistics 28 (2), 191–230

Oxford Centre for Evidence-Based Medicine (2009): Levels of Evidence (March 2009). In: www.cebm.net/oxford-centre-evidence-based-medicine-levels-evidence-march-2009/, 2.10.2014

Paradis, J. (2009): Second Language Acquisition in Childhood. In: Hoff, E., Shatz, M. (Hrsg.): Blackwell Handbook of Language Development. Blackwell, London, 387–405

Paradis, J., Crago, M., Genesee, F., Rice, M. (2003): French-English bilingual children with SLI: How do they compare with their monolingual peers? Journal of Speech Language Hearing Ressources 46 (1), 113–127

Paradis, J., Genesee, F., Crago, M. (2021): Dual language development and disorders. 3. Aufl. Brookes, Baltimore

Parsons, S., Law, J., Gascoigne, M. (2005): Teaching Receptive Vocabulary to Children with Specific Language Impairment: A Curriculum-Based Approach. Child Language Teaching and Therapy 21 (1), 39–59

Peña, E., Bedore, L. (2009): Bilingualism in Child Language Disorders. In: Schwartz, R. G. (Hrsg.): Handbook of Child Language Disorders. New York, 281–307

Penner, Z., Fischer, A., Krüger, C. (2006): Von der Silbe zum Wort. Rhythmus und Wortbildung in der Sprachförderung. Bildungsverlag Eins, Troisdorf

Petermann, F. (2016): SET 3–5. Sprachstandserhebungstest für Kinder im Alter zwischen 3 und 5 Jahren. Hogrefe, Göttingen

Petermann, F. (2012): SET 5–10. Sprachstandserhebungstest für Kinder im Alter zwischen 5 und 10 Jahren. 2. überarb. Aufl. Hogrefe, Göttingen

Petermann, F. (2018): SET 5–10. Sprachstandserhebungstest fur Kinder im Alter zwischen 5 und 10 Jahren. 3. Aufl. Hogrefe, Göttingen

Petermann, F., Petermann, U. (Hrsg.) (2011): WISC-IV. Pearson Assessment, Frankfurt/Main

Pham, G., Ebert, K. D., Kohnert, K. (2015): Bilingual Children with Primary Language Impairment: 3 Months after Treatment. International Journal of Language & Communication Disorders/Royal College of Speech & Language Therapists 50 (1), 94–105

Pinker, S. (1994): The Language Instinct: How the Mind Creates Language. Harper Collins, New York

Pregel, D., Rickheit, G. (1987): Der Wortschatz im Grundschulalter: Häufigkeitswörterbuch zum verbalen, substantivischen und adjektivischen Wortgebrauch. G. Olms, Hildesheim

Reilly, S. (2004): What Constitutes Evidence? In: Reilly, S., Douglas, J., Oates, J. (Hrsg.): Evidence-Based Practice in Speech Pathology. Whurr Publishers, London, 18–34

Restrepo, M. A., Morgan, G. P., Thompson, M. S. (2013): The Efficacy of a Vocabulary Intervention for Dual-Language Learners with Language Impairment. Journal of Speech, Language, and Hearing Research 56 (2), 748–765

Rice, M. L., Oetting, J. B., Marquis, J., Bode, J., Pae, S. (1994): Frequency of Input Effects on Word Comprehension of Children with Specific Language Impairment. Journal of Speech, Language, and Hearing Research 37 (1), 106–122

Riefert, J., Rohlmann, J. (2017): Wortschatzarbeit im Geometrieunterricht – Ein Vergleich von semantischer und phonologischer Elaboration und dem Wortschatzsammler. Unver. Masterarb., Universität zu Köln

Riehemann, S. (2021): StrateGe – Strategien zum Genuslernen. Ein Förderkonzept für Schule und Praxis. München: E. Reinhardt

Ritterfeld, U. (2003): Auditive Aufmerksamkeit und Sprachlernen: Explikation eines impliziten Zusammenhangs. Die Sprachheilarbeit 48 (1), 4–11

Ritterfeld, U., Lüke, C. (2013): Mehrsprachen-Kontexte 2.0. Erfassung der Inputbedingungen von mehrsprachig aufwachsenden Kindern. In: http://hdl.handle.net/2003/31166, 15.6.2017

Rodrian, B. (2009): Elterntraining Sprachförderung: Handreichung für Lehrer, Erzieher und Sprachtherapeuten. Ernst Reinhardt, München/Basel

Rothweiler, M. (2009): Über den Zusammenhang von Lexikon, Grammatik und Mehrsprachigkeit. Was kann die Spracherwerbsforschung für die Praxis liefern? Die Sprachheilarbeit 54 (5), 246–254

Rothweiler, M. (2007): „Mistaken identity" – Zum Problem der Unterscheidung typischer grammatischer Strukturen bei SSES und Mehrsprachigkeit. In: Langen-Müller, U., Maihack, V. (Hrsg.): Früh genug – aber wie? Sprachförderung per Erlass oder Sprachtherapie auf Rezept? Prolog, Köln, 110–125

Rothweiler, M. (2001): Wortschatz und Störungen des lexikalischen Erwerbs bei spezifisch sprachentwicklungsgestörten Kindern. Winter „Edition S", Heidelberg

Rothweiler, M., Babur, E., Kroffke, S. (2007): Spezifische Sprachentwicklungsstörung im Kontext kindlicher Mehrsprachigkeit. Ergebnisse zur Kasusmorphologie in der Erstsprache Türkisch. Sprache, Stimme, Gehör 31 (4), 144–150

Rupp, S. (2013): Semantisch-lexikalische Störungen bei Kindern. Sprachentwicklung: Blickrichtung Wortschatz. Springer, Berlin/Heidelberg

Rupp, S. (2008): Modellgeleitete Diagnostik bei kindlichen lexikalischen Störungen. Schulz-Kirchner, Idstein

Scharff Rethfeldt, W. (2013): Kindliche Mehrsprachigkeit. Grundlagen und Praxis der sprachtherapeutischen Intervention. Forum Logopädie, Thieme, Stuttgart, New York

Schelten-Cornish, S. (2005): Indirekte interaktive Intervention bei Kindern mit Sprachentwicklungsstörungen: Analysen an Fallbeispielen. (FiSchE Konzept). Logos Interdisziplinär 13 (2), 105–111

Schick, K. (2016): English all inclusive? – Wortlernstrategien im inklusiven Englischunterricht. Grundschulmagazin Englisch (2), 31–34

Schick, K., Mayer, A., Weitz, M. (2016): Unterrichtsintegrierte Förderung lexikalischer Fähigkeiten am Beispiel des Englischunterrichts. In: Stitzinger, U., Sallat, S., Lüdtke, U. (Hrsg.): Sprache und Inklusion als Chance?! Schultz-Kirchner, Idstein, 155–168

Schlesiger, C. (2009): Sprachtherapeutische Frühintervention für Late Talkers. Eine randomisierte und kontrollierte Studie zur Effektivität eines direkten und kindzentrierten Konzeptes. Schultz-Kirchner, Idstein

Schlesiger, C. (2007): Das Late-Talker-Therapiekonzept. Logos Interdisziplinär 15 (2), 119–128

Schmidt, M. (2021): Sprachtherapie mit mehrsprachigen Kindern. 2. Aufl. Ernst Reinhardt, München

Schmitz, P. (2012): ASVK. Analyse kindlicher Sprachverstehenskontrollprozesse. Schulz-Kirchner, Idstein

Schmitz, P., Diem, A. (2007): Sprachverstehenskontrolle – Ein wichtiger Ansatzpunkt in der Therapie von Sprachverstehensstörungen. Forum Logopädie 21 (5), 32–39

Schneggenburger, K. (2010): Modellorientierte Analyse unterschiedlicher Effekte einer lexikalischen Strategietherapie (unveröffentlichte Diplomarbeit). Universität zu Köln, Köln

Schwartz, B. L. (1999): Sparkling at the End of the Tongue: The Etiology of Tip-of-the-Tongue Phenomenology. Psychonomic Bulletin & Review 6 (3), 379–393

Schwartz, M. F., Dell, G. S., Martin, N., Gahl, S., Sobel, P. (2006): A Case-Series Test of the Interactive Two-Step Model of Lexical Access: Evidence from Picture Naming. Journal of Memory and Language 54 (2), 228–264

Schwarz, M., Chur, J. (2014): Semantik: Ein Arbeitsbuch. 6., grundlegend überarb. Aufl. Gunter Narr, Tübingen

Seifert, S., Paleczek, L., Schwab, S., Gateiger-Klicpera, B. (2017): GraWo. Grazer Wortschatztest. Göttingen: Hogrefe Schultests

Seiffert, H. (2012): Sprachassistenz im Mathematikunterricht. Sprachförderung und Sprachtherapie. 1 (2), 72–80

Schönauer-Schneider, W. (2019): In: Hachul, C., Schonauer-Schneider, W. (Hrsg.): Sprachverstehen bei Kindern, 3. Aufl. Elsevier, München, 197–206

Sheng, L., McGregor, K. (2010 a): Lexical-Semantic Organization in Children with Specific Language Impairment. Journal of Speech, Language, and Hearing Research 53 (1), 146–159

Sheng, L., McGregor, K. (2010 b): Object and Action Naming in Children with Specific Language Impairment. Journal of Speech, Language, and Hearing Research 53 (6), 1704–1719

Siegmüller, J. (2008): Therapie von kindlichen Wortfindungsstörungen nach dem Patholinguistischen Therapieansatz. Forum Logopädie 22 (5), 6–13

Siegmüller, J. (2005): Einflüsse von Frequenz und Erwerbsalter auf das Benennen bei Kindern mit Wortfindungsstörungen. Logos Interdisziplinär 13 (1), 15–20

Siegmüller, J., Kauschke, C. (Hrsg.) (2016): Materialien zur Therapie nach PLAN – Lexikon und Semantik. Elsevier, München

Siegmüller, J., Kauschke, C. (2013): Patholinguistische Therapie bei Sprachentwicklungsstörungen. 2., durchges. u. korr. Aufl. Elsevier, München

Sim, I. (1998): One Plus One Equals Three! Improving Vocabulary Acquisition and Learning in Pupils with Speech and Language Impairments. Child Language Teaching and Therapy 14 (1), 83–93

Stebner, F., Schiffhauer, S., Schmeck, A., Schuster, C., Leutner, D., Wirth, J. (2015): Selbstreguliertes Lernen in den Naturwissenschaften. Waxmann, Münster

Stiegler, L., Hoffman, P. (2001): Discourse-Based Intervention for Word-Finding in Children. Journal of Communication Disorders 34 (4), 277–303

St. John, P., Vance, M. (2014): Evaluation of a Principled Approach to Vocabulary Learning in Mainstream Classes. Child Language Teaching and Therapy 30 (3), 255–271

Storkel, H. L., Voelmle, K., Fierro, V., Flake, K., Fleming, K. K., Swinburne Romine, R. (2017): Interactive Book Reading to Accelerate Word Learning by Kindergarten Children With Specific Language Impairment: Identifying an Adequate Intensity and Variation in Treatment Response. Language, Speech, and Hearing Services in Schools 48, 16–30

Storkel, H. L., Komesidou, R., Pezold, M. J., Pitt, A. R., Fleming, K. K., Swinburne Romine, R. (2019): The Impact of Dose and Dose Frequency on Word Learning by Kindergarten Children With Developmental Language Disorder

During Interactive Book Reading. Language, Speech, and Hearing Services in Schools 50, 518–539

Stothard, S. E., Snowling, M. J., Bishop, D. V. M., Chipchase, B. B., Kaplan, C. A. (1998): Language-Impaired Preschoolers: A Follow-Up into Adolescence. Journal of Speech, Language, and Hearing Research 41(2), 407–418

Suchodoletz, W. v., Sachse, S. (2011 a): Sprachbeurteilung durch Eltern. Kurztest für die U 7. (SBE-2-KT). In: www.kjp.med.uni-muenchen.de/download/SBE-2-KT.pdf, 2. 10. 2014

Suchodeletz, W. v., Sachse, S. (2011 b): Sprachbeurteilung durch Eltern. Kurztest für die U 7 a. (SBE-3-KT). In: www.kjp.med.uni-muenchen.de/download/SBE-3-KT.pdf, 2. 10. 2014

Szagun, G. (2016): Sprachentwicklung beim Kind: Ein Lehrbuch. 6., neu ausgestattete Aufl. Beltz, Weinheim

Szagun, G., Stumper, B., Schramm, S. A. (2009): Fragebogen zur frühkindlichen Sprachentwicklung (FRAKIS) und FRAKIS-K (Kurzform). Pearson, Frankfurt/Main

Taylor, M. C. (2007): Evidence-Based Practice for Occupational Therapists. Wiley, Weinheim

Thordardottir, E. T. (2015): Proposed Diagnostic Procedures for Use in Bilingual and Crosslinguistic Contexts. In: Armon-Lotem, S., de Jong, J., Meir, N. (Hrsg.): Assessing Multilingual Children. Disentangling Bilingualism from Language Impairment. Communication Disorders across Languages 13. Multilingual Matters, Bristol, 331–358

Thordardottir, E. (2010): Towards Evidence-based Practice in Language Intervention for Bilingual Children. Journal of Communication Disorders 43 (6), 523–537

Thordardottir, E., Cloutier, G., Ménard, S., Pelland-Blais, E., Rvachew, S. (2015): Monolingual or Bilingual Intervention for Primary Language Impairment? A Randomized Control Trial. Journal of Speech, Language, and Hearing Research 58 (2), 287–300

Thomas, G., Pring, R. (Hrsg.) (2004): Evidence-Based Practice in Education. Open University Press, Maidenhead

Tietig, S. (2011): Strategietherapie „Der Wortschatzsammler“ mit lexikalisch gestörten Schülern im Gruppensetting. Explorative Pilotstudie in zweiten Klassen der Förderschule Sprache (unveröffentlichte Examensarbeit). Universität zu Köln, Köln

Tomasello, M. (2003): Constructing a Language. A Usage-Based Theory of Language Acquisition. Harvard University Press, Cambridge

Trauner, D., Wulfeck, B., Tallal, P., Hesselink, J. (2000): Neurological and MRI Profiles of Children with Developmental Language Impairment. Developmental Medicine & Child Neurology 42 (7), 470–475

Tuller, L. (2015): Clinical Use of Parental Questionnaires in Multilingual Contexts. In: Armon-Lotem, S., de Jong, J., Meir, N. (Hrsg.): Assessing Multilingual Children. Disentangling Bilingualism from Language Impairment. Communication Disorders across Languages 13. Multilingual Matters, Bristol, 301–330

Ulrich, T. (2021): Wie lassen sich Strategien in die unterrichtliche Wortschatzarbeit integrieren? Entwicklung des Förderkonzepts „Wortschatzsammler im Unterricht". In: A. Paier (Hrsg.): Z'sammengredt. Gelingende Teilhabe durch sprachheilpädagogische Unterstützung- ein Austausch über relevante und aktuelle Themen in den unterschiedlichen pädagogischen Umgebungen. Wien: Österreichische Gesellschaft für Sprachheilpädagogik, 179–190

Ulrich, T. (2018): Der neue Blick, der neue Mut, das neue Know-how: Möglichkeiten der Umsetzung von Wortlernstrategien im Unterricht. Sprachförderung und Sprachtherapie in Schule und Praxis 7(3), 112–117

Ulrich, T.; Laßmann, I. (2020): Entwicklung und Evaluation des strategieorientierten Förderkonzepts „Wortschatzsammler" im Unterricht. In: T. Fritzsche, S. Breitenstein, H. Wunderlich, L. Ferchland & R. Krug (Hrsg): Nur ein Wort? Diagnostik und Therapie von Wortabrufstörungen bei Kindern und Erwachsenen. Spektrum Patholinguistik, 13, 99–109

Ulrich, T.; Marks, D. (2018): Wortschatzsammler im Unterricht. Erfolgreiches Lernen von Fachwörtern durch die Adaption der lexikalischen Strategietherapie. In: Jungmann, T.; Gierschner, B.; Meindl, M.; Sallat, S. (Hrsg.): Sprach- und Bildungshorizonte. Wahrnehmen– Beschreiben – Erweitern. Kongressband des 33. Bundeskongresses der Deutschen Gesellschaft für Sprachheilpädagogik (dgs). Idstein: Schulz Kirchner, 239–245

Ulrich, T. (2017a): Lexikalische Störungen. In: Mayer, A., Ulrich, T. (Hrsg.): Sprachtherapie mit Kindern. Ernst Reinhardt, München/Basel, 85–150

Ulrich, T. (2017b): Diagnostik lexikalischer Störungen bei spracherwerbsgestörten Kindern. Sprachförderung und Sprachtherapie in Schule und Praxis, 6 (3), 140–147

Ulrich, T.M. (2012): Effektivität lexikalischer Strategietherapie im Vorschulalter. Eine randomisierte und kontrollierte Interventionsstudie. Shaker, Aachen

Ulrich, T.; Marks, D. (2018): Wortschatzsammler im Unterricht. Erfolgreiches Lernen von Fachwörtern durch die Adaption der lexikalischen Strategietherapie. In: Jungmann, T.; Gierschner, B.; Meindl, M.; Sallat, S. (Hrsg.): Sprach- und Bildungshorizonte. Wahrnehmen – Beschreiben – Erweitern. Kongressband des 33. Bundeskongresses der Deutschen Gesellschaft für Sprachheilpädagogik (dgs). Idstein: Schulz Kirchner, 239–245

Ulrich, T., Schneggenburger, K. (2012): Lexikalische Strategietherapie für Vorschulkinder mit dem „Wortschatzsammler". Sprachförderung und Sprachtherapie in Schule und Praxis 1 (2), 63–71

Umbel, V.M., Pearson, B.Z., Fernandez, M.C., Oller, D.K. (1992): Measuring Bilingual Children's Receptive Vocabularies. Child Development 63 (4), 1012–1020

Vadasy. P. F., Nelson, J. R. (2012): Vocabulary Instruction for Struggeling Students: Guilford Publications

Verhallen, M., Schoonen, R. (1993): Lexical Knowledge of Monolingual and Bilingual Children. Applied Linguistics 14 (4), 344–363

Weigl, I., Reddemann-Tschaikner, M. (2009): HOT – ein handlungsorientierter Therapieansatz für Kinder mit Sprachentwicklungsstörungen. 2., überarb. Aufl. Thieme, Stuttgart

White, T., Graves, M., Slater, W. (1990): Growth of Reading Vocabulary in Diverse Elementary Schools: Decoding and Word Meaning. Journal of Educational Psychology 82 (2), 281–290

Wilson, J., Aldersley, A., Dobson, C., Edgar, S., Harding, C., Luckins, J., Wiseman, F., Pring, T. (2015): The Effectiveness of Semantic Therapy for the Word Finding Difficulties of Children with Severe and Complex Speech, Language and Communication Needs. Child Language Teaching and Therapy 31 (1), 7–17

Wing, C. (1990): A Preliminary Investigation of Generalization to Untrained Words Following Two Treatments of Children's Word-Finding Problems. Language, Speech, and Hearing Services in Schools 21 (3), 151–156

Wittmann, S. (1996): A Case Study in Word Finding. Child Language Teaching and Therapy 12 (3), 300–313

Wright, L., Pring, T., Ebbels, S. (2018): Effectiveness of vocabulary intervention for older children with (developmental) language disorder. International Journal of Communication Disorders 53 (3), 480–494

Wyatt, G. (1989): Entwicklungsstörungen der Sprachbildung und ihre Behandlung. Hippokrates, Stuttgart

Wygotski, L.S. (1986): Denken und Sprechen. S. Fischer, Frankfurt/Main

Zens, N.K., Gillon, G.T., Moran, C. (2009): Effects of Phonological Awareness and Semantic Intervention on Word-Learning in Children with SLI. International Journal of Speech-Language Pathology 11 (6), 509–524

Zimmermann, P. (2009): Strategietherapie bei Vorschulkindern mit lexikalischen Störungen. Eine explorative Pilotstudie (unveröffentlichte Diplomarbeit). Universität zu Köln, Köln

Zollinger, B. (2015): Die Entdeckung der Sprache. 9. Aufl. Haupt, Bern

Bild- und Übersetzungsnachweis

Abbildungen im Buch

Abb. 18–77, 81–84, 88, 95, 97, 106 von *Dana-Kristin Gaigulo*, Abb. 14–17, 78–80, 83, 85–87, 89–94, 98–105, 107–115 von *Tanja Ulrich*; Abb. 96 von *Janina Kim Marks*

Abbildungen im Onlinematerial

1. Vorschulalter: Fahrzeuge: Flugzeug von *Dana-Kristin Gaigulo*; Polizei: verhaften, kontrollieren von *Janina Kim Marks*; Einkaufen: Münzen, Scheine, Fahrzeuge: starten, Laster, landen, Hausputz: staubsaugen, Im Bad: bürsten, Im Schwimmbad: eincremen, Schwimmflügel, In den Urlaub fahren: Fahrkarte, Rucksack, Bademantel, In der Küche: Kochlöffel, Schneebesen, Salz, Kleidung bügeln: Taschentuch, zusammenlegen, Bügeleisen, Wäscheklammern, Unterhemd, Nähen: Hemd, Obstsaft auspressen: einschütten, Zitrone, Orange, Krug, Obstsalat: Himbeeren, entkernen, Mango, Apfel, Pflanzen: gießen, Erde, Blumentopf, Schreibtisch: Lineal, Tierbewegungen: hüpfen, fliegen, Werkzeug: sägen, Zange, Nägel, Schraubenzieher, Hammer, schrauben, Zirkus: jonglieren, balancieren von *Andreas Mayer*; In den Urlaub fahren: packen, Kleidung bügeln: aufhängen, Schreibtisch: einwerfen, Tiere im Wald: füttern, beobachten von *Christian Ulrich*; Beim Arzt: Otoskop, verbinden, Stethoskop, abhören, Spatel, Einkaufen: Tüte, Einkaufskorb, schleppen, bezahlen, Fahrzeuge: kippen, Abschleppwagen, Hausputz: Handfeger, Wischmopp, einsprühen, Staubwedel, Abzieher, Im Bad: lackieren, Watte, Haarspange, Nagellack, Nagelfeile, Im Schwimmbad: Schnorchel, Taucherbrille, Taucherflossen, In den Urlaub fahren: entwerten, Lokomotive, In der Küche: Nudelholz, spülen, abtrocknen, Indianer: Friedenspfeife, Tipi, Federschmuck, Kriegsbemalung, anschleichen, jagen, Nähen: nähen, Garn, Nadel, einfädeln, Knopf, Obstsaft auspressen: Becher, auspressen, Obstsalat: waschen, Kiwi, Pflanzen: Samen, säen, Pflanzer, Polizei: Polizeikelle, Handschellen, Trillerpfeife, Absperrband, Schreibtisch: stempeln, Stempelkissen, Büroklammern, Locher, Tierbewegungen: Regenwurm, kriechen, Adler, Känguru, Tiere im Wald: Wildschwein, Eichhörnchen, Reh, Höhle, Zirkus: Kaninchen, Zylinder, Zauberumhang, Keulen von *Tanja Ulrich*

2. Schulalter: TE 5: Nationalitäten, TE 6: schmal, breit, TE 7: Kälte, TE 10: Bock (Sport) von *Okan Demircan*; Basismaterial: Pirat, TE 1: Notenschlüssel, Rohrzange, Windrad, Globus, Zauberer, TE 2: Kaktus, Kastanie, Zauberer, Haus, Hammer/

nageln, TE 3: Zauberer, Haus, Hammer/nageln, Pirat, TE 4: Himmelskörper, Organe, TE 5: Formen, Medikamente, Nationalitäten, Währungen, TE 6: mager, flüssig, fest, fein, grob, glänzend, matt, rund, eckig, starr, biegsam, verbunden, getrennt, satt, hungrig, faul, fleißig, TE 7: Gewinner, Gestank, Duft, Liebe, Hitze, TE 8: auftauen, einfrieren, anstrengen, erholen, zerstören, reparieren, öffnen, schließen, verschmutzen, putzen, anzünden, löschen, TE 9: Stein, Stein (Obst), Schnecke (Backwaren), (PC-) Maus, (Wachs-)Kerze, (Regen-)Schirm, (Lampen-)Schirm, Zopf (Haar), (Hefe-) Zopf, TE 10: (Schul-)Tafel, (Schokoladen-)Tafel, (Straßen-)Schild, Blatt (Baum), Blatt (Papier), Bock (Tier), Mühle (Gebäude), TE 11: Fliege (Tier), (Bananen-)Schale, Schale (Geschirr), (Blumen-)Strauß, Strauß (Tier), Bogen (Instrument), (Tür-) Schloss, (Grill-)Rost, Rost (Rohr), Decke (Wohnung), (Woll-)Decke, TE 12: (Hunde-)Futter, Futter (Schuh), Feder, (Sprung-)Feder, Hahn (Tier), (Wasser-)Hahn, Pflaster, Pflaster(-steine), (Park-)Bank, Bank (Geldinstitut), Nagel (Werkzeug), (Finger-)Nagel, Schimmel (Pferd), TE 13: Sofa/Couch, Lutscher/Lolly, Klo/Toilette, TE 14: Marmelade/Konfitüre, Orange/Apfelsine, Möhre/Karotte, Grapefruit/ Pampelmuse, Streichholz/Zündholz, Aufzug/Fahrstuhl, reinigen/putzen, gewinnen/siegen von *Dana-Kristin Gaigulo*; TE 2: Kind mit Lupe, TE 3: Kind mit Lupe, TE 4: Gerichte, TE 8: verbieten, erlauben, TE 9: Birne (Obst), (Glüh-)Birne, Kerze (Sport), TE 10: (Kaffee-)Mühle, TE 13: Müll/Abfall, essen/speisen, TE 14: verlaufen/verirren von Janina Kim Marks; TE 1: Schraubenzieher, Aquarium, Bügeleisen, TE 2: Mikroskop, TE 4: Gefühle, TE 6: fett, gerade, schief, frei, besetzt, TE 7: Hass, Stille, Berg, Tal, Freunde, Feinde, Ruine, Neubau, Ausgang, Eingang, TE 8: begrüßen, verabschieden, streiten, vertragen, suchen, finden, TE 9: Schnecke (Tier), Maus (Tier), TE 10: (Tann-)Nadel, TE 11: Fliege (Kleidung), Schloss (Gebäude), Pfeife (zum Rauchen), TE 12: Schuppen (Fisch), (Garten-)Schuppen, Schimmel (auf dem Essen), TE 13: Helikopter/Hubschrauber, Zug/Bahn, streiten/zanken von *Andreas Mayer*; TE 1: Schneebesen, Abschleppwagen, TE 2: Büroklammer, Nagelfeile, Schnorchel, Staubwedel, Stethoskop, Thermometer, TE 10: (Näh-)Nadel, Schild (Ritter), TE 11: Bogen, Trillerpfeife, TE 13: abwaschen/spülen, TE 14: weinen/heulen von *Tanja Ulrich*

Übersetzte Texte im Onlinematerial

Infoschreiben Eltern: Englisch: *Fachübersetzungsservice Panorama Languages*; Griechisch: *Aikaterini Passameras*; Italienisch: *Elisa Sala*; Polnisch: *Monika Doberschuetz*; Portugiesisch und Spanisch: *Stephanie Rosswag*; Russisch: *Natalia Borygina*; Türkisch: *Volkan Demirkan;* Albanisch: *Adelina Tafilaj-Gerguri*; Arabisch: *Hussein Awada*; Bosnisch: *Sumeja Kalender*; Chinesisch/Mandarin: *Susanna Chang*; Französisch: *Sumeja Kalender*; Schwedisch: *Oliver Nino Banjac*; Ungarisch: *Anikó Hardi*

Sachregister